新世纪全国高等医药院校规划教材

病理生理学

（供中西医结合专业用）

主　编　张立克（首都医科大学）

副主编　韩丽莎（内蒙古科技大学包头医学院）

　　　　　贾玉杰（大连医科大学）

　　　　　李文斌（河北医科大学）

　　　　　王万铁（温州医学院）

U0308115

中国中医药出版社
·北 京·

图书在版编目（CIP）数据

病理生理学/张立克主编. —北京：中国中医药出版社，2008.5（2015.4 重印）
新世纪全国高等医药院校规划教材
ISBN 978－7－80231－401－6

Ⅰ. 病…　Ⅱ. 张…　Ⅲ. 病理生理学－中医学院－教材　Ⅳ. R363

中国版本图书馆 CIP 数据核字（2008）第028915 号

中 国 中 医 药 出 版 社 出 版
北京市朝阳区北三环东路 28 号易亨大厦 16 层
邮政编码　100013
传真　64405750
河北欣航测绘院印刷厂印刷
各地新华书店经销
*
开本 850×1168　1/16　印张 16.25　字数 367 千字
2008 年 5 月第 1 版　2015 年 4 月第 3 次印刷
书　号　ISBN 978－7－80231－401－6
*
定价　21.00 元
网址　www.cptcm.com

全国高等中医药教材建设
专家指导委员会

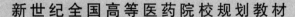

新世纪全国高等医药院校规划教材

《病理生理学》编委会

主　编　张立克（首都医科大学）

副主编　韩丽莎（内蒙古科技大学包头医学院）

　　　　贾玉杰（大连医科大学）

　　　　李文斌（河北医科大学）

　　　　王万铁（温州医学院）

编　委　（以姓氏笔画为序）

　　　　卫洪昌（上海中医药大学）

　　　　马　兰（海南医学院）

　　　　王万铁（温州医学院）

　　　　王世军（山东中医药大学）

　　　　王红梅（新疆医科大学）

　　　　江　瑛（首都医科大学）

　　　　张　平（浙江中医药大学）

　　　　张立克（首都医科大学）

　　　　张宇忠（北京中医药大学）

　　　　李文斌（河北医科大学）

　　　　李永渝（上海同济大学医学院）

　　　　欧海玲（广西中医学院）

　　　　姜希娟（天津中医药大学）

　　　　胡建鹏（安徽中医学院）

　　　　徐爱凤（山西中医学院）

　　　　贾玉杰（大连医科大学）

　　　　韩丽莎（内蒙古科技大学包头医学院）

前　言

　　中西医结合是我国医药卫生事业的重要组成部分，是我国特有的一门医学学科。通过中西医的优势互补，许多疾病，尤其是一些疑难疾病的诊治取得了突破性进展，已成为我国乃至世界临床医学中不可取代的重要力量。人们越来越认识到中西医结合治疗的优势，越来越倾向于中西医结合诊疗疾病，由此中西医结合的队伍越来越壮大，不少高等医药院校（包括高等中医药院校和高等医学院校）适应社会需求，及时开设了中西医结合临床医学专业（或称中西医结合专业），甚至成立了中西医结合系、中西医结合学院，使中西医结合高等教育迅速在全国展开，有些院校的中西医结合专业还被省、市、地区评为当地"热门专业"、"特色专业"。但中西医结合专业教材却明显滞后于中西医结合专业教育的发展，各院校使用的多是自编或几个院校协编的教材，缺乏公认性、权威性。教材的问题已成为中西医结合专业亟待解决的大问题。为此，国家中医药管理局委托中国中西医结合学会、全国中医药高等教育学会规划、组织编写了高等医药院校中西医结合专业第一版本科教材，即"新世纪全国高等医药院校中西医结合专业规划教材"。

　　本套教材在国家中医药管理局的指导下，中国中西医结合学会、全国中医药高等教育学会及全国高等中医药教材建设研究会通过大量调研工作，根据目前中西医结合专业"两个基础、一个临床"的教学模式（两个基础：中医基础、西医基础；一个临床：中西医结合临床）以及中西医结合学科发展的现状，实行先临床后基础的分步实施方案，首先重点系统规划了急需的中西医结合临床教材和部分专业引导性教材共16部（分别为：《中外医学史》《中西医结合医学导论》《中西医结合内科学》《中西医结合外科学》《中西医结合妇产科学》《中西医结合儿科学》《中西医结合眼科学》《中西医结合耳鼻咽喉科学》《中西医结合骨伤科学》《中西医结合危重病学》《中西医结合皮肤性病学》《中西医结合精神病学》《中西医结合肿瘤病学》《中西医结合传染病学》《中西医结合口腔科学》《中西医结合肛肠病学》），组织全国开设中西医结合专业或中西医结合培养方向的78所高等中医药院校、高等医学院校的专家编写，于2005年正式出版发行并投入教学使用。

　　上述教材在教学使用过程中，得到师生的普遍好评，也被列为国家中西医结合执业医师考试的蓝本教材。为确保中西医结合专业教材的系统性，满足教学的需要，进一步编纂该专业的基础课程教材，成为许多学者关注的问题。为此，中国中西医结合学会、全国中医药高等教育学会先后在北京、长沙、广州等地组织了多次专家论证会，统一了思想，决定启动中西医结合基础课程的教材建设工作，认为基础课程教材的建设应遵守以下原则：①保持中西医基础课程的系统性与完整性，充分体现专业基础教材的科学性，突出"三基"，构筑中西医结合临床课程的专业基础，能支撑中西医结合临床课程的专业学习；②体现中西医结合学科学术发展的现状，保持教材的先进性、实用性和启发性；③突出中西医结合临床医学专业的专业基础特点，立足于本科教学层次的需要，把握适当的深度与广度。

根据上述原则与思路，中西医结合专业基础课程教材分为三个模块：

①西医基础课程：《系统解剖学》《局部解剖学》《组织学与胚胎学》《生理学》《生物化学》《免疫学与病原生物学》《病理学》《病理生理学》《医学生物学》《药理学》《诊断学》。

②中医基础课程：《中医基础理论》《中药学》《方剂学》《中医诊断学》《针灸推拿学》《中医经典选读》。

③中西医结合基础改革教材：《中西医结合生理学》《中西医结合病理学》《中西医结合免疫学》《中西医结合诊断学》《中西医结合药理学》《中西医结合思路与方法》。

为确保教材的科学性、先进性、权威性、教学适应性，确保教材质量，本套教材的编写仍然采用了"政府指导，学会主办，院校联办，出版社协办"的运作机制，这个"运作机制"有机地结合了各方面的力量，有效地调动了各方面的积极性，畅通了教材编写出版的各个环节，保证了本套教材按时、按要求、按计划出版。

全国78所高等中医药院校、医药院校专家学者参加了本套教材的编写工作，本套教材的出版，解决了中西医结合专业教育中迫切需要解决的教材问题，对我国中西医结合学科建设、中西医结合人才培养也将会起到应有的积极作用。

由于是首次编写中西医结合基础课程的高等教育规划教材，在组织、编写、出版等方面，都可能会有不尽如人意的地方，敬请各院校教学人员在使用本套教材过程中多提宝贵意见，以便重印或再版时予以修改和提高，使教材质量不断提高，逐步完善，更好地适应新世纪中西医结合人才培养的需要。

中国中西医结合学会

全国高等中医药教材建设研究会

2008 年 1 月

编写说明

中西医结合临床专业是中国医学教育的一个重要组成部分。该专业本科教育多实行"两个基础（中医学基础和西医学基础），一个临床（中西医结合临床）"的教育模式。本教材就是为中西医结合临床专业学生学习西医基础理论课病理生理学而编写的。

病理生理学是一门研究疾病发生、发展和转归规律的基础医学学科。由于它运用生理学、生物化学、微生物学、免疫学等基础学科的相关知识解释疾病的发生机制，是联系基础与临床的"桥梁"学科，因此一直受到医学生的重视。作为中西医结合临床专业西医学基础教材，我们在编写上注意了以下几点：①突出中西医结合临床专业的特点，尽量在每章将相关中医观点予以简述；②保持西医基础课程病理生理学的完整性与系统性，教材内容及程度与西医非临床专业5年本科病理生理学教材相似，以其支撑中西医结合临床课程的学习；③努力介绍本学科一些研究进展、发展历史、新技术等知识，以期为确有余力的同学提供拓展知识的空间。为了提高学生专业英语能力，本教材注意增加病理生理学英语专业词汇，并将其汇总于书后以供查阅。

本书既是中西医结合临床专业5年及7年制医学生学习病理生理学的教材，也对住院医师有一定参考价值。

本书的绪论由主编执笔；第二章由李永渝编写；第三章由王红梅编写；第四章由韩丽莎编写；第五章由欧海玲编写；第六章由徐爱凤编写；第七章由王世军编写；第八章由张平编写；第九章由卫洪昌编写；第十章由张宇忠编写；第十一章由王万铁编写；第十二章由李文斌和张敏编写；第十三章由姜希娟与范英昌编写；第十四章由胡建鹏编写；第十五章由贾玉杰编写；第十六章由马兰编写；第十七章由江瑛编写。在本教材编写过程中，得到编写人员所在院校大力支持，在此谨表谢意。尽管本书的编者是多年工作在教学第一线的老、中、青年教师，但由于水平有限，本书难免有缺点错误，敬请各位读者不吝赐教。

编者

2008 年 5 月

目　录

第一章
绪 论

第一节 病理生理学的任务、地位及内容

一、病理生理学的任务

病理生理学（Pathophysiology）是研究疾病发生、发展规律和机制的科学，它的主要任务是从功能和代谢角度来探讨疾病发生发展的基本规律与基本病理机制，从而揭示疾病的本质，为疾病的防治提供理论和实验依据。

病理生理学是一门与多种基础医学学科密切联系的综合性学科。对疾病发病机制的阐明，需要应用正常人体形态、功能、代谢等多方面的相关知识。因此，病理生理学与生物学、遗传学、人体解剖学、生理学、生物化学、病理学、药理学、免疫学、生物物理学、微生物学、寄生虫学等各种医学基础学科都有密切联系。这些学科的重大进展都促进了病理生理学的发展。从这个角度说，病理生理学是一门与多种基础医学学科密切联系的综合性学科。

二、病理生理学的地位

病理生理学也是沟通基础医学与临床医学的桥梁学科。病理生理学的研究对象与人体解剖学、生理学等医学基础学科不同，后者研究正常人体，而病理生理学的研究对象是患病机体，包括病人（patient）和利用动物复制的疾病模型（animal model）。因此，它担当着引导医学生完成从对正常人体的认识向患病机体认识过渡的任务。鉴于它在基础与临床医学各学科之间具有承前启后的地位，病理生理学起着沟通基础医学与临床医学的桥梁作用。

三、病理生理学的内容

病理生理学教学和研究范畴与国外的医学生理学（medical physiology）、临床生理学（clinical physiology）和疾病生理学（physiology of disease）相似，内容非常广泛，临床各科疾病及采用动物复制的疾病模型都有病理生理学问题。但就疾病总体而言，有共同的变化规律；具体到某一疾病又有其特殊规律。因此，病理生理学根据研究层次不同可分为三部分：

1. 疾病概论 主要论述与所有疾病有关的规律性问题，例如：疾病的概念，疾病发生、发展、转归规律等。疾病概论可分为病因学和发病学两部分，前者研究疾病发生的原因与条件，后者主要探讨疾病发生、发展、转归的规律与机制。

2. 病理过程（pathological process）　又称基本病理过程或典型病理过程，是在多种疾病中可能出现的共同的成套的功能、代谢和结构变化，例如水、电解质代谢紊乱、酸碱平衡紊乱、缺氧、发热、休克、弥散性血管内凝血等。病理过程不是疾病，但与疾病密不可分，表1-1说明了两者的关系。麻疹、大叶性肺炎及细菌性痢疾是三种独立的疾病，各由特定的病因所引起，有各自的发生发展规律。但它们在疾病发展过程中，先后都会出现发热、炎症、缺氧、酸碱平衡紊乱甚至休克等病理过程。这表明病理过程不是独立的疾病。换言之，病理过程是疾病的基本组成部分，一种疾病可先后或同时出现多个病理过程，而一个病理过程可出现在多种疾病中。病理过程也具有独立的发生发展规律。例如：上述三种疾病中都出现发热，尽管病因不同，但都是通过增加内生性致热原产生，引起体温调节中枢体温调定点上移这个共同机制导致体温升高。

3. 各系统器官病理生理学　又称病理生理学各论。主要论述各系统的许多疾病在其发展过程中出现的一些常见的共同的病理生理变化，例如：心力衰竭、呼吸衰竭、肝功能衰竭和肾功能衰竭等。

表 1-1　　　　　　　　　　　病理过程与疾病的关系

疾病	病因	病理过程
麻疹	麻疹病毒	发热、炎症、缺氧、酸碱平衡紊乱、休克
大叶性肺炎	肺炎链球菌	发热、炎症、缺氧、酸碱平衡紊乱、休克
细菌性痢疾	痢疾杆菌	发热、炎症、酸碱平衡及水、电解质代谢紊乱、休克

第二节　病理生理学的主要研究方法

病理生理学是一门基础医学理论学科，又是一门实践性较强的学科，主要采用动物实验、临床观察和流行病学调查的研究方法探讨疾病的本质。

1. 动物实验（animal experiment）　即在动物身上复制人类疾病模型，人为控制各种条件，从各方面对机体的功能代谢变化进行深入动态观察和实验治疗，并探讨其产生疗效的机制。从生物学观点来说，人和动物都是由单细胞生物进化而来的，人与动物既有特殊性，也有共同性。因此，从动物身上进行实验研究得到的结果对阐明人类疾病发生发展的规律有重要的参考意义。同时，由于医学伦理和人道主义的原则，不能在人体进行破坏性和创伤性的实验，动物实验就成为病理生理学大量研究结果的主要来源之一。动物实验研究对人类健康具有重大贡献，因此，动物实验也必须遵循伦理和动物保护原则。

2. 临床观察（clinical observation）　是以病人为研究对象，在不损害病人健康前提下，采用B超、心电图、内窥镜等无创性仪器进行检测，或收集血、尿、组织等样本进行化验测定，或直接观察疾病过程中功能、代谢变化，探讨疾病的发展规律。不损害病人健康前提下的临床研究也是必要的。

3. 疾病的流行病学研究　为了探索疾病发生的原因和条件，病理生理学研究者有时需要做一定的流行病学调查。

第三节 病理生理学发展简史

在医学漫长的发展过程中，病理生理学是一门较年轻的学科。19世纪中叶法国生理学家 Claude Bernard 首先采用动物复制疾病模型，当时称为实验病理学，可谓病理生理学的开端。病理生理学在教学上作为一门独立的学科最早于1879年出现在俄国，其后德国、东欧各国也纷纷设立病理生理学教研室。我国从20世纪50年代开始，各医学院校陆续建立起独立的病理生理学教研室，独立开设了病理生理学课程。同时，我国病理生理学工作者从事了心血管疾病、微循环、休克、缺氧、发热等多方面的研究，取得了可喜的成果。1961年召开了第一次全国病理生理学专业委员会，1985年正式成立中国病理生理学会，下设14个专业委员会，主办4本杂志。这些对病理生理学教学都起到了促进作用。

在病理生理学研究领域里，中西医结合也受到重视。病理生理学会专门成立了中医专业委员会。使用中西医结合的方式复制脾虚等疾病模型，观察中药的药效，探讨疾病的发病机制等，被病理生理学研究者广泛采用。中西医结合拓展了病理生理学的研究范围，为临床防治某些疾病提供了新的思路。

当前，中国病理生理学已经步入成熟、发展阶段，它将为中国的医学事业作出更大的贡献。

第二章

疾病概论

第一节　健康和疾病的概念

健康与疾病是一组相对的概念，在个体生活过程中可以相互转化，介于其间尚有亚健康状态之说。本节就目前的一些认识阐述如下。

一、健康

健康（health）是医学中的一个重要概念。世界卫生组织（World Health Organization, WHO）对健康的最新标准为：躯体健康、心理健康、道德健康、社会适应良好。换言之，健康至少包括强壮的体魄和健全的精神状态。在不同的群体，不同的个人，或者个人不同的年龄阶段，健康的程度或水平可以各不相同，然而一个健康的人，必须具有在其所处的环境中进行有效的活动和工作的能力以及与环境保持协调关系的能力。健康状况良好者表现为精神饱满、乐观、勇于克服困难、事业心强、群众关系良好。心理上的健康与身体上的健康可相互影响，躯体疾病常引起心理的不悦、焦虑和恐惧，而心理的不健康可伤害身体，甚至引起躯体疾病。

二、疾病

相对健康而言，疾病（disease）是指在一定致病因素作用下，机体自稳态（homeostasis）被破坏而发生的异常的生命活动过程。在多数疾病中，机体对致病因素引起的损害产生一系列防御性的抗损害反应。内环境的紊乱以及损伤和抗损伤的反应，表现为疾病过程中各种复杂的机能、代谢和形态结构的病理性变化，这些变化又可使机体各器官系统之间、机体与外界环境之间的协调关系发生障碍，从而引起各种症状、体征和社会行为的异常，同时机体对环境的适应能力和劳动力减弱甚至丧失。

病理过程（pathological process）是指存在于不同疾病中的共同的、成套的机能、代谢和形态结构的异常变化，如阑尾炎、肺炎以及所有炎性疾病都有炎症这个病理过程，包括变质、渗出和增生等基本病理变化。病理过程可以局部变化为主，如血栓形成、梗死、炎症等，也可以全身反应为主，如发热、休克等。一种病理过程可存在于多种疾病中，而一种疾病也可以包含几种病理过程，如发生肺炎球菌性肺炎时有炎症、发热、缺氧甚至休克等病理过程。

三、亚健康

亚健康是一种介于疾病和健康之间的状态。这种状态的特点是一个人有某些方面的不舒服，比如疲劳、失眠、注意力不集中、头疼、躯体酸痛等，但是临床检查却没有明显的病理变化。亚健康状态（subhealth）也称"第三状态"或"灰色状态"，往往是机体在患病前发出的"信号"，也是人们在身心情感方面处于健康与疾病之间的健康低质量状态及体验。由于个体在年龄、免疫力、适应能力、社会文化层次等方面的差异，亚健康状态的表现错综复杂。其表现形式可有慢性疲劳综合征、神经衰弱、肥胖症等。亚健康状态在不断变化发展中，既可向健康状态转化，也可向疾病状态转化。向疾病状态转化是亚健康状态的自发过程，而向健康状态转化则需要采取防范措施，加强自我保健，合理调整膳食结构和睡眠等。

第二节　病　因　学

一、疾病病因的西医学观点

病因（pathogenic factor）是指引起疾病的各种因素。任何疾病都是有病因的。一般来说，病因包括致病的原因和条件（后者还包括通常所谓的诱因），它们属病因学（etiology）研究的范畴。

（一）疾病发生的原因

疾病的原因（cause）是指能够引起某一疾病的某种特定因素。例如：伤寒杆菌能引起伤寒；疟原虫能引起疟疾。在这里，伤寒杆菌是伤寒的原因，疟原虫是疟疾的原因。可见，病因是疾病发生必不可少的，它决定了疾病的特异性；没有病因，相应的疾病就不可能发生。人类疾病多种多样，故其致病因素也很多，一般将其概括地分为以下八类：

1. 生物性因素　是最常见的致病因素，包括各种病原微生物（细菌、病毒、真菌、立克次体、螺旋体等）以及寄生虫（原虫、蠕虫等）。这些因素致病力量的强弱，除了与其入侵机体的数量有关以外，还取决于它们的侵袭力、毒力以及它们逃避或抵抗宿主攻击等因素，其中机体免疫功能降低是促使许多感染性疾病发生的重要条件。所谓侵袭力是指这些因素穿过机体的屏障以及在体内扩散、蔓延的能力。梅毒螺旋体能穿过完整的皮肤和黏膜；某些链球菌能产生透明质酸酶，可以破坏结缔组织的完整性，因而都有较强的侵袭力。所谓毒力主要是指致病微生物产生外毒素或内毒素的能力。例如：白喉杆菌的侵袭力虽然不强，但因产生毒性很强的外毒素，故而是致病性很强的细菌。

2. 物理性因素　致病的物理性因素包括机械暴力、温度（高温与低温）、电流、电离辐射、气压（高气压与低气压）等，可分别造成机体的创伤、烧伤、冻伤、电击伤、辐射病、减压病。物理性因素能否引起疾病以及疾病的严重程度，主要取决于这些致病因素本身的作用强度、作用时间、作用部位及范围。

3. 化学性因素　无机和有机的化学物质达到一定剂量时均具有毒性，可使机体中毒甚至死亡。毒性极强的毒物如氰化物、有机磷农药等，即使剂量很小，也可导致机体的严重损害或死亡。不少毒物对机体的某些器官系统有选择性的损害作用。例如：一氧化碳与血红蛋白有很强的亲和力，因而能选择性地作用于红细胞，形成碳氧血红蛋白而导致缺氧；升汞主要引起肾脏损害；四氯化碳主要损害肝脏等。

4. 机体必需物质的缺乏或过多　机体的正常生命活动有赖于必需物质的维持，例如：人体必需的水、无机盐、维生素、蛋白质、脂肪、糖、氧以及某些微量元素等，这些物质的缺乏或过多可引起疾病。如儿童缺乏维生素 D 时，可引起钙的吸收障碍而导致佝偻病；食物中缺乏碘，可引起甲状腺肿大。营养过多也可产生疾病，如长期摄入热量过多可以引起肥胖病，摄入维生素 A 和 D 过多可引起中毒，氧吸入过多可以发生氧中毒等。

5. 遗传性因素　遗传物质的改变可以引起遗传性疾病，例如：基因突变引起分子病（苯丙酮尿症、白化病等），染色体畸变引起染色体病（先天愚型）。有的遗传性疾病出生时即表现出来，如先天愚型，有的则需要个体发育到一定阶段才会出现，如遗传性舞蹈病（往往在 30 ~ 40 岁才出现临床症状）等。遗传因素的改变也可使机体具有遗传易感性（genetic predisposition），即具有易患某些疾病的倾向，但往往需要一定的环境因素作用才能使机体发生相应的疾病。如蚕豆病患者，因某基因突变使红细胞葡萄糖 – 6 – 磷酸脱氢酶（glucose – 6 – phosphate dehydrogenase）发生缺陷，以致红细胞还原型谷胱甘肽的含量降低，而还原型谷胱甘肽是维持红细胞膜的稳定性所必需的。这样的个体，在通常情况下不发生溶血，但当食用过多蚕豆或服用伯氨喹、磺胺等具有氧化作用的药物时，红细胞很容易被破坏而发生溶血。这方面的例子尚有糖尿病、高血压等。

6. 先天性因素　通常指胚胎在发育过程中受到某些有害因素的作用，使胎儿患某种疾病，出生时即表现出来。如母亲在妊娠早期感染了风疹病毒，胎儿易发生先天性心脏病或其他畸形。有的先天性疾病是由遗传因素决定的，可以遗传给后代，如上述的先天愚型；而有的先天性疾病并不遗传，如先天性心脏病。

7. 免疫性因素　由于机体免疫系统功能异常所引起的疾病较多，如免疫系统反应低下或缺陷时，可能患免疫缺陷病（如艾滋病），容易发生各种微生物感染和恶性肿瘤。任何原因引起机体免疫反应异常强烈或变异，机体都有可能患变态反应性疾病，如青霉素过敏等；或对自身抗原发生反应并引起自身组织损伤，可导致自身免疫性疾病，如全身性红斑狼疮等。

8. 精神、心理和社会因素　近年来，随着生物 – 医学模式向生物 – 心理 – 社会医学模式的转换，精神、心理、社会因素的疾病越来越受到重视。精神因素如长期的忧虑、悲伤、恐惧等不良情绪和强烈的精神创伤在某些疾病的发生发展中起重要作用。例如：高血压病或消化性溃疡的发生，可能与长期精神过度紧张有关。长期的劣性刺激或精神负担还可使人发生神经衰弱，甚至精神分裂症。在这方面，个体特点（条件）是非常重要的。同样的精神刺激，对有些人并无显著影响，而对另一些人却可造成长期的不良情绪，进而引起疾病。

（二）疾病发生的条件

疾病发生的条件（condition）是指在疾病发生的原因作用于机体的前提下，影响疾病发生发展的各种因素。有些条件可使机体抵抗力降低或使机体对某些疾病的易感性增高，从而促进疾病的发生，这样一些条件又称为诱因（precipitating factors）。

疾病发生的条件可以是机体本身的因素　如不同年龄的机体对致病因素反应不尽相同，婴儿易患消化道和呼吸道疾病，老年人由于免疫功能和神经内分泌反应减退，对炎症、发热等反应往往不大明显，但肿瘤的发生率却显著高于青壮年。另外，性别因素也影响一些疾病的发生，例如女性易患乳腺癌、胆石症、肾盂肾炎、甲状腺功能亢进等，而男性则多见胃癌、动脉粥样硬化等疾病。

许多条件是一些自然因素，包括气象条件、地理环境等。例如，夏季和初秋天气炎热有利于肠道致病菌（伤寒杆菌、痢疾杆菌等）在外界环境中繁殖，也有利于苍蝇的孳生，从而使肠道致病菌易于传播；同时，炎热天气可能使人体消化液分泌减少，肠蠕动减弱，消化道的抵抗力可因而降低，而且炎热季节中人们爱吃生冷食物，与肠道致病菌接触的机会可能增多。因此，炎热季节中容易发生消化道传染病如痢疾、伤寒等。其他如社会因素对人们的精神状态、劳动生活条件、卫生状况、健康水平也起着重要作用。

值得强调的是，条件对于许多疾病的发生发展有重要意义，但是，也有许多疾病的发生似乎并不需要相应条件的存在，例如机械暴力、高温、氰化物等剧毒物作用于机体时，无须任何条件，即可分别引起创伤、烧伤和中毒。还应当注意的是，同一因素，对一种疾病来说是条件，而对另一种疾病却可以是原因，例如营养不足使机体抵抗力降低，可以是结核病发生的条件，而长期严重的营养不足本身又是营养不良症的致病因子。区分致病原因和条件的作用及意义，对于疾病的预防和治疗，具有重要的实际意义。

二、疾病病因的中医学观点

中医学称致病的因素为邪气，同时也强调诱因与素因（即条件）的作用。现代中医对病因的定义与西医观点相一致，认为病因又称致病因素，是引起疾病的原因。中医对病因的分类方法有多种，现代的分类主要根据病因作用于人体后病变的始发部位，按其"病自外受"和"病从内发"的不同，把病因分为外感病因（包括六淫、疠气等），内伤病因（包括七情），以及不内外因（包括劳逸失常、饮食失宜等）；或者根据病因来源分为自然因素、生活因素、情志因素、内生因素、体质因素等。

（一）自然因素

自然因素指自然界对人体起致病作用的因素，主要包括天时因素、地理因素和生物因素三个方面。

1. 天时因素　包括风、寒、暑、湿、燥、火的六气与六气太过的六淫。在正常的情况下，风、寒、暑、湿、燥、火是自然界六种不同的气候变化，是万物生长的条件，对于人体是无害的。人们在生活实践中逐步认识了它们的变化特点，也产生了一定的适应能力，所以正常的六气不易使人致病。如果自然界的气候和环境发生急骤的变化，如四时之气太过、不及，或未至而至，或应至而未至，或至而太过等，形成暴寒、暴热，或在人体的正气不足，抵抗力下降时，六气才能成为致病因素，这种情况下的六气便称为六淫。淫，有太过和浸淫之意。由于六淫是不正之气，所以又称其为六邪，是属于外感病的致病因素。

2. 地理因素　包括方位异殊、居处高下与水土习俗等地理环境和生活条件等的改变。

当这些改变过于强烈、突然时，使机体不能适应，则可能导致疾病的发生。

3. 生物性致病因素   中医主要指疠气、虫毒等。疠气是一类有别于六淫，具有强烈传染性的病邪。在中医文献中，又有瘟疫（pestilence）、疫毒、戾气、异气、毒气、乖戾之气等名称。常乘正气之虚侵袭人体而致病，轻则一人受病，重则多人俱病或延及一方，是自然因素中一种特殊的致病因素。

以上三种致病因素在致病作用上常互相影响，或相合入侵人体。如不同的地域有不同的气候，而不同的时令、气候、地理环境有利于不同戾气、虫毒的生长繁殖，助长病邪对人体的侵袭和毒力。

（二）生活因素

生活因素是指生活条件与生活习惯对人体的致病作用，包括饮食、起居、劳逸等几个方面。饮食、劳动、休息是人类生存和保持健康的必要条件。但饮食要有一定的节制，劳逸需要合理安排，如果发生失宜、失常，或太过，或不及，均会影响人体生理功能，导致气机紊乱或正气损伤而产生疾病，或成为一些疾病的诱因与条件。

（三）情志因素

情志因素是指精神及情绪活动，亦即传统上所谓七情内伤的致病作用。《内经》提出了喜、怒、忧、思、悲、恐、惊、畏八种情绪（志）变化，后世认为恐与畏同类，故有七情之说。七情是人体对客观事物的不同反映，在正常情况下，一般不会使人致病，只有突然、强烈或长久的情志刺激，超过了人体本身的耐受范围，引起脏腑阴阳气血失调，才会导致疾病的发生。由于它是造成内伤病的主要致病因素之一，故又称内伤七情。

（四）内生因素

由于脏腑功能和气血津液运行失常而产生和形成的病理性产物，又可引致另一些疾病的发生和形成，这种病理产物中医称为内生因素。内生因素既是疾病的结果，又是引起其他疾病的原因，常见的有痰饮和瘀血等。

1. 痰饮   痰和饮都是水液代谢障碍所形成的病理产物，一般以较稠浊的称为痰，清稀的称为饮。痰饮多由外感六淫或饮食或七情内伤等，使肺、脾、肾及三焦等脏腑气化功能失常，水液代谢障碍，导致水津停滞而成。

2. 瘀血   指体内血液停滞，包括离经之血积存体内，或血运不畅，阻滞于经脉或脏腑内的血液，均称为瘀血。其形成机制有两个方面：一是因气虚、气滞、血寒、血热等原因，使血流不畅而凝滞；二是由于内外伤，引起气虚血滞、血虚失养、阴虚血热、阳虚失运或血热妄行等造成血离经脉，积存于体内形成瘀血。

（五）体质因素

体质是指个体在其生长、发育和衰老过程中形成的机能、结构、代谢上的特殊性。这种特殊性往往决定其对某些致病邪气的易感性，及其产生病机变化的倾向性。从此种意义上讲，病理体质也是构成疾病的因素之一。疾病发生的所谓"内因"，在很大程度上是指人本身所具有的一切特征的综合，即体质。体质的强弱决定是否受邪气所侵。

（六）其他因素

包括外伤、中毒、社会因素等。

从上可见，中、西医关于致病原因的分类及其内容有不少相似之处，如中医提到的体质因素与西医病因中的遗传因素有相似之处；而生物性致病因素、情志因素、生活因素等与西医提及的生物性因素、精神因素、机体必需物质的异常等更有许多的类同。

第三节　发病学

疾病发生、发展过程中的一般规律和基本机制是发病学研究的主要内容。虽然疾病发展过程包括了疾病的最终结局，即疾病的转归，但为了便于理解，疾病转归问题将在第四节中专门论述。

一、疾病发生、发展的一般规律

（一）疾病发生时自稳态的失衡与调节（imbalance and regulation of homeostasis）

正常状态下，机体通过神经、体液的精细调节，各系统器官、组织、细胞之间的活动互相协调，机体与自然及社会环境亦保持适应关系，这种状态称为自稳态（homeostasis）。

疾病发生时，自稳态调节的某一环节发生紊乱，原有的平衡被打破，机体通过反馈调节（特别是负反馈调节）在病理状态下建立新的平衡。各种新平衡的建立对疾病的发生发展起到某些代偿作用，但可能导致其他环节的失衡或破坏，同时也形成了各种疾病不同的病理特点。以发热为例：正常状态下，人体中枢神经系统的体温调定点是37℃，人体体温也是37℃左右，昼夜之间波动不大，此时，调定点与体温是平衡的，机体的产热与散热也是平衡的，这就叫自稳态。当发生病原体感染，内生致热原释放时，体温调定点可升高（如40℃），此时调定点与体温之间的平衡被打破，于是机体发挥调节功能，通过产热增加，散热减少，致使体温升高，直至达到40℃，这时机体在病理状态下建立了体温调定点与体温之间新的平衡。然而，由于体温的升高，机体的机能、代谢、形态结构出现一系列异常变化，自稳态进一步遭到破坏。

（二）疾病发展过程中的因果转化（alternation of cause and result）

如上所述，正常机体各器官系统的机能和代谢活动互相依赖，互相制约，体现了极为完善的协调关系。当机体某一部分受到病因的损害作用而发生自稳态紊乱时，就有可能通过连锁反应引起其他部分机能代谢的变化。即原始病因使机体某一部分发生损害，这种损害又作为发病学原因引起另一些变化，而后者又作为新的发病学原因引起新的变化，这就是疾病中的因果转化。如此，原因和结果交替不已，使疾病不断发展。以图2-1所示的创伤为例：原始病因如机械暴力短暂作用于机体，使组织受损、血管破裂而导致大出血，大出血使心输出量减少和动脉血压下降。血压下降可反射性引起交感神经兴奋，皮肤、腹腔内脏的小动脉、微动脉等收缩。血管收缩可引起外周组织（主要是皮肤和腹腔内脏）缺血缺氧，若持续时间过长将产生酸中毒及局部血管活性物质的释放，进而导致大量血液淤积在毛细血管和微静脉内，其结果是回心血量锐减，心输出量减少和动脉血压降低，进一步加重组织缺氧，于是就有更多的血液淤积在外周循环血中，回心血量随之进一步减少。正是这种因果转化，使创伤引起的病变不断发展并严重化。而且在此因果转化中，组织缺血缺氧、毛细血管和微静脉内大量血液的淤积、回心血量减少、动脉血压降低等几个环节互为因果，循环不已，而每一次循环都使病情更加恶化，这种循环称为恶性循环（vicious circle）。实际上，严重创伤时机体内的因果转化情况还要复杂得多，这里所述仅是一个大概的发病过程。

认识疾病发展过程中的因果转化以及在某些疾病某些情况下可能出现的恶性循环，对于正确治疗疾病和防止疾病的恶化，具有重要意义。在上述严重创伤的发展过程中，如能及时采取有效的止血措施和输血输液，恢复血容量和循环血量，就可能阻断上述连锁反应的发展，从而防止病情的恶化。如果恶性循环已经出现，则可通过止血，输血补液，正确使用血管活性药物，纠正酸中毒等措施来打断恶性循环，使病情向着有利于机体的方向发展。

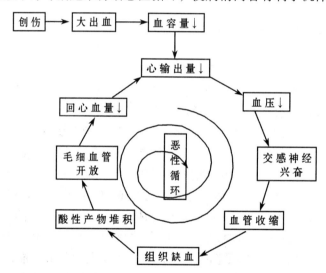

图 2 - 1　创伤出血时的因果转化以及可能出现的恶性循环

（三）疾病发生时的损害和抗损害反应（damage and anti - damage）

分析许多疾病中因果转化的连锁反应，可以看出其中有两类变化：其一是原始病因引起的以及在以后连锁反应中出现的损害性变化，其二则是对抗这些损害的各种反应，包括各种生理性防御、适应性反应和代偿作用（见图 2 - 2）。损害和抗损害反应之间相互依存又相互斗争的复杂关系是推动疾病发展演变，推动因果连锁反应不断向前推移的基本动力。在前述的机械暴力作用于机体的例子中，组织破坏、血管破裂、出血、缺氧等属于损害性变化，而早期动脉压下降所致的反射性交感神经兴奋以及因而发生的血管收缩，可减少出血，并在一定时间内有助于动脉血压的维持，从而有利于心、脑的动脉血液供应，故属抗损害反应。应当注意到，有些变化可以既有抗损害意义又有损害作用；而且，随着条件的改变和时间的推移，原来以抗损害为主的变化可以转化为损害性变化。例如，创伤时的血管收缩有抗损害意义，但血管收缩同时也有使外周组织缺氧的损害作用，而持续的组织缺血缺氧，可引起微循环障碍而使回心血量锐减，这就说明原来有抗损害意义的血管收缩已转化成为对机体有严重损害作用的变化。在临床实践中，原则上应当尽可能支持和保持抗损害性反应而排除或减轻损害性变化，但当抗损害性反应转化为损害性变化时，就应当排除或减轻这种变化。

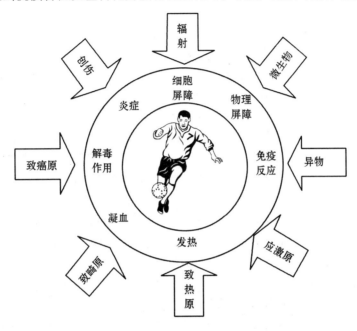

图 2-2　疾病发生时可能出现的损伤与抗损伤反应

（四）局部与整体的关系（local – systemic relationship）

机体是一个相互联系的整体。疾病可表现为局部变化或全身变化，或二者兼有。而且局部的病变可引起全身性反应，如肺结核除表现有咳嗽、咯血等局部症状外，还可导致发热、盗汗、消瘦、乏力、血沉加快等全身性反应，甚至可播散至身体其他部位形成新的结核病灶。而另一方面，全身性疾病亦可表现为局部变化，如糖尿病患者可出现局部疖肿，尿毒症患者可表现为病理性骨折等。医务工作者在实践中应注意局部与整体的关系，并抓住主要矛盾进行正确处理。

二、疾病发生的基本机制

（一）疾病发生机制的西医学观点

发病机制（mechanism）是病理生理学的核心内容，主要指疾病发生时机体功能、代谢和形态结构改变发生的原理，以及这些变化之间、它们与疾病的种种表现之间的内在联系等。每一种疾病的发生发展各有不同于其他疾病的特殊机制，然而许多疾病往往具有一些共同的机制或基本机制，归纳起来主要有神经机制、体液机制、细胞机制和分子机制。

1. 神经机制　疾病发生时的各种变化，除病因的直接作用外，大部分在本质上是生理调节活动在新条件下的表现和延续。神经系统在介导机体的应答活动中起着重要作用。其作用方式可有：

（1）通过神经反射引起相应的功能和代谢变化。如腹部钝伤可通过迷走反射引起心搏停止；缺氧时动脉血氧分压降低，通过刺激颈动脉体和主动脉体化学感受器反射性地引起呼吸运动增强。

（2）通过对神经系统的直接作用引起调节障碍而发生相应的病理变化。神经系统疾病，特别是颅脑病变和内环境紊乱等，都可能引起神经系统的损害或调节功能障碍而引起相应的变化。有些致病因素则可通过对神经递质合成、释放、摄取、分解以及与受体结合的影响，干扰神经系统的功能而导致疾病发生。如肉毒杆菌毒素可抑制乙酰胆碱的释放，箭毒可阻断乙酰胆碱与运动终板受体的结合，从而导致肌肉麻痹甚至呼吸肌瘫痪。

（3）通过对大脑皮质功能的影响引起精神活动和器官功能障碍。各种社会、精神和心理致病因素可引起大脑皮质功能紊乱，不但可导致精神、心理障碍，如精神分裂症、变态人格等，还可导致皮质下中枢功能失调，影响植物神经的调节功能，引起内脏器官功能障碍，如高血压病、溃疡病等。

2. 体液机制　体液不仅构成细胞的内环境，而且是化学信息物质的载体和传递路径。许多致病因素可通过体液的量和成分的改变而影响各器官组织的功能和代谢。如脱水、失血等引起细胞外液减少，导致循环功能障碍而引起全身性的反应。有些致病因素则可通过对内分泌器官、神经内分泌和免疫系统的影响，引起激素、递质、抗体的变化，进而改变靶器官的功能和代谢活动。此外，有些致病因素本身还可通过体液的循环流动而在体内扩散蔓延。

3. 细胞机制　致病因素可以直接或间接地作用于组织细胞，造成细胞功能、代谢障碍和组织损伤。有些病因（如理化因素）可直接无选择性地损伤组织细胞；有些病因（如病毒、疟原虫等）可直接侵入细胞有选择性地损伤组织细胞。致病因素引起细胞损伤除直接的破坏和损伤作用外，还可促使受累的细胞释放一些活性物质，影响邻近细胞引起相应的反应，导致细胞膜或细胞功能障碍，甚至细胞死亡。

4. 分子机制　研究疾病发生时分子水平病理变化机制的学科，称为分子病理学。广义的分子病理学研究所有疾病的分子机制，狭义的分子病理学则是研究生物大分子特别是核酸、蛋白质和酶受损所致疾病的。其中由 DNA 的遗传性变异所引起的疾病称为分子病。遗传因素或环境因素（电离辐射、病毒和化学致癌物质等）可导致蛋白结构改变，从而引起酶缺陷病、受体缺陷病等。

（二）疾病发生机制的中医学观点

中医学认为，疾病是多种多样的，由于其病因不同、病位不同、人体正气与环境条件不一，因此疾病的发病机制也是复杂多变的。例如，疾病有外感、内伤之分，有在脏腑、在经络、在气血、在津液之异等，各有不同的病机变化与转变、转归规律，从而构成中医病机的多层次体系。其内容主要包括八纲病机、六气病机、脏腑气血病机，以及用于外感热病辨证的六经病机、卫气营血病机、三焦病机等。有的也将疾病的病机细分为脏腑病机、经络病机、气血病机、精病机、津液病机、体质病机、情志病机、痰饮病机、六气病机、卫气营血病机、三焦病机、六经病机等十二种病机体系。这些病机体系所反映的疾病种类与过程虽各有侧重，但它们是互相渗透、密切联系的。其中，八纲病机是从阴阳、表里、寒热、虚实去认识和解释疾病的发生发展，是从总体上说明疾病的基本病理属性和病变部位的，被认为是贯穿于疾病过程中的基本病机。清代程钟龄《医学心悟》指出："论病之原，以内伤、外感四字统之；论病之情，则以寒热、虚实、表里、阴阳八字统之。"脏腑病机是对病变部位做更具体的确定，认为是各种病机体系的基础，它不仅反映了内伤杂病变化发展的规律，也是外感疾病的病理基础。不过，内伤杂病异常复杂，有的突出表现为情志病变，或气血津液病变，或痰饮水湿病变等。因此，仅用脏腑病机体系，未必能反映其病变的复杂性。而情志病机、气血病机、津液病机与痰饮病机等实际上弥补了脏腑病机的局限与不足。同样，对外感疾病而言，虽然也以脏腑不和为基础，病机变化也涉及气血、津液、痰饮，但因其邪自外来，病理性质与转变、转归又有其不同的规律。所以，六气病机侧重反映外邪致病的特点，而卫气营血病机、三焦病机与六经病机，则着重反映外感疾病演变、转归的规律。由此可见，各种病机体系虽从不同侧面揭示疾病的本质变化，但又是相互紧密联系的，在运用这些理论去分析、认识具体疾病时，应充分注意到这一点。

第四节　疾病的经过和转归

虽然一些特殊的疾病，如红绿色盲、先天愚型、先天性睾丸发育不全等遗传性疾病，一旦发生，在患者一生中很少发生明显变化和发展，或者变化、发展很慢，然而，绝大多数疾病都有一个明显的发生、发展和转归过程。一般将该过程分成四期：潜伏期、前驱期、症状明显期、转归期。

一、潜伏期

是指致病因素作用于人体到出现最初症状前的阶段。各疾病的潜伏期长短不一，短者几小时，长者达数年。在潜伏期内，机体调动各种防御因素与致病因素作斗争，若防御功能战胜病因则疾病停止发展，否则就进入前驱期。了解各种疾病的潜伏期，有利于临床诊断和确定传染病的隔离期。

二、前驱期

是指疾病从出现最初症状到出现典型症状前的阶段。其持续时间可以从几小时到几天不等。前驱期症状常为非特异性的，如出现全身不适、软弱无力、畏寒、头痛、食欲不振和四肢酸痛等症状。医护人员熟悉和重视此期特点，有助于早期诊断和早期治疗。

三、症状明显期

为疾病典型症状出现的时期，是疾病高潮时期。临床上常以此期的典型症状和体征作为诊断的依据。

四、转归期

大多数疾病在经历一定时间或若干阶段以后，终将趋于结束，这就是疾病的转归，即疾病的最终阶段。诊断和治疗是否及时与正确，对疾病的转归起着极为重要的作用。一般来说，疾病的转归有以下三种：

（一）完全康复

机体战胜了致病因素，病因被消除或作用停止，症状逐渐消退，机能、代谢障碍和形态结构的改变完全恢复正常，劳动能力也恢复，称为完全康复。不少传染病痊愈后，机体还获得免疫力。

（二）不完全康复

不完全康复是指疾病的病因及其损伤性变化得到了控制，主要症状已经消失，但体内一些重要病理变化仍存在，甚至持续终生。如心脏瓣膜病变引起的心力衰竭经治疗后可得到不完全康复。因心瓣膜的病变依然存在，患者要靠机体的代偿机能才能维持相对正常的生命活动，当负荷过重或代偿失调时心力衰竭可重现。另外，器官切除后或残疾（如截肢后），由于病理形态的存在，也属不完全康复。

（三）死亡

疾病导致患者死亡的原因可以是重要器官（如心、脑、肝、肾、肺、肾上腺等）发生严重的不可恢复的损伤，可以是慢性消耗性疾病（如严重的结核病、恶性肿瘤等）引起全身极度衰竭，也可以是由于失血、休克、窒息、中毒等因素使各器官系统之间的协调发生严重障碍。无论由于衰老所致的自然死亡还是作为疾病结局的病理死亡都应该属于自然规律。

1. 死亡的概念及标志   死亡（death）是指生命活动的终止，是机体整体（organism as a whole）机能的永久性停止。目前常以脑死亡作为死亡的标志，这是因为在机体的各种复杂生命活动中，脑起着联系、整合和调控全身系统器官功能的作用。脑死亡后，机体整体的机能便永远停止，尽管采取人工呼吸和人工循环等抢救措施，但作为一个整体的机体其重要机能活动已停止，其他各部分也将不可避免地死亡。

2. 脑死亡的概念及判断标准   脑死亡（brain death）是指整个中枢神经系统的全部死亡，包括脑干在内的全脑机能的不可逆丧失。判定脑死亡的主要标准包括：

（1）不可逆昏迷和大脑无反应性：不可逆昏迷（irreversible coma）是不能逆转的意识丧失状态；所谓大脑无反应性（cerebral unresponsivity）是指深度昏迷的患者对施加的外界刺激不发生有目的的反应。

（2）呼吸停止：无自动呼吸，表现为进行人工呼吸至少15min后，仍无自动呼吸。

（3）瞳孔散大：是判断脑死亡的重要根据，但非绝对必需，有的患者可无瞳孔散大，但瞳孔固定（对光反应消失）是必有的。

（4）颅神经反射消失：包括瞳孔反射、角膜反射、视听反射、咳嗽反射、恶心反射、吞咽反射等的消失。

（5）脑电波消失：应当注意的是，过量的中枢神经系统抑制剂中毒和冬眠状态时，脑电波也处于零电位，但这种状态不一定是脑死亡的表现。除此以外，零电位脑电图是表示脑死亡的重要根据之一。

（6）脑血液循环完全停止（脑血管造影）：如果有一次脑血管造影证明脑血管灌流完全停止，可以宣告死亡

脑死亡一旦出现，复苏就不可能了。脑死亡概念的提出具有重要意义：它使医生能精确地判定死亡发生的时间以及确定对尸体器官进行他体移植的时间，以为器官移植提供更多更好的供体。

第三章

水、电解质代谢紊乱

第一节　水和电解质的正常代谢

一、体液的容量和分布

体液由水和溶解于其中的电解质、低分子有机化合物及蛋白质等组成，广泛分布于细胞内外。成年男性体液总量约占体重的60%，其中细胞内液占40%，细胞外液占20%。在细胞外液中，血浆约占5%，组织间液约占15%。细胞外液还包括一些特殊的分泌液，如消化液、尿液、汗液、脑脊液和关节囊液等，由于这些液体大部分是由上皮细胞分泌产生的，故称为跨细胞液。

体液的容量和分布因年龄、性别和胖瘦程度而不同。新生儿体液总量约占体重的80%，学龄前儿童约占65%，老年人体液总量则有所减少。另一方面，体液总量随脂肪的增加而减少，脂肪组织含水量约为10%~30%，而肌肉组织含水量较多，因此肥胖者体液含量低于肌肉发达者。女性体内脂肪含量多于男性，因此女性体液含量约比男性低10%。

二、体液中电解质的成分

人体中的各种无机盐和一些低分子有机物以离子状态溶于体液中，称为电解质。细胞内、外液中电解质成分有很大差异。细胞内液主要的阳离子是K^+，其次是Mg^{2+}和Na^+；主要阴离子是磷酸盐（HPO_4^{2-}）和蛋白质。细胞外液的主要阳离子是Na^+，其次是K^+、Ca^{2+}、Mg^{2+}等；主要阴离子是Cl^-，其次是HCO_3^-（见表3-1）。

表3-1　　　　　　　　　血浆及主要消化液中的电解质含量　　（mmol/L）

体液	Na^+	K^+	Cl^-	HCO_3^-
血浆	135~145	3.5~5.5	104	24
胃液	20	10~20	150	0
胰液	140	5	40	110
肠液	140	5	60~110	30~80
胆汁	140	5	100	40

由于电解质能自由通过毛细血管壁，所以血浆和组织间液的电解质成分基本相同，但由于蛋白质不能通过毛细血管壁，故血浆中蛋白质含量高于组织间液。

正常成人每天约分泌6000～8000ml消化液，在完成消化功能后，绝大部分由回肠和结肠重吸收。消化液各段分泌液所含的电解质浓度各不相同。如胃液中主要含有H^+和Cl^-，是酸性液；小肠液中主要含有Na^+和HCO_3^-，为碱性液。胃液中K^+浓度是血浆K^+浓度的2～5倍，胰液、肠液和胆汁中K^+浓度和血浆中K^+浓度基本相等（见表3－1）。在正常情况下，由于消化液绝大部分被重吸收，所以对水和电解质平衡无影响。但在病理情况下，因呕吐、腹泻、引流、造瘘等造成消化液大量丢失，必然导致水、电解质代谢紊乱及酸碱平衡紊乱。

无论是细胞内液还是细胞外液，阳离子所带的正电荷与阴离子所带的负电荷的总量是相等的，从而保持体液呈电中性。

三、体液的渗透压

溶液渗透压的高低取决于分子或离子的数目，体液中起渗透作用的溶质主要是电解质。血浆和组织间液的渗透压90％～95％由单价离子Na^+、Cl^-和HCO_3^-产生，剩余的5％～10％由其他离子、葡萄糖、氨基酸、尿素以及蛋白质等构成。正常血浆渗透压在280～310mmol/L之间，血Na^+产生的渗透压约占血浆总渗透压的45％～50％，故临床上常用血Na^+浓度来估计血浆渗透压的变化。血浆蛋白质所产生的胶体渗透压极小，但对维持血管内、外液体交换和血容量具有十分重要的作用。维持细胞内液渗透压的离子主要是K^+和HPO_4^{2-}。正常情况下，细胞内液与细胞外液之间的渗透压是相等的。当出现压差时，主要靠水的移动来维持细胞内外液的渗透压平衡。水总是由渗透压低处移向渗透压高处，直至细胞内、外液渗透压相等。

四、水的平衡

正常人每天水的摄入和排出处于动态平衡中。正常成人每天进出水量为2000～2500ml（见表3－2）。由呼吸和皮肤蒸发的水称为不感蒸发水，前者几乎不含电解质，后者仅含少量电解质，故可以当作纯水来看待。在显性出汗时汗液是一种低渗溶液，含有少量的氯化钠和钾，因此，大量出汗时，会伴有电解质的丢失。需要指出的是，正常成人每天至少必须排出500ml尿液才能清除体内的代谢废物，此称为最低尿量，再加上不感蒸发水和粪便排水量，则每天最低排出的水量为1500ml。要维持水分出入量的平衡，每天需水量约为1500～2000ml，称日需要量。

表3－2　　　　　　　　　　　　　　　正常人体每日水分的出入量

摄入量	（ml/d）	排出量	（ml/d）
饮水	1000～1500	尿液	1000～1500
食物水	700	呼吸蒸发	350
代谢水	300	皮肤蒸发	500
		粪便	150
合计	2000～2500		2000～2500

五、水和电解质平衡的调节

水和电解质平衡是指体液的容量、电解质浓度和渗透压保持在相对恒定的范围内，这是通过神经－内分泌系统的调节实现的。

（一）口渴中枢

口渴中枢位于下丘脑视上核的侧面，与渗透压感受器邻近。细胞外液渗透压升高 1% ~ 2% 就可刺激渗透压感受器，从而兴奋口渴中枢，引起口渴的感觉，使机体主动饮水。

（二）抗利尿激素

抗利尿激素（antidiuretic hormone，ADH）主要在下丘脑的视上核合成，储存于神经垂体，其释放主要受细胞外液渗透压的影响。当细胞外液渗透压升高时，可刺激渗透压感受器，使 ADH 释放入血增加。ADH 作用于肾远曲小管和集合管上皮细胞，增加对水的重吸收，使细胞外液渗透压降低。反之，当细胞外液渗透压降低时，可抑制 ADH 分泌和释放，减少肾远曲管和集合管对水的重吸收。

ADH 也受非渗透压因素的调节。当血容量减少和血压降低时，可通过容量感受器（位于左心房和胸腔大静脉处）和压力感受器（位于颈动脉窦和主动脉弓），反射性地刺激 ADH 分泌，增加对水的重吸收，以补充血容量。此外，疼痛、情绪紧张和血管紧张素 II 也可刺激 ADH 释放。

实验证明，细胞外液容量的变化可影响机体对渗透压变化的敏感性，许多血容量减少的疾病，其促使 ADH 分泌的作用远超过血浆渗透压降低对 ADH 分泌的抑制，说明机体优先维持正常的血容量。

（三）醛固酮

醛固酮（aldosterone）是肾上腺皮质球状带分泌的盐皮质激素，其分泌主要受肾素－血管紧张素系统和血浆 Na^+、K^+ 浓度的调节。当循环血量减少时，肾血流量不足，肾动脉压下降可刺激肾近球细胞分泌肾素，进而激活肾素－血管紧张素系统，增加肾上腺皮质球状带醛固酮的分泌。醛固酮作用于肾远曲小管和集合管上皮细胞，增加对 Na^+ 和水的重吸收，补充循环血量，同时也促进 K^+ 和 H^+ 的排出。此外，血 Na^+ 浓度降低和血 K^+ 浓度升高，都可以直接刺激肾上腺皮质球状带，使醛固酮分泌增加，促进肾保 Na^+ 排 K^+，使血 Na^+ 浓度升高而血 K^+ 浓度降低。

除抗利尿激素和醛固酮外，还有心钠素（atrial natriuretic peptide，ANP）也参与水、钠平衡的调节。ANP 是由心房肌细胞产生的使肾脏具有强大排钠、水作用的多肽。当血容量增加使心房容量扩张、血钠增高或血管紧张素增多时，可刺激心房肌细胞合成和释放 ANP。

第二节　水钠代谢紊乱

水钠代谢紊乱包括低容量性和高容量性。低容量性即为临床上常见的脱水，高容量性为临床常见的水中毒和水肿。根据血浆容量和钠浓度的不同，将水钠代谢紊乱分类如下（见图 3 - 1）。

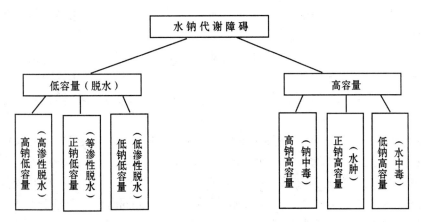

图 3 - 1 水钠代谢障碍分类

一、脱水

各种原因引起的体液容量的明显减少（体液丢失量至少超过体重 2% 以上）称为脱水（dehydration）。脱水时常伴有钠的丢失，由于水和钠的丢失比例不同，根据细胞外液渗透压的变化，可将脱水分为三种类型，即高渗性脱水、低渗性脱水和等渗性脱水。

（一）高渗性脱水

高渗性脱水（hypertonic dehydration）是指失水多于失钠，血 Na^+ >150mmol/L，血浆渗透压 >310mmol/L，伴有细胞内、外液量的减少，又称低容量性高钠血症（hypovolemic hypernatremia）。

1. 原因和发生机制

（1）水摄入不足

1）水源断绝：如沙漠迷路及海上航行途中淡水用尽无法及时补充等。

2）不能饮水：如因口腔、咽喉或食道疾患导致吞咽困难；中枢神经系统损伤、精神病、昏迷和极度衰弱的患者，可因不愿饮水或自己不能饮水或渴感丧失而导致进水量不足。

（2）水丢失过多

1）经肾丢失：尿崩症患者因 ADH 生成和释放减少或肾小管对 ADH 反应性降低及肾浓缩功能不良，肾远曲小管和集合管对水的重吸收减少，排出大量低渗尿；因治疗需要静脉注入大量甘露醇、高渗葡萄糖溶液或昏迷病人鼻饲高蛋白饮食时，可因渗透性利尿而导致失水过多。

2）经皮肤失水：高热、大量出汗和甲状腺功能亢进时，可经皮肤丢失大量低渗液体。发热时体温每升高 1℃，皮肤不显性蒸发失水每天约增加 200～300ml。

3）经呼吸道失水：发热、代谢性酸中毒或癔症引起的过度通气都会使呼吸道黏膜水分蒸发增加，丢失几乎不含电解质的液体。

4）经胃肠道丢失：呕吐、腹泻和消化道引流等可导致等渗或偏低渗的消化液丢失。

2. 对机体的影响　由于失水多于失钠，细胞外液容量减少而渗透压升高，引起体内发生一系列机能和代谢变化。

（1）口渴：①在细胞外液渗透压升高刺激下，丘脑口渴中枢兴奋，引起口渴感；②循环血量减少，通过肾素－血管紧张素系统产生的血管紧张素Ⅱ可刺激口渴中枢；③脱水引起唾液腺分泌减少，出现口舌干燥，也是引起渴感的原因。口渴是高渗性脱水患者早期的表现。

（2）尿量减少：细胞外液渗透压升高可刺激下丘脑渗透压感受器，引起 ADH 分泌增加，使肾小管对水的重吸收增强，因而尿量减少而尿比重增高。

（3）细胞内液向细胞外液转移：由于细胞外液高渗，水分从渗透压相对较低的细胞内向细胞外转移，这在一定程度上减轻了细胞外液的不足，但同时也引起细胞脱水，致使细胞皱缩。因此，高渗性脱水时细胞内外液均减少，但以细胞内液减少为主（见图 3 - 2）。

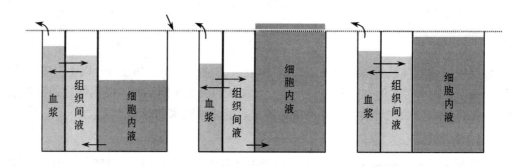

图 3 - 2　脱水时体液容量变动示意图

（4）中枢神经系统功能障碍：重度高渗性脱水患者，因细胞外液高渗使脑细胞严重脱水时，可引起中枢神经系统功能障碍，如出现幻觉、躁动，甚至昏迷。这是因为脑细胞脱水可使脑体积缩小，使颅骨与脑皮质间血管张力增大，出现局部脑出血或蛛网膜下腔出血。

（5）细胞外液容量变化不明显，晚期可出现循环衰竭：早期由于细胞内液向细胞外转移，血容量变化不明显，醛固酮分泌可不增多。严重或晚期阶段由于体液丢失过多使细胞外液容量不足，一方面造成血液浓缩，另一方面可引起醛固酮分泌增加，增强肾小管对钠、水的重吸收，与 ADH 一起维持细胞外液容量和循环血量。故轻度和中度高渗性脱水患者不易出现血压下降等表现，氮质血症也比较轻。对于重度高渗性脱水患者，因细胞外液量明显减少，也可出现循环衰竭。

（6）脱水热：因皮肤蒸发水分减少和汗腺细胞脱水，导致机体散热障碍使体温升高称为脱水热。这在体温调节功能不完善的婴幼儿较常见。

3. 防治原则　治疗原发病，去除病因。补充水分，不能口服者可由静脉输入 5% 葡萄糖溶液，但高渗性脱水也有钠的丢失，故应适当补充钠盐，以免细胞外液量恢复时发生低渗状态。

（二）低渗性脱水

低渗性脱水（hypotonic dehydration）是指失钠多于失水，血 Na^+ < 130mmol/L，血浆渗透压 < 280mmol/L，伴有细胞外液量的减少，又称低容量性低钠血症（hypovolemic hyponatremia）。

1. 原因和发生机制

（1）体液丢失但只补水

1）经消化道丢失：这是最常见的原因。消化液一般为等渗液，如严重呕吐、腹泻、肠瘘和胃肠引流等可导致大量消化液丢失。

2）经皮肤丢失：汗液虽为低渗液，但大量出汗可伴有钠的丢失，大面积烧伤可使血浆从创面渗出，水、钠均丢失。

3）体腔内液体积聚：大量胸腔积液或腹水形成而反复抽放时。

以上这些等渗脱水或高渗脱水若只补充水分（5% 葡萄糖溶液），可导致细胞外液低渗而发生低渗性脱水。

（2）肾性失钠过多

1）长期使用排钠利尿剂：排钠利尿剂抑制髓襻升支对钠的重吸收而导致经肾丢失钠比水多。

2）肾上腺皮质功能不全：由于醛固酮分泌减少，使肾小管重吸收钠减少，从肾排钠增多。

3）慢性间质性肾脏疾患：此疾患可使肾髓质结构破坏、髓质正常浓度梯度不能维持和髓襻升支功能受损，钠的重吸收减少，钠随尿液排出增加。

4）肾小管酸中毒：这是一种以肾小管排酸障碍为主的疾病，其主要发病环节是集合管分泌 H^+ 降低，$H^+ - Na^+$ 交换减少，导致 Na^+ 随尿排出增加。

2. 对机体的影响　细胞外液渗透压降低是对机体影响的主要环节。

（1）渴感不明显：由于细胞外液渗透压降低可抑制口渴中枢，故轻症或早期患者不会出现渴感；重症或晚期患者由于血容量明显减少，可引起口渴中枢兴奋产生轻度渴感。

（2）早期尿量正常或稍增多，晚期尿量减少：在低渗性脱水早期，细胞外液量虽有一定减少，但细胞外液渗透压降低可抑制 ADH 释放，肾远曲小管和集合管对水的重吸收减少，尿量可正常或稍增多。晚期当细胞外液量明显减少时，血容量不足可刺激 ADH 释放，肾远曲小管和集合管对水的重吸收增加，尿量减少。

（3）细胞外液向细胞内转移：由于细胞外液的丢失和低渗，水分又从渗透压较低的细胞外向相对高渗的细胞内转移，导致血容量明显减少使低渗性脱水患者较易发生循环衰竭，表现为直立性眩晕、动脉血压降低、脉搏细速、静脉萎陷等。因此，低渗性脱水是以细胞外脱水为主的。

（4）脱水征明显：水分丢失使细胞外液容量减少，加之水分向细胞内转移，进一步加重了细胞外液水分的不足。由于血容量减少，血液浓缩，血浆胶体渗透压升高，使组织间液一部分又向血管内转移，结果造成组织间液量减少可比血浆更明显（见图 3 - 2）。组织间液量减少，患者可表现为皮肤弹性明显减退、眼窝及婴幼儿囟门凹陷等脱水征。

（5）尿钠变化：如果低渗性脱水是经肾失钠，则病人尿钠含量增多（＞20mmol/L）。如果是由肾外原因引起的，则因低血容量时肾血流量减少而激活肾素－血管紧张素－醛固酮系统，使肾小管对钠的重吸收增加，结果尿钠含量减少（＜10mmol/L）。

3. 防治原则　治疗原发病，去除病因。补充生理盐水恢复细胞外液容量和渗透压。对休克患者应积极抢救。

（三）等渗性脱水

等渗性脱水（isotonic dehydration）是指水钠等比例的丢失，血 Na^+ 浓度在130～150mmol/L，血浆渗透压280～310mmol/L 的脱水，又称低容量性高钠血症。

1. 原因和发生机制　任何等渗性体液在短时间内大量丢失所引起的脱水均属等渗性脱水。如所有肠分泌液以及胆汁和胰液的钠浓度约在140mmol/L。因此，腹泻、肠梗阻、肠引流等肠液丢失都可引起等渗性脱水。此外，大量抽放胸水或腹水，以及血浆从大面积烧伤的皮肤创面渗出时，均可引起等渗性脱水。

2. 对机体的影响

（1）渴感不明显：轻症或早期患者渴感不明显，重症或晚期患者因血容量减少可产生渴感。

（2）尿液的改变：细胞外液容量减少可刺激醛固酮和 ADH 分泌增加，促进肾远曲小管和集合管对钠和水的重吸收增加，对细胞外液容量不足进行代偿。患者尿量减少，尿钠含量降低，尿比重增高。

（3）细胞外液量减少：等渗性液体丢失使细胞外液容量减少，但由于渗透压正常，对细胞内液量影响不大（见图3－2）。由于组织间液量减少，患者可表现为皮肤弹性减退、眼窝凹陷及婴幼儿囟门凹陷等脱水征。血容量明显减少者可发生低血容量性休克。

等渗性脱水不进行处理，可通过不感蒸发途径不断丢失水分而转为高渗性脱水；若补给过多的水分则可转变为低渗性脱水。因此，单纯性的等渗性脱水临床上较少见。

3. 防治原则　防治原发病。补水补盐，以偏低渗性为宜，其渗透压以等渗溶液渗透压的1/2～2/3为宜。如果脱水性质不能肯定，一般按等渗性脱水处理。体液疗法的量应包括三方面：①累积损失量的补充；②在治疗过程中继续损失量的补充；③供给每天生理需要量。

二、水中毒

水中毒（water intoxication）是指由于肾排水能力降低而摄水或输水过多，导致大量低渗性液体在细胞内外潴留的病理过程。其特征是血 Na^+ 浓度＜130mmol/L，血浆渗透压＜280mmol/L，体内钠总量正常或增多，伴有体液量的增多，又称高容量性低钠血症（hypervolemic hyponatremia）。

（一）原因和发生机制

1. 肾排水功能降低而输入水过多　急、慢性肾功能衰竭少尿期，患者输入过多含钠少或不含钠的液体过多过快时，可引起水过多。

2. ADH 分泌异常综合征（syndrome of inappropriate ADH secretion，SIADH）　疼痛、情绪激动、失血等刺激可以刺激 ADH 分泌；某些恶性肿瘤如胰腺癌、燕麦细胞癌；颅内疾病如脑肿瘤、脑血栓；肺部疾患如肺结核、肺脓肿，可能因肿瘤组织释放 ADH 样多肽或病变直接刺激下丘脑，使 ADH 分泌增加。此时，肾排水已减少，若再输入或摄入过多水，也可引起体内水分过多。

（二）对机体的影响

1. 细胞外液增多　水潴留使细胞外液容量增加，血液稀释，血浆蛋白、血红蛋白浓度和血细胞比容降低。

2. 细胞内液增多　细胞外液低渗使水分向细胞内转移，造成细胞内水肿。由于细胞内液的容量大于细胞外液，潴留的水分约有 2/3 积聚在细胞内，故组织间液和血容量的增加可以不明显（见图 3 - 3）。

3. 中枢神经系统功能障碍　轻症或慢性水中毒时，症状常不明显。重症和急性水中毒时，由于脑细胞肿胀和脑组织水肿使颅内压升高，可引起中枢神经系统功能障碍，如头痛、恶心、呕吐、凝视、失语、视乳头水肿等，严重者可发生脑疝而导致呼吸心跳停止。

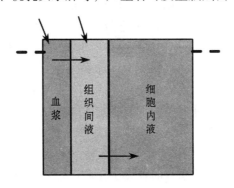

图 3 - 3　水中毒时体液容量变动示意图

（三）防治原则

积极防治原发病。对于有水潴留倾向的患者应严格限制水的输入量。轻症水中毒患者通过停止或限制水分输入可自行恢复；重症或急症患者除限水外，立即静脉内输注甘露醇或山梨醇等渗透性利尿剂，以减轻脑细胞水肿和促进体内水分的排出。也可给予强利尿剂促进水排出，或给予少量高渗盐水促进水分向细胞外转移和缓解体液的低渗状态，纠正脑细胞水肿。

三、水肿

水肿（edema）是过多的液体在组织间隙或体腔内积聚的一种常见的病理过程。一般将过多的体液积聚在体腔内称为积水（hydrops），如腹腔积水、胸腔积水、心包积水和脑积水等。

（一）水肿的分类

1. 按水肿波及的范围　可分为全身性水肿（anasarca）和局部性水肿（local edema）。

2. 按发病原因　可分为肾性水肿、肝性水肿、心性水肿、营养不良性水肿、淋巴性水肿、炎性水肿等。

3. 按发生水肿的组织器官　可分为皮下水肿、肺水肿和脑水肿等。

（二）水肿的发生机制

正常人体组织液总量是相对恒定的，主要依赖于两大平衡因素，即血管内外液体交换的平衡和体内外液体交换的平衡，当这种平衡失调时就可能导致水肿。

1. 血管内外液体交换失平衡——组织液生成大于回流　血管内外液体交换受多种因素调控，以维持组织液生成与回流的平衡。影响血管内外液体交换平衡的因素主要有：①驱使血管内液体向外滤过的力量是平均有效流体静压。毛细血管平均血压为 2.33kPa，组织间隙的流体静压为 -0.87kPa，两者之差为平均有效流体静压，约为 3.20kPa。②促使液体回流至毛细血管内的力量是有效胶体渗透压。正常人血浆胶体渗透压为 3.72kPa，组织间液的胶体渗透压为 0.67kPa，两者之差为有效胶体渗透压，约为 3.05kPa。有效流体静压减去有效胶体渗透压之差值是有效滤过压。可见，正常时组织液的生成略大于回流。③淋巴回流：当组织间隙的流体静压为 -0.87kPa 时，淋巴回流为每小时 100g 组织 0.1ml，组织间隙流体静压增加至 0 时，淋巴回流可增加 10~50 倍。另外，淋巴管壁的通透性较高，蛋白质易通过。因此，淋巴回流不仅可把略多生成的组织液送回体循环，而且可把毛细血管漏出的蛋白质、细胞代谢产生的大分子物质回吸收入体循环。上述一个或两个以上因素同时或相继失调，都可能使组织液生成增多，成为水肿发生的重要机制。

（1）毛细血管流体静压增高：毛细血管流体静压增高可使有效滤过压增大，使组织液生成增多，当超过淋巴回流的代偿能力时，可引起水肿。毛细血管流体静压增高的常见原因是全身静脉压增高和局部静脉压增高。前者见于充血性心力衰竭时静脉压增高，是引起全身性水肿的重要原因；后者见于肿瘤压迫静脉或静脉血栓形成时，可使受阻的毛细血管流体静压增高，引起局部水肿。动脉充血也可引起毛细血管流体静压增高，成为炎性水肿发生的原因之一。

（2）血浆胶体渗透压降低：血浆胶体渗透压主要取决于血浆白蛋白的含量。当血浆白蛋白含量减少时，血浆胶体渗透压下降，而有效滤过压增大，组织液的生成增加，超过淋巴代偿回流时，可发生水肿。导致血浆白蛋白含量下降的原因有：①蛋白质合成障碍，见于肝硬化或严重的营养不良；②蛋白质丢失过多，见于肾病综合征时大量蛋白质从尿中丢失；③蛋白质消耗增加，见于慢性消耗性疾病，如慢性感染、恶性肿瘤等。

（3）微血管壁通透性增加：正常时，毛细血管壁只允许微量小分子蛋白质滤过，因而，在毛细血管内外形成很大的胶体渗透压梯度。当微血管壁通透性增高时，血浆蛋白质大量从毛细血管和微静脉壁滤过，使毛细血管静脉端和微静脉内的胶体渗透压下降，组织间液的胶体渗透压上升，促使溶质及水分滤过。主要见于感染、烧伤、冻伤、化学伤以及昆虫咬伤等。这些因素可直接损伤微血管壁或通过组胺、激肽等炎性介质的作用而使微血管壁的通透性增高。

（4）淋巴回流受阻：正常时淋巴回流，不仅能把组织液及其所含的蛋白质回收到血液循环，而且，在组织液生成增多时，还能代偿回流，具有重要的抗水肿作用。在某些病理条件下，当淋巴干道被堵塞，淋巴回流受阻或不能通过代偿性加强回流时，含蛋白的水肿液在组织间隙中积聚，形成淋巴性水肿。常见的原因有：①恶性肿瘤细胞侵入并堵塞淋巴管；②乳腺癌根治术摘除主要的淋巴组织，可致相应部位水肿；③患丝虫病时，主要的淋巴管道被成虫阻塞，可引起下肢和阴囊的慢性水肿。

2. 体内外液体交换失平衡——钠、水潴留　正常人钠、水的摄入量和排出量处于动态平衡，从而保持体液量的相对恒定。这种平衡的维持依赖于肾脏正常的结构与功能，以及体内的容量与渗透压调节。肾在调节钠、水平衡中起重要作用，平时经肾小球滤过的钠、水总量，只有 $0.5\% \sim 1\%$ 排出体外，$99\% \sim 99.5\%$ 被肾小管重吸收。其中，约有 $60\% \sim 70\%$ 由近曲小管主动重吸收；远曲小管和集合管对钠、水的重吸收则主要受激素调节。这些调节因素保证了球－管的平衡，在某些因素导致球－管平衡失调时，便可引起钠、水潴留，成为水肿特别是全身性水肿发生的重要机制。

（1）肾小球滤过率下降：肾小球滤过率是指单位时间内两肾生成的肾小球滤过量，主要取决于肾小球的有效滤过压、滤过膜的面积和滤过膜的通透性。当肾小球滤过率降低，在不伴有肾小管重吸收相应减少时，可导致钠、水的潴留。若再伴有肾小管重吸收增强时，钠、水的潴留更明显。

1）滤过膜的通透性降低：主要见于急性肾小球肾炎时，炎性渗出物和内皮细胞肿胀所引起的滤过膜通透性降低。

2）滤过膜的面积减少：当慢性肾小球肾炎肾单位大量被破坏时，肾小球滤过面积明显减小。

3）肾血流量减少：如充血性心力衰竭、肾病综合征、肝硬化伴腹水等使有效循环血量减少，肾血流量下降，GFR 降低。同时，继发性交感－肾上腺髓质系统和肾素－血管紧张素系统兴奋，使入球动脉收缩，肾血流量和肾小球滤过率进一步降低，而引起钠、水潴留。

（2）肾血流重分布：正常时，约有 90% 的肾血流通过靠近肾表面外 2/3 的皮质肾单位，皮质肾单位约占肾单位总数的 85%，这些肾单位的髓袢短，不进入髓质高渗区，其重吸收钠、水能力较弱，主要起滤过功能。近髓肾单位约占 15%，其髓袢长，深入髓质高渗区，对钠、水重吸收能力强。在某些病理情况下，如有效循环血量下降时通过皮质肾单位的血流明显减少，而较大量的血流转入近髓肾单位，使钠、水重吸收增加，此现象称为肾血流的重分布。引起肾血流重分布的机制可能是，肾皮质交感神经丰富和肾素含量较高，形成的血管紧张素Ⅱ也较多，易引起肾皮质小血管的收缩，血流量显著减少。

（3）近曲小管重吸收钠水增多：当有效循环血量减少时，近曲小管对钠水的重吸收增加使肾排水减少，成为某些全身性水肿发生的重要原因。

1）心房钠尿肽分泌减少：ANP 是从心房组织分离纯化出的一种低分子多肽。ANP 的作用是：①抑制近曲小管重吸收钠，使尿钠与尿量增加；②循环 ANP 作用于肾上腺皮质球状带，可抑制醛固酮的分泌。对其作用机制的研究认为，循环 ANP 到达靶器官与受体结合，可能通过 cGMP 而发挥利钠、利尿和扩血管的作用。血容量增加可刺激心房的牵张感受器，提高心房压的血管收缩剂和高盐饮食等均可提高血浆 ANP 浓度。所以，当充血性心力衰竭、肾病综合征、肝硬化伴腹水等循环血容量明显减少时，ANP 分泌减少，抑制近曲小管对钠水重吸收作用减弱，成为水肿发生中不可忽视的原因。

2）肾小球滤过分数（filtration fraction，FF）增加：FF 增加是肾内物理因素的作用结果。FF = 肾小球滤过率/肾血浆流量。发生充血性心力衰竭或肾病综合征时，肾血流量随有效循环血量的减少而下降。由于出球小动脉收缩比入球小动脉收缩明显，肾小球滤过率比肾血浆流量相对增多，FF 增高，使血浆中非胶体成分滤过量相对增多。因此，通过肾小球后，流入肾小管周围毛细血管血流的血浆胶体渗透压增高，而流体静压下降。于是，近曲小管重吸收钠和水增加，导致钠、水潴留。

（4）远曲小管和集合管重吸收钠水增加

1）醛固酮分泌增多：①分泌增加：当有效循环血量下降，或其他原因使肾血流减少时，肾血管灌注压下降，可刺激入球小动脉壁的牵张感受器；肾小球滤过率降低使流经致密斑的钠量减少，均可使近球细胞分泌肾素增加。于是，肾素－血管紧张素－醛固酮系统被激活。临床上，见于充血性心力衰竭、肾病综合征及肝硬化腹水时。②灭活减少：肝硬化患者肝细胞灭活醛固酮的功能减退，也是血中醛固酮含量增高的原因。醛固酮分泌增多，作用于肾远曲小管和集合管对钠、水重吸收增多。

2）抗利尿激素分泌增加：ADH 的作用是促进远曲小管和集合管对水的重吸收，是引起钠水潴留的重要原因之一。引起 ADH 分泌增加的原因有：①充血性心力衰竭时，有效循环血量减少使左心房壁和胸腔大血管的容量感受器所受的刺激减弱，反射地引起抗利尿激素分泌增加；②肾素－血管紧张素－醛固酮系统被激活后，血管紧张素 II 生成增多，可致下丘脑－神经垂体分泌和释放 ADH 增加，此时，醛固酮分泌增加可使肾小管对钠的重吸收增多，血浆渗透压增高，刺激下丘脑渗透压感受器，使 ADH 的分泌与释放增加。

以上机制在水肿发生发展过程中，可以先后或同时发挥作用。同一因素在不同类型水肿发病机制中所居的地位不同。因此，在治疗实践中，必须对不同患者进行具体分析，这对于选择适宜的治疗方案具有重要意义。例如，在右心衰竭引起的心性水肿中，最重要的原因是钠水潴留和静脉回流障碍，而血浆胶体渗透压降低和淋巴回流障碍在心性水肿的发生和发展中只起辅助和推动作用。

（三）水肿的特点及对机体的影响

1. 水肿的特点

（1）水肿液的性状特点：水肿液含血浆的全部晶体成分，根据蛋白含量的不同分为漏出液和渗出液。①漏出液的特点是水肿液的比重低于 1.015，蛋白质含量低于 2.5g/L，细胞数少于 500 个/100 毫升；②渗出液的特点是水肿液的比重高于 1.018，蛋白质含量可达 3~5g/L，可见多数的白细胞。后者是由于毛细血管通透性增高所致，见于炎性水肿。

（2）水肿的皮肤特点：皮下水肿是全身或躯体局部水肿的重要体征。当皮下组织有过多的液体积聚时，皮肤肿胀、弹性差、皱纹变浅，用手指按压时可留有凹陷，称为凹陷性水肿，又称为显性水肿。实际上，全身性水肿病人在出现凹陷之前已有组织液的增多，并可达到原体重的10%，这称为隐性水肿。这是因为分布在组织间隙中的胶体网状物（化学成分是透明质酸、胶原及黏多糖等）对液体有强大的吸附能力和膨胀性的缘故。只有当液体的积聚超过胶体网状物的吸附能力时，才游离出来形成游离的液体，后者在组织间隙中有高度的移动性。当液体的积聚达到一定量时，用手指按压时游离的液体向按压点周围扩散，形成凹陷且不能立即平复，出现凹陷性水肿。

（3）全身性水肿的分布特点：最常见的全身性水肿是心性水肿、肾性水肿和肝性水肿。水肿出现的部位各不相同。心性水肿首先出现在下垂部位；肾性水肿先表现为眼睑和颜面部水肿；肝性水肿则以腹水为多见。这与下列因素有关：①重力效应：毛细血管流体静压受重力影响，距心脏水平面向下垂直距离越远的部位，外周静脉压和毛细血管流体静压越高。因此，右心衰竭时体静脉回流发生障碍，首先表现为下垂部位的静脉压增高与水肿。②组织结构特点：一般来说，组织结构疏松，皮肤伸展度大的部位易容纳水肿液。组织结构致密的部位，皮肤较厚而伸展度小的部位不易发生水肿。因此，肾性水肿，由于不受重力的影响首先发生于组织疏松的眼睑部。③局部血流动力学因素参与水肿的形成：以肝性水肿的发生为例，肝硬化时由于肝内广泛的结缔组织增生与收缩，以及再生肝细胞结节的压迫，肝静脉回流受阻，进而使肝静脉压及毛细血管流体静压增高，成为肝硬化时易伴发腹水的原因。

2. 水肿对机体的影响 除炎性水肿液具有稀释毒素、运送抗体等抗损伤作用外，其他水肿对机体都有不同程度的不利影响。其影响大小取决于水肿的部位、程度、发生速度及持续时间。

（1）细胞营养障碍：过量的液体在组织间隙中积聚，使细胞与毛细血管间的距离加大，增加了营养物质向细胞弥散的距离。受骨壳或坚实的包膜限制的器官或组织，急速发生重度水肿时，压迫微血管使营养血流减少，可致细胞发生严重的营养障碍。

（2）水肿对器官组织功能活动的影响：这取决于水肿发生的速度及程度。急速发展的重度水肿因来不及适应与代偿，可引起比慢性水肿更严重的功能障碍。若为生命活动的重要器官，则可造成更为严重的后果，如脑水肿引起颅内压升高，引起脑疝致死；喉头水肿可引起气管阻塞，可窒息死亡。

（四）常见的水肿类型与特点

1. 心性水肿 心性水肿时水肿液的分布与心力衰竭的发生部位有关，左心衰竭主要引起肺水肿也称为心源性水肿。右心衰竭引起全身性水肿，习惯上称为心性水肿。

（1）临床特点：右心衰竭时，由于重力因素的作用，水肿先出现于下垂部位，能走动的患者以足踝及胫前部为重。卧床的病人则以腰骶部为明显，严重时波及全身。

（2）发生机制：引起心性水肿的因素很多，但最重要的原因是钠、水潴留和毛细血管的有效流体静压增高。

1）肾小球滤过率下降：当心力衰竭继发于心输出量下降时，有效循环血量减少，使肾血流量减少。与此同时，由于交感–肾上腺髓质系统和肾素–血管紧张素系统被激活，肾血管收缩使肾血流量进一步减少，肾小球滤过率下降。

2）肾小管重吸收钠、水增加：①醛固酮分泌增加：由于肾血流减少，激活肾素–血管紧张素系统，血管紧张素Ⅱ增多使肾上腺皮质球状带分泌醛固酮增多，促进远曲小管重吸收钠、水增加。②ADH 分泌增加：有效循环血量减少通过容量感受器使 ADH 分泌与释放增多；血管紧张素 II 也可促进 ADH 的释放增加。ADH 促进集合管对水的重吸收。③肾小球滤过分数增加：右心衰竭时肾小球的出球小动脉收缩，使肾小球滤过率相对增加，滤过分数增大。流入肾小管周围毛细血管的血液流体静压降低和胶体渗透压增高，近曲小管对钠、水的重吸收增加。

3）体静脉压和毛细血管流体静压增高：由于右心收缩力减弱，心脏不能等量地将回心血量输出，血液淤滞在静脉系统中，使静脉压和毛细血管流体静压增高，组织液生成增加。而继发于心输出量下降的交感-肾上腺髓质系统兴奋，使静脉壁的紧张度增加；小静脉收缩也成为毛细血管流体静压增高的原因。另外，钠、水潴留使血容量增加，再加上心功能障碍，因而部分血液淤滞在静脉系统和微循环中，成为心性水肿发生中不能忽视的原因。

4）血浆胶体渗透压下降：①钠水潴留使血液稀释；②胃肠道淤血使蛋白质的摄入与吸收发生障碍；③胸、腹水形成使蛋白质丢失增加；④长期的肝淤血、水肿导致蛋白质合成障碍。

5）淋巴回流障碍：体静脉压增高可能限制淋巴液回流。

（3）防治原则：必须立足于病因学的治疗及改善心功能，提高心输出量；利尿以排出潴留的钠与水，减轻心脏的负担；适当限制钠与水的摄入，减少钠、水的潴留。

2. 肾性水肿 原发于肾功能障碍的全身性水肿，称为肾性水肿（renal edema）。分为两种类型：①肾病性水肿：以大量蛋白尿所致的低蛋白血症为原因的水肿；②肾炎性水肿：以肾小球滤过率明显下降所导致的水肿。

肾性水肿的临床特点：晨起时发现眼睑和面部浮肿，之后逐渐扩展至全身。因无静脉压和毛细血管流体静压增高的因素存在，因此水肿液分布在皮下组织疏松的部位。

（1）肾病性水肿的发生机制

1）血浆胶体渗透压下降：是肾病性水肿发病机制的中心环节。肾病综合征时，大量蛋白质从尿中丢失造成低蛋白血症引起血浆胶体渗透压下降。

2）钠水潴留：①肾素-血管紧张素-醛固酮系统激活：发生肾病时血浆胶体渗透压降低，促使钠、水转入组织间隙使有效循环血量下降，继发性引起该系统的激活，使醛固酮分泌增加，促进远曲小管对钠、水的重吸收。②ADH 释放增加：由于有效循环血量减少，通过容量感受器反射引起下丘脑-神经垂体分泌和释放 ADH，又可在血管紧张素 II 的作用下使 ADH 分泌增加。ADH 通过促进集合管对水的重吸收而参与肾病性水肿的形成。此外，利钠激素分泌减少也是肾病性水肿发生的可能原因。

（2）肾炎性水肿的发生机制：目前认为，其发生机制是肾小球滤过率明显下降的同时肾小管的重吸收无相应减少，即球-管失平衡。导致球-管失平衡的原因有：①肾小球滤过率下降：由于肾小球血管内皮细胞和间质细胞肿胀增生，炎细胞渗出，纤维蛋白堆积，充塞肾小球囊腔，以致通过肾小球的血流量明显减少，进而使肾小球滤过压下降；②肾小球滤过面积缩小：严重损伤的肾小球失去功能；③肾小管重吸收钠、水增强：因肾血流减少继发性地引起肾素-血管紧张素-醛固酮系统兴奋，使肾小管重吸收钠、水增强。

3. 肝性水肿 原发于肝脏疾病的体液异常积聚，称为肝性水肿（hepatic edema）。肝性水肿以腹腔积水为多见，最常见的原因是肝硬化。肝性水肿的发生机制与多种因素有关。

（1）肝静脉回流受阻：肝的 1/3 血流来自肝动脉，2/3 血流来自门静脉，并汇合于肝血窦，再经肝小叶的中央静脉，汇集为小叶下静脉，经肝静脉入下腔静脉。门脉性肝硬化时，由于肝内结缔组织增生和假小叶的形成，肝内血管特别是肝静脉的分支被挤压，发生偏位、扭曲、闭塞或消失。肝静脉回流受阻，肝血窦内压升高，使过多的液体滤出，当超过淋巴回流时，经肝表面和肝门进入腹腔而形成腹水。

（2）门静脉高压：临床上肝病患者腹水的蛋白含量较肝淋巴液为低。有门静脉高压的肝硬化患者，腹水较为多见，并伴有肠壁和肠系膜水肿。因此，门静脉系统高压可能是腹水形成的重要原因之一。门静脉内压增高时，肠系膜区的毛细血管流体静压增高，特别是肝硬化时血浆胶体渗透压降低，有效滤过压升高，组织液的生成明显增加，当超过淋巴回流的代偿能力时，导致肠壁水肿，并形成腹水。

（3）钠水潴留：①在上述因素引起腹水的基础上，有效循环血量下降，继发性引起肾素－血管紧张素－醛固酮系统兴奋，加之肝灭活醛固酮功能发生障碍，血中醛固酮水平升高，促进肾远曲小管对钠、水的重吸收；②继发于有效循环血量减少与血管紧张素 II 增高，ADH 释放增加，同时肝灭活 ADH 障碍，增多的 ADH 促进集合管对水的重吸收。这种钠、水潴留则成为肝性腹水进一步发展的重要原因。

（4）血浆胶体渗透压下降：肝硬化时肝功能降低，合成白蛋白减少而发生低蛋白血症，血浆胶体渗透压降低，促进液体漏入腹腔增多。

总之，肝性腹水发生机制是复杂的，是多种因素共同作用的结果。

4. 肺水肿 过多液体在肺组织间隙与肺泡内积聚的现象，称为肺水肿（pulmonary edema）。一般情况下，水肿液先在间质中积聚，称为间质性肺水肿（interstitial edema）。然后，发展为肺泡水肿（alveolar edema）。肺组织具有抗水肿特点：肺循环的血浆胶体渗透压和体循环一样，都是 3.73kPa。但肺泡毛细血管的平均血压为 0.93kPa，还不到体循环的 1/2。因此，正常时肺间质液的回收明显大于滤出，保证了肺泡的相对"干燥"和正常功能，对于防止肺水肿的发生具有重要的意义。

（1）肺水肿的发生机制

1）肺毛细血管血压增高：任何因素使肺静脉回流受阻引起静脉内压升高，都可致毛细血管内流体静压升高。当组织液的生成大于回流，并超过淋巴回流的代偿能力时便可发生肺水肿。常见的原因是：①左心衰竭，见于高血压性心脏病、二尖瓣狭窄、大面积心肌梗死等引起的心力衰竭；②严重休克时，局部组织产生的激肽和组胺等可引起肺静脉明显收缩，也可成为肺毛细血管流体静压增高的原因；③肺静脉、左心房受压或腔内梗死，见于纵隔的肿瘤压迫等。

2）肺毛细血管通透性增高：生物因素（细菌感染等）、理化因素（烟雾、毒气等）和氧中毒等，均可直接导致肺毛细血管通透性增高。另外，继发性产生的炎症介质如组胺、激肽与蛋白水解酶等都可能是导致肺泡毛细血管通透性增高的原因。

3）血浆胶体渗透压下降：犬的实验证明，当血浆胶体渗透压降至 15mmHg（2.0kPa）时，肺毛细血管血压上升到 15mmHg（2.0kPa）就可发生肺水肿。在血浆蛋白减少的情况下，即使不伴有左心衰竭，只给中等容量负荷就能引起肺水肿。可见，血浆胶体渗透压下降是促进肺水肿形成的重要因素。

4）肺淋巴回流障碍：肺淋巴回流是一种重要的抗水肿因素。实验表明，在用犬复制二尖瓣关闭不全或狭窄的病理模型时，左房内压虽已达 15mmHg（2.0kPa），但无肺水肿发生；如同时部分结扎肺淋巴管则出现肺水肿；当全部结扎淋巴管而不造成心瓣膜损伤时，也可引起肺水肿。也有资料表明，当肺毛细血管滤出增多时，淋巴回流可增加 3～5 倍。可见，淋巴回流在防止肺水肿发生中具有重要意义。当矽肺等慢性肺部病变引起肺淋巴管闭塞等损伤时，使淋巴回流代偿受限，易发生肺水肿。

另外，肺血容量急剧增加，如伴有心功能不全或急性肾功能不全时，大量输液也可引起肺毛细血管的流体静压升高与血浆胶体渗透压降低，从而导致肺水肿。

（2）防治原则：在准确判断发病机制的基础上，积极治疗原发病。如心源性肺水肿病人应改善心功能，以解除肺静脉高压和降低毛细血管流体静压。在积极治疗原发病的同时，应用细胞膜保护剂，如类固醇、人参制剂等。

5. 脑水肿　过多体液在脑组织中积聚，使脑的体积和重量增加，称为脑水肿（brain edema）。一般将脑细胞内液体的积聚称为脑肿胀（brain swelling）。

（1）脑水肿的原因与分类

1）血管性脑水肿（vasogenic brain edema）：多因脑外伤、脑肿瘤、脑中风、脑脓肿、脑炎等引起。以上病变使脑内毛细血管的通透性增高，含蛋白的液体进入细胞间隙较大的白质内，而灰质无明显变化。

2）细胞毒性脑水肿（cytotoxic brain edema）：常见的原因是：①急性脑缺氧：见于心脏停搏、窒息等；②内源性中毒：见于糖尿病、尿毒症等；③水中毒：见于急、慢性肾功能衰竭输入大量液体等。细胞毒性脑水肿的特点是水肿液主要分布在细胞内，包括神经细胞、胶质细胞和血管内皮细胞，表现为细胞的肿胀，灰白质均被波及。

3）间质性脑水肿（interstitial brain edema）：主要的发病原因是阻塞性脑室积水。见于肿瘤、炎症和胶质增生堵塞导水管或脑室孔道。表现为脑积水和相应脑室周围白质的间质水肿。

（2）脑水肿的临床特点：轻者可无明显的症状与体征。重症可出现头痛、头晕、呕吐、视神经乳头水肿等一系列颅内压升高的症状，也可出现半身轻瘫与锥体性体征；严重者可发生脑疝，以致病人死亡。

（3）脑水肿的发生机制

1）血管性脑水肿：正常的血脑屏障只允许一些小分子溶质通过，这是因为脑毛细血管通透性很低，其周围被星形胶质细胞终足所包围，后者被认为是第二道血脑屏障。因此，组织间液几乎不含蛋白质。血管性脑水肿时组织间液中含蛋白质较多，表明微血管通透性增高。引起微血管壁通透性增高的机制还不清楚，但认为与下列因素有关：①与病变的直接作用或产生的炎性介质作用有关。有人发现脑组织白质中 5-HT 含量增高。②某些病因诱发产生的氧自由基引起的脂质过氧化也是导致微血管内皮细胞损伤的因素。近年来，有人发现应用自由基清除剂可明显地减轻实验性冻伤性脑水肿。

2）细胞毒性脑水肿：其特点是脑细胞肿胀而微血管壁通透性不增高。引起脑细胞肿胀的机制是：①由于急性缺氧或代谢抑制物的作用，使细胞能量代谢障碍，ATP 产生减少，导致细胞钠泵功能障碍，细胞内钠、水增加，脑细胞肿胀。②氧自由基对脑细胞与细胞亚微结构膜的脂质过氧化作用，也是导致细胞膜损伤及钠泵功能障碍的重要原因。

3）间质性脑水肿：由于脑脊液循环障碍，过多的脑脊液在脑室中积聚，室内压上升，脑室管膜通透性增高以致脑脊液溢入周围白质中。

（4）防治原则：首先必须重视病因治疗，同时应用细胞膜稳定剂以保护脑细胞膜与线粒体膜结构免受损伤。另外，应用脱水剂以减小脑容积，降低颅内压。

第三节 钾代谢障碍

一、正常钾代谢及钾的生理功能

（一）正常钾代谢

钾是体内最重要的无机阳离子之一，其中 98% 存在于细胞内，存在于细胞外液中的钾仅占体内钾总量的 2%，浓度为 $3.5 \sim 5.5$ mmol/L。细胞内外钾浓度差主要依靠细胞膜 $Na^+ - K^+ - ATP$ 酶耗能转运来维持。

正常人体钾的摄入和排出处于动态平衡。钾的主要来源是食物，经由小肠吸收入血。钾的排泄途径有尿液、汗液和粪便，其中 80% 经肾脏随尿液排出体外。即使在钾摄入很少或无钾盐摄入时，肾仍会排出一定量的钾，出现钾的负平衡（见图 3 - 4）。

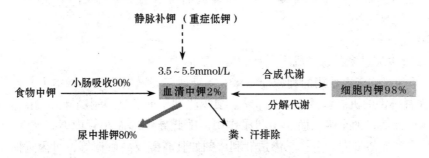

图 3 - 4 正常钾代谢示意图

（二）钾的生理功能

1. 维持细胞新陈代谢 钾参与多种新陈代谢过程，与糖原和蛋白质合成有密切关系。细胞内一些与糖代谢有关的酶类，如磷酸化酶和含巯基的酶等必须有一定浓度钾的存在才具有活性。糖原合成时有一定量钾进入细胞内，分解时则释出，蛋白质合成亦需一定量的钾。

2. 维持细胞静息膜电位 钾是维持神经和肌细胞膜静息电位的物质基础。静息膜电位主要决定于细胞膜对钾的通透性和膜内外钾浓度差。由于安静时细胞膜基本只对钾有通透性，随着细胞内钾向膜外的被动扩散，造成内负外正的极化状态，形成静息电位。此电位对神经肌肉的兴奋性是不可缺少的。

3. 调节细胞内外的渗透压和酸碱平衡 由于大量钾离子储存于细胞内，是维持细胞内液容量和渗透压的基础。K^+ 还可以通过与细胞内外的 H^+ 进行交换，参与体内酸碱平衡的调节。

二、低钾血症

低钾血症（hypokalemia）血清钾浓度低于 3.5mmol/L。

（一）原因和发生机制

1. 钾摄入不足　主要见于各种原因造成的摄食明显减少，如胃肠道手术前后禁食、肠梗阻或昏迷等不能进食者。一般饮食都不会缺钾，所以单纯因摄入不足造成的低钾血症和缺钾通常并不严重。一般来说，日摄钾低于 20~30mmol（800~1200mg），可在一周左右产生轻度缺钾。这可见于神经性厌食病人或刻意节食减肥的正常人。

2. 细胞外钾转到细胞内

（1）碱中毒：当细胞外液 pH 增高时，H^+ 从细胞内向细胞外转移，以缓解细胞外液碱中毒，同时细胞外 K^+ 进入细胞内以维持细胞内外的阴阳离子数平衡。

（2）某些药物：如糖尿病病人过量使用胰岛素，一方面：胰岛素能增强细胞膜 Na^+ - K^+ - ATP 酶活性，另一方面使细胞合成糖原的过程增快；β 受体激动剂、肾上腺素、舒喘灵通过 cAMP 机制激活 Na^+ - K^+ - ATP 酶活性。它们都可通过钾跨细胞转移使血钾降低。

（3）某些毒物：如钡中毒，粗制棉籽油中毒（主要毒素为棉酚），它们可引起钾通道的阻滞，使 K^+ 自细胞内外出受阻。

（4）低钾性周期性麻痹：家族性低钾性周期性麻痹是一种少见的常染色体显性遗传病，发作时出现低钾血症和骨骼肌瘫痪，常从肢体远端向躯干逐步发展，不经治疗可在 6~24h 自行缓解。

3. 钾丢失过多

（1）经肾丢失过多：这是成人失钾的最主要原因。

1）利尿剂：临床上使用的利尿剂，除安体舒通、三氨蝶呤外，基本上都是排钾类利尿药，其增大肾排钾的机制包括：①呋塞米、氯噻嗪利尿剂通过抑制髓袢升支粗段或远曲小管起始部对 Cl^- 和 Na^+ 的重吸收而产生利尿作用，由此导致远曲小管内 Na^+ 含量增多，K^+ - Na^+ 交换增多，而使排钾增多；②渗透性利尿剂如甘露醇及高血糖等，可因远曲小管中尿流量增多、流速增快而致尿钾排出增多。

2）肾小管性酸中毒：肾小管性酸中毒可由遗传性因素、肾实质疾病或药物导致的肾损害所引起，分 I 型和 II 型。I 型又称远曲小管性酸中毒，系集合小管质子泵（H^+ 泵）功能障碍使 H^+ 排泄和 K^+ 重吸收受阻，致酸潴留而钾丢失。II 型又称近曲小管性酸中毒，系近曲小管重吸收 K^+ 障碍所致。

3）盐皮质激素过多：见于原发和继发性醛固酮增多症。也有部分糖皮质激素过多病人出现低钾血症。其机制为盐皮质激素排钾作用导致钾丢失过多。

4）镁缺失：镁缺失和钾缺失常合并发生。单纯镁缺失对钾代谢的影响可能与 Na^+ - K^+ - ATP 酶的功能障碍有关，因 Mg^{2+} 是该酶的激活剂。缺镁时，肌细胞的 Na^+ - K^+ - ATP 酶功能低下，可在正常血钾浓度时出现细胞内缺钾，这可能也是同时发生镁、钾缺乏的病人单纯补钾不易纠正缺钾的机制。此外，髓袢升支重吸收钾也有赖于 $Na^+ - K^+ -$ ATP 酶的活性。缺镁时，此段小管的钾重吸收减少，尿钾排出增多。

（2）经消化道失钾：经胃肠道大量丢失消化液是临床上常见的缺钾原因，如腹泻、呕吐、胃肠减压、肠瘘等。因消化液富含钾，且丢失消化液引起容量缺失导致继发性醛固酮增多也促进肾排钾。

（3）经皮肤大量失钾：见于在炎热环境下进行和从事剧烈体力活动，引起过量排汗时。

（二）对机体的影响

1. 对心脏的影响

（1）对心肌生理特性的影响

1）兴奋性升高：$[K^+]$ e 明显降低时，心肌细胞膜对 K^+ 的通透性降低，K^+ 随化学浓度差移向胞外的力受膜的阻挡，达到电化学平衡所需的电位差相应减小，即静息膜电位的绝对值减小，与阈电位的差距减小，则兴奋性升高。

2）传导性下降：传导性与动作电位 0 相去极化的速度和幅度有关，而 0 相去极化速度又受静息膜电位大小的影响。低钾血症时，静息膜电位的绝对值降低，0 相去极化速度减慢，幅度减小，传导性下降。

3）自律性升高：低钾血症时，膜对钾的通透性下降，钾外流减小，形成舒张 4 期 Na^+ 相对的内流增大，自动除极化速度加快，自律性升高。

4）收缩性升高：急性低钾血症时，复极化 2 期膜对钾的通透性减小而对 Ca^{2+} 的通透性升高，使兴奋 – 收缩偶联增强，收缩性升高。严重缺钾时，由于缺钾所导致的细胞代谢障碍，收缩性可降低。

（2）心肌电生理特性改变的心电图表现：低钾血症的心电图改变与心肌细胞在低钾血症时的电生理特性变化密切相关，典型的表现为：①T 波低平：T 波反映心室肌的 3 相复极化，3 相复极化的主要离子电流是 K^+ 外流，低钾血症造成膜对 K^+ 的通透性下降，该过程延缓则 T 波降低、平坦。②U 波出现：U 波据认为与 Purkinje 纤维的 3 相复极化有关，一般情况下被心室肌的复极化波掩盖而不明显。低钾血症对 Purkinje 纤维的影响大于对心室肌的影响，使 Purkinje 纤维的复极化过程延长大于心室肌的复极化过程，则 Purkinje 纤维的复极化过程得以显现，出现 U 波增高。③ST 段下降：ST 段反映动作电位 2 相平台期，此期的跨膜基本电流为 Ca^{2+} 内流和 K^+ 外流，两者皆系慢通道，其内、外向电流基本平衡，因此膜电位维持稳定无升降，在心电图上则回到基线成 ST 段。低钾血症使膜对 K^+ 的通透性下降，出现 Ca^{2+} 内向电流的相对增大使 ST 段不能回到基线而呈下移状。④心率增快和异位心律：这是由于自律性升高所致。⑤QRS 波增宽：QRS 波反映心室的去极化过程，传导性降低使心室肌去极化过程减慢，QRS 波可轻度增宽。

（3）心肌功能损害的具体表现：低钾血症对心肌生理特性的影响表现出的较典型病理生理学损害为：心律失常和对洋地黄类强心药物毒性的敏感性增加。

1）心律失常：由于自律性增加，可出现窦性心动过速；异位起搏的插入而出现期前收缩、阵发性心动过速等。再加上兴奋性升高，3 相复极化延缓所致的超常期延长更易化了心律失常的发生。

2）对洋地黄类强心药物毒性的敏感性增高：洋地黄是治疗心衰的一类主要强心药，而心衰病人常因 K^+ 摄入不足或使用利尿剂等引起缺钾和低钾血症。低钾血症时，洋地黄与 $Na^+ - K^+ - ATP$ 酶的亲和力增高会明显增大洋地黄致心律失常的毒性作用，大大降低其治疗效果而增大其毒性作用。

2. 对神经肌肉兴奋性的影响   急性低钾血症时，细胞外 K^+ 快速降低而细胞内 K^+ 浓度变化不大，使细胞内外 K^+ 浓度差增大。静息状态下细胞内钾外流增多，静息电位负值加大，静息电位与阈电位之间的距离增大。肌细胞兴奋性的高低是由静息电位与阈电位之间的距离决定的。距离越大，引起细胞兴奋所需的刺激强度越大，即兴奋性降低（见图 3-5）。严重低血钾时甚至不能兴奋，即兴奋性消失。通常把这种因静息电位和阈电位之间的距离增大而导致肌细胞兴奋性降低的情况称为超极化阻滞（hyperpolarizedb - locking）。

（1）中枢抑制：轻度低钾常有精神萎靡、表情淡漠和倦怠。重症可出现反应迟钝、定向力减弱、嗜睡甚至昏迷。其机制为：①脑细胞静息电位负值增大使兴奋性下降；②低钾影响糖代谢，使 ATP 生成减少；③血清钾降低使脑细胞 $Na^+ - K^+ - ATP$ 酶活性降低。

（2）骨骼肌肌无力、麻痹和软瘫：临床上表现为肌肉松弛无力，以下肢肌肉最为明显，腱反射减弱或消失。严重时出现肌肉麻痹，呼吸肌麻痹是重要的死亡原因。

此外，钾对骨骼肌的供血有调节作用。严重低钾血症可使骨骼肌血管收缩，导致供血不足，引起肌肉痉挛、缺血性坏死和横纹肌溶解。

（3）胃肠道运动功能减退：表现为腹胀、肠鸣音减弱或消失，甚至麻痹性肠梗阻。

慢性低钾血症时，由于细胞内的钾逐渐移向细胞外，细胞内外 K^+ 浓度差与正常相似，静息电位变化不大，对肌细胞兴奋性无明显影响。

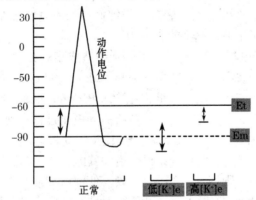

图 3-5   细胞外钾浓度正常和异常时骨骼肌静息电位（Em）和阈电位（Et）的关系

3. 对肾的影响   缺钾所造成的肾损害在形态学上比较典型地表现在髓质集合管，出现小管上皮的肿胀、增生、胞浆内颗粒形成等，长时间的严重缺钾可波及各段肾小管，甚至肾小球，出现间质性肾炎样表现。在功能上的主要损害表现为尿浓缩功能的障碍，出现多尿。集合管对 ADH 缺乏反应，其损害机制可能主要与缺钾时 ADH 介导的 cAMP 生成障碍有关。

4. 对酸碱平衡的影响

（1）细胞内钾与细胞外 H^+ 交换：血钾降低，细胞内的钾移到细胞外，而细胞外的 H^+

移向细胞内，造成细胞外 H^+ 降低，发生碱中毒。

（2）肾小管上皮细胞排 H^+ 增加：低钾血症时，肾小管上皮细胞内 K^+ 浓度降低，导致肾小管 $Na^+ - K^+$ 交换减弱，$Na^+ - H^+$ 交换增强，随尿排出 H^+ 增加。此时血液 pH 呈碱性，而尿液却呈酸性，称为反常性酸性尿。

（三）防治原则

1. 治疗原发病，去除失钾的原因

2. 补钾原则

（1）首选口服补钾。

（2）不能口服者可静脉补钾，但要注意：①见尿补钾，即每日尿量在 500ml 以上才能从静脉补钾；②控制剂量和速度，否则易引起高钾血症。

三、高钾血症

高钾血症（hyperkalemia）指血清钾浓度大于 5.5mmol/L。

（一）原因和发生机制

1. 肾排钾障碍　肾排钾障碍是引起高钾血症的主要原因。

（1）肾功能衰竭：这主要见于急、慢性肾功能衰竭的少尿期，肾小球滤过率显著下降，从而使钾排出受阻，血 K^+ 升高。

（2）醛固酮分泌不足或对醛固酮的反应低下：各种遗传性和获得性的醛固酮分泌不足或该段小管对醛固酮的反应低下皆可导致钾排出减少，血 K^+ 升高。常见的原因有：肾上腺皮质功能不全（Addison 病）、醛固酮的合成障碍（先天性酶缺乏）、某些药物或疾病所引起的继发性醛固酮不足（如吲哚美辛、糖尿病、间质性肾炎等）、肾远曲小管和集合管对醛固酮的反应低下（如假性低醛固酮血症、少数系统性红斑狼疮病人、肾移植后的早期等）。

（3）潴钾性利尿剂过多使用：螺内酯（安体舒通）和氨苯蝶啶等保钾性利尿剂，前者可竞争性对抗醛固酮的作用，后者能抑制肾远曲小管和集合管对钠的重吸收和钾的排泌，造成钾在体内潴留。

2. 细胞内钾转到细胞外

（1）酸中毒：细胞外液 pH 降低使 H^+ 从细胞外向细胞内转移，以缓解细胞外液酸中毒，同时细胞内 K^+ 移出细胞外。另外，还可因肾远曲小管泌 H^+ 增多，$Na^+ - H^+$ 交换增加，而 $Na^+ - K^+$ 交换减少，所以酸中毒常伴有高钾血症。

（2）组织严重损伤和溶血：如严重创伤、血型不合的输血使细胞破坏，细胞内钾释放到细胞外。若同时伴有肾功能不全，则更易发生高钾血症。

（3）严重缺氧：缺氧时，因 ATP 生成不足，使细胞膜 $Na^+ - K^+$ 泵功能降低，导致细胞内 Na^+ 增多而细胞外 K^+ 增多。

（4）高血糖合并胰岛素不足：见于糖尿病，胰岛素缺乏可抑制 $Na^+ - K^+ - ATP$ 酶活性，妨碍 K^+ 进入细胞内。另外，高血糖造成的高渗和常伴随的酮体增高性酸中毒都促进 K^+ 外移，这些都可使血 K^+ 升高。

（5）某些药物：如β受体阻滞剂、洋地黄类药物中毒等通过干扰 Na^+-K^+ 泵的功能妨碍细胞摄钾；肌肉松弛剂氯化琥珀胆碱则可增大骨骼肌膜的 K^+ 通透性，钾外漏增多。

（6）高钾性周期性麻痹：这也是一种少见的常染色体显性遗传病，肌麻痹发作时常伴血钾升高，产生原因可能与肌细胞膜功能异常有关。

3. 输入钾过多　静脉途径输钾过快、浓度过高或输入大量库存血可引起高钾血症。

（二）对机体的影响

1. 对心肌的影响

（1）对心肌生理特性的影响

1）心肌兴奋性先升高后降低：高钾血症时，细胞内外的 K^+ 浓度差变小，按 Nernst 方程，静息膜电位负值变小，与阈电位的差距缩小，兴奋性升高。但当静息膜电位达到 -55 至 $-60mV$ 时，快 Na^+ 通道失活，兴奋性反而下降，被称为"去极化阻滞"（depolarized-blocking）。

2）传导性降低：由于静息膜电位的绝对值减小，0 相去极化的速度和幅度降低，传导性下降。

3）自律性降低：细胞外液 K^+ 浓度升高使心肌细胞膜对 K^+ 的通透性增高，因此，4 相的 K^+ 外向电流增大，延缓了 4 相 Na^+ 的净内向电流的自动除极化效应，则自律性下降。

4）收缩性减弱：细胞外液 K^+ 浓度升高使心肌细胞膜对 K^+ 的通透性增高，干扰 2 相 Ca^{2+} 内流，Ca^{2+} 内流延缓，兴奋-收缩偶联受到影响，心肌收缩性减弱。

（2）心肌电生理特性改变的心电图表现

1）T 波高尖：高钾血症时，膜对 K^+ 的通透性升高，动作电位中对应于心电图 T 波的 3 相钾外向电流加速，使 T 波突出，成高尖状。这在高钾血症早期，血清钾超过 $5.5mmol/L$ 时即可出现。

2）P 波和 QRS 波振幅降低，间期增宽，S 波增深：这主要由于传导性明显下降所致。心房去极化的 P 波因传导延缓变得低平，严重时无法辨认。心室去极化的 QRS 波群电压低，变宽，出现宽而深的 S 波，严重高血钾时与后面的 T 波相连成正弦状波，此时，心室停搏或室颤即将出现。

3）多种类型的心律失常心电图：由于自律性降低，可出现窦性心动过缓，窦性停搏；由于传导性降低，出现各类型的传导阻滞以及因传导性、兴奋性异常等的共同影响出现室颤。

心室停搏或室颤是高钾血症对机体的主要影响和威胁。

2. 对骨骼肌的影响　如同心肌的兴奋性一样，急性高钾血症时骨骼肌的兴奋性随血钾逐步升高亦经历先升高后降低的过程，表现为肢体的刺痛，感觉异常及肌无力，甚至肌麻痹，但由于急性高钾血症时心脏的表现非常突出，常会掩盖骨骼肌的临床表现。慢性高钾血症时，由于细胞外增多的 K^+ 逐渐移入细胞内，细胞内外 K^+ 浓度差与正常相似，静息电位变化不大，多无神经肌肉症状。

3. 对酸碱平衡的影响

（1）细胞外钾与细胞内 H^+ 交换：血钾升高，细胞外的钾移到细胞内，而细胞内的 H^+

移向细胞外，造成细胞外 H^+ 升高，发生酸中毒。

（2）肾小管上皮细胞排 H^+ 减少：高钾血症时，肾小管上皮细胞内 K^+ 浓度增高，导致肾小管 $Na^+ - K^+$ 交换增强，$Na^+ - H^+$ 交换减弱，随尿排出 H^+ 减少。此时血液 pH 呈酸性，而尿液却呈碱性，称为反常性碱性尿。

（三）防治原则

1. 治疗原发病，去除引起高钾的原因。
2. 减少钾的摄入，禁食含高钾的食物。
3. 给予葡萄糖和胰岛素促进钾向细胞内转移。
4. 静脉给予钠盐和钙制剂，对抗钾对心肌的毒性作用。
5. 口服阳离子交换树脂、腹膜透析或血液透析加速钾的排泄。

第四节　镁代谢紊乱

镁是机体内具有重要生理功能的阳离子。人体镁主要来自食物，99% 从肾脏排出。血清镁正常浓度为 $0.75 \sim 1.25mmol/L$。

一、低镁血症

血清镁浓度低于 $0.75mmol/L$，称为低镁血症（hypomagnesemia）。

（一）原因和机制

1. 摄入不足或吸收障碍　一般膳食含镁较多，且肾脏具有保镁功能，所以正常进食不至于缺镁，但长期禁食、厌食、恶心、经静脉输注无镁的肠外营养液等，可引起镁摄入不足；广泛小肠切除、吸收不良综合征、脂肪痢（镁和脂肪酸形成镁皂）、胃肠道瘘、急性胰腺炎等，可导致镁吸收不良（malabsorption），但小量镁仍随尿排出，故可发生低镁血症。

2. 排出过多

（1）经胃肠道排出过多：严重呕吐、腹泻和持续胃肠引流。

（2）经肾脏排出过多：①利尿药：如速尿、利尿酸等抑制髓袢对镁的重吸收，甘露醇、尿素或葡萄糖所致渗透性利尿。②高钙血症：钙与镁在肾小管中重吸收呈竞争作用，故任何原因所致高钙血症（如甲状旁腺功能亢进、维生素 D 中毒时）均可使肾小管重吸收镁减少。PTH 有促进肾小管重吸收镁的作用，但这种作用可被高钙血症所抵消。③严重甲状旁腺功能减退：PTH 减少使肾小管镁重吸收减少。④原发性和继发性醛固酮增多症：醛固酮能抑制肾小管重吸收镁。⑤糖尿病酮症酸中毒：酸中毒可妨碍肾小管重吸收镁，高血糖可产生渗透性利尿作用。⑥酒精中毒：酒精能抑制肾小管对镁的重吸收；慢性者常伴营养不良和腹泻等。⑦洋地黄类强心苷、ACTH 和糖皮质激素：可促进肾排镁。⑧庆大霉素：造成肾小管损害时，使肾保镁功能发生可复性缺陷。⑨肾疾患：急性肾小管坏死多尿期、慢性肾盂肾炎、肾小管性酸中毒、肾积水和硬化等，可产生渗透性利尿，使肾小管功能受损。⑩甲状腺功能亢进：甲状腺素可抑制肾小管重吸收镁。

（3）透析失镁：患尿毒症等疾病时使用大量无镁透析液。

（4）汗液失镁：运动员在剧烈运动时。

3. 细胞外液镁转入细胞内　胰岛素治疗糖尿病酮症酸中毒时，因糖原合成需要镁，可使细胞外镁转入细胞内过多。

（二）对机体的影响

1. 对神经－肌肉和中枢神经系统的影响　低镁血症时，神经肌肉和中枢神经系统的应激性增高，表现为肌肉震颤、手足搐搦、Chvostek 征和 Trousseau 征阳性、反射亢进、共济失调、幻觉，有时听觉过敏，严重时出现癫痫发作、谵妄、精神错乱、定向力失常，甚至惊厥、昏迷等。正常时，运动神经末梢在动作电位去极化影响下，轴突膜上 Ca^{2+} 通道开放，促使囊泡向轴突膜移动并出泡，将 Ach 释放到神经与肌肉接头间隙。低镁血症导致应激性增高的机制：①使 Mg^{2+} 竞争性抑制 Ca^{2+} 进入轴突作用减弱，Ach 释放增多。②使 Mg^{2+} 抑制终板膜上 Ach 受体敏感性的作用减弱。③减弱了 Mg^{2+} 对神经和骨骼肌应激性的抑制作用。④导致能量代谢障碍。⑤使 Mg^{2+} 阻滞中枢兴奋性 N－甲基－D－天冬氨酸受体的作用减弱。Mg^{2+} 对平滑肌也有抑制作用，故低镁血症时平滑肌兴奋，可导致呕吐或腹泻；多种神经精神症状产生机制不清，可能与低镁使 Mg^{2+} 抑制中枢神经系统作用减弱有关。此外，也与 Mg^{2+} 对 $Na^+－K^+－ATP$ 酶活性及 cAMP 水平的影响有关。

2. 对心血管的影响

（1）心律失常：低镁血症时，常出现心动过速、房早、室早、室上速、室速，甚至发生室颤。其可能机制是：①镁缺失时 $Na^+－K^+$ 泵失灵，导致心肌细胞静息电位负值显著变小和相对除极化，心肌兴奋性升高；②低镁血症时，镁对钠离子阻断作用减弱而内流相对加速，因而心肌快反应自律细胞的自动去极化加速，自律性增高；③缺镁通过引起低钾血症，间接使心肌兴奋性和自律性增高，有效不应期缩短，超常期延长。

（2）高血压和动脉粥样硬化：低镁血症病人，半数血压升高，手足搐搦发作时尤明显。流行病学和实验研究证实，镁和血压高低呈负相关。

低镁血症导致血压升高的机制：①低镁血症时离子泵失灵，细胞内钠、钙增加，钾减少。内皮细胞通透性增大，血管平滑肌细胞增生和重构，血管中层增厚、僵硬；②出现胰岛素抵抗和氧化应激增强。增加血管活性的内皮素、儿茶酚胺产生增加，扩张血管的前列环素等产生减少。上述功能和结构的改变，导致外周阻力增大。

血清镁水平降低可加速动脉粥样硬化形成，其发生机制：低镁血症可导致内皮功能紊乱，使核因子－κB（NF－κB）、黏附分子（如 VCAM）、细胞因子（如 MCP－1）、生长因子、血管活性介质、凝集蛋白产生增加；同时内皮氧化电位增大，低密度脂蛋白氧化（Ox－LDL）修饰增强。单核细胞趋化、迁移至动脉壁，摄取 Ox－LDL，并释放血小板源性生长因子和白细胞介素－1 等促炎物质，导致动脉粥样硬化斑块的形成。

（3）冠心病：镁是许多酶系必需的辅助因子，严重缺镁可引起心肌细胞代谢障碍和冠状血管痉挛，从而导致心肌坏死，电镜下可见心肌细胞线粒体肿胀、空泡形成、肌原纤维紊乱和断裂，肌膜断裂，核仁消失和空泡变性。死于心肌梗死者心肌镁含量减低，而死于慢性心脏病者心肌镁含量却并不减少。因此，一般认为心肌含镁降低是心肌梗死患者易发猝死的一个因素。

3. 对代谢的影响

（1）低钙血症：中度至重度低镁血症，常伴低钙血症，其机制：镁缺乏使腺苷酸环化酶活性下降，导致甲状旁腺腺体细胞分泌 PTH 减少，同时靶器官对 PTH 的反应性也减弱，肠道吸收钙、肾小管重吸收钙和骨钙动员均发生障碍。

（2）低钾血症：镁缺乏时 $Na^+ - K^+ - ATP$ 酶活性减低，肾保钾功能减退，故常伴低钾血症。对于这样的病例，只补钾不补镁，低钾血症难以纠正。

（三）防治原则

防治原发病。轻者肌注补镁；合并各种类型心律失常的重者，需及时缓慢静脉注射或滴注硫酸镁。肾功能受损者，更要小心，防止因补镁过快而转变为高镁血症。

二、高镁血症

血清镁浓度高于 1. 25mmol/L 时为高镁血症（hypermagnesemia）。

（一）原因和机制

1. 摄入过多 静脉内补镁过快过多，尤其肾功能受损病人更易发生。

2. 肾排镁过少 正常时肾排镁能力很强，故口服或注射较多的镁盐可使肾功能正常者不至于引起高镁血症。肾排镁减少是高镁血症最重要的原因，见于：①肾功能衰竭伴有少尿或无尿；②严重脱水伴有少尿；③黏液性水肿（甲状腺素抑制肾小管重吸收镁）；④Addison病（醛固酮抑制肾小管重吸收镁）；⑤糖尿病酮症酸中毒昏迷患者治疗前（可因多尿、呕吐、饮水减少而发生严重脱水和少尿；胰岛素治疗前细胞内分解代谢占优势，细胞内镁向细胞外释出）。

3. 细胞内镁外移过多 镁是细胞内含量占第二位的阳离子，各种原因导致细胞严重损伤或分解代谢亢进，在发生高钾血症的同时，出现高镁血症。

（二）对机体的影响

血清镁浓度不超过 2mmol/L 时，临床上很难觉察高镁血症对机体的影响。

1. 对神经肌肉和中枢神经系统的影响 镁能抑制神经肌肉接头处的兴奋传递和中枢神经系统的突触传递。高镁血症病人，可出现肌无力，甚至弛缓性麻痹，膝腱反射减弱或消失，嗜睡或昏迷，有类似箭毒素所造成的现象，严重者可因呼吸肌麻痹而死亡。

2. 对心血管的影响 高镁能抑制房室和心室内传导，并降低心肌兴奋性，故可引起传导阻滞和心动过缓，心电图 $P - R$ 间期延长和 QRS 综合波增宽，T 波增高。

3. 对平滑肌的影响 镁对平滑肌亦有抑制作用。高镁血症时血管平滑肌的抑制可使小动脉、微动脉等扩张，从而导致外周阻力降低和动脉血压下降。对内脏平滑肌的抑制可引起恶心、呕吐、嗳气、便秘、尿潴留等症状。

（三）防治原则

防治原发病，改善肾功能，静注葡萄糖酸钙拮抗高 Mg^{2+}，透析疗法清除镁，抢救呼吸肌麻痹，治疗高钾血症等。

第四章
酸碱平衡和酸碱平衡紊乱

体液酸碱度的相对恒定，是维持机体内环境稳定的重要组成部分。正常情况下，有相当数量的酸性或碱性物质随食物进入体内，同时在生命活动中机体通过代谢不断产生大量酸性物质和一些碱性物质，使体液的酸碱度经常发生变化，然而经过机体一系列酸碱平衡调节机制，仍能稳定在正常范围内。正常人体适宜的酸碱度用动脉血 pH 表示是 7.35 ~ 7.45，平均值为 7.40，并在很狭窄的弱碱性环境内变动，机体的这一变动过程称为酸碱平衡（acid - base balance）。

在许多疾病或其病理过程中，酸碱超负荷、严重不足或机体调节机制障碍均可导致体液酸碱度稳定性破坏，使 pH 值偏离正常范围，引起酸碱平衡紊乱（acid - base disturbance）。

在临床实际工作中，一旦发生酸碱平衡紊乱，常使病情更加严重和复杂，对病人的生命造成严重的威胁。因此，学习和掌握酸碱平衡紊乱的基本理论知识对临床应用有重要的价值。

第一节 酸碱物质的来源及调节

一、酸碱物质的来源

在化学反应中能释放 H^+ 的物质称为酸，例如 H_2CO_3 和 CH_3COOH（乳酸）等；反之，能接受 H^+ 的物质称为碱，例如 OH^-、SO_4^{2-}、HCO_3^- 等。人体中的酸性或碱性物质，由食物中摄取的很少，主要是机体的物质在代谢过程中产生的。正常人体通过膳食，酸性物质的产生量超过碱性物质的量。

（一）酸的来源

1. 挥发酸（volatile acid）   糖、蛋白质和脂肪等在分解代谢过程中可产生大量的二氧化碳（CO_2），与水结合生成碳酸（H_2CO_3）。H_2CO_3 是体内产生最多的酸性物质，通过呼吸由肺排出，称挥发酸。成人安静状态下每天可产生 300 ~ 400L 的 CO_2，如全部生成 H_2CO_3 则每天约产生 15mol 的 H^+。

2. 固定酸（fixed acid）   是指不能变成气体由肺呼出，只能通过肾脏由尿排出的酸性物质，又称非挥发酸（unvolatile acid）。如蛋白质分解代谢产生的硫酸、磷酸和尿酸；糖酵解生成的丙酮酸和乳酸；脂肪代谢产生的 β - 羟丁酸和乙酰乙酸等。正常成人每天由固定酸产生的 H^+ 约有 50 ~ 100mmol。

（二）碱的来源

食物中的碱性物质主要来源于蔬菜和水果。这些植物性食物含有丰富的有机酸盐如柠檬酸盐、苹果酸盐等，在体内代谢过程中生成碳酸氢钠。物质代谢过程中也产生少量碱性物质，如氨基酸脱氨基后生成 NH_3，在肝经鸟氨酸循环转变为尿素，故在血中甚微。

二、机体对酸碱平衡的调节

正常机体不断生成和摄入酸性和碱性物质，但血液的 pH 值是相对恒定的，是因为体内存在调节机制。

（一）血液的缓冲作用

血液中的缓冲系统主要有碳酸氢盐、磷酸盐、血浆蛋白、血红蛋白和氧合血红蛋白缓冲系统五种。其中以血浆的 HCO_3^-/H_2CO_3 缓冲系统最重要。其特点：①可缓冲所有的固定酸，不能缓冲挥发酸；②缓冲力强，是细胞外液含量最多的缓冲系统，占全血缓冲作用的 53%；③为开放性缓冲系统，通过肺和肾脏对血液中 CO_2 及 HCO_3^- 进行调节。

（二）肺的调节作用

肺通过改变 CO_2 排出量调节血浆 H_2CO_3 浓度，维持血浆 pH 相对恒定。

1. 呼吸运动的中枢调节　中枢化学感受器对动脉血二氧化碳分压（$PaCO_2$）的变化非常敏感，当 $PaCO_2$ 轻度增加时，肺通气量可增加数倍；但当 $PaCO_2$ 超过 10.7kPa（80mmHg）时，呼吸中枢反而抑制，导致二氧化碳麻醉。

2. 呼吸运动的外周调节　主动脉体和颈动脉体的外周化学感受器可感受动脉血氧分压（PaO_2）、血 pH 值和 $PaCO_2$ 的刺激。当 PaO_2 降低、pH 值降低或 $PaCO_2$ 升高时，通过外周化学感受器反射性兴奋呼吸中枢，呼吸加深、加快，CO_2 排出量增加。血液中 H^+ 不易通过血脑屏障，对中枢化学感受器的直接作用减弱，主要刺激外周化学感受器进行反射性调节。反之，$PaCO_2$ 降低或 pH 升高时，呼吸变浅、变慢，CO_2 排出减少。正常情况下，中枢化学感受器的调节作用强于外周化学感受器的调节作用。

（三）肾脏的调节作用

肾脏主要是通过排酸（固定酸）保碱来调节 HCO_3^- 含量以维持血中正常 pH 值的，每天经肾排出代谢性酸 50～100mmol 并重吸收肾小球滤出的 HCO_3^-。

1. 肾小球滤液中 $NaHCO_3$ 的重吸收　血浆中的 $NaHCO_3$ 可自由通过肾小球，其中约有 90% 在近曲小管被重吸收，其余部分在远曲小管和集合管被重吸收。正常情况下，随尿排出的仅为滤出的 0.1%。

（1）近曲小管对 $NaHCO_3$ 的重吸收：近曲小管通过 $H^+ - Na^+$ 交换对 $NaHCO_3$ 重吸收（见图 4-1）。近曲小管上皮细胞内 CO_2 和 H_2O 在碳酸酐酶的催化下生成 H_2CO_3，H_2CO_3 解离成 H^+ 和 HCO_3^-。从肾小球滤过的 Na^+ 经肾小管细胞管腔膜 $Na^+ - H^+$ 载体蛋白进入细胞内，再经基膜 $Na^+ - K^+ - ATP$ 酶转运入血，而细胞内 H^+ 经同一载体进入管腔。肾小管腔的 H^+ 与滤过的 HCO_3^- 结合成 H_2CO_3，并分解为 H_2O 和 CO_2，H_2O 随尿排出，CO_2 又弥散回肾小管上皮细胞。重吸收的 Na^+ 与肾小管上皮细胞内的 HCO_3^- 结合成 $NaHCO_3$ 回流入血。

（2）远曲小管和集合管对 $NaHCO_3$ 的重吸收：在远曲小管和集合管上皮细胞内，CO_2 和

H_2O 结合生成 H_2CO_3，并解离成 H^+ 和 HCO_3^-。但与近曲小管不同，该部分细胞通过管腔膜 H^+-ATP 酶分解 ATP 提供能量，将 H^+ 分泌入管腔，同时重吸收等量 HCO_3^-（见图4-1）。由于泌 H^+ 的方式不同，近曲小管与远曲小管对尿液酸化的能力有很大的差异。近曲小管内尿液的 H^+ 仅浓缩 3~4 倍，而远曲小管，特别是集合管，尿液的 H^+ 可浓缩 900 倍。

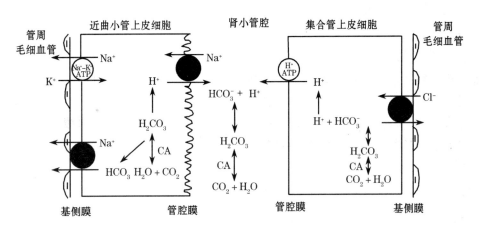

○：表示主动转运；●表示继发性主动转运；CA：碳酸酐酶

图4-1 近曲小管和集合管泌 H^+、重吸收 HCO_3^- 过程示意图

（见：金惠铭，王建枝主编. 病理生理学. 第6版. 北京：人民卫生出版社，2004：51~75）

（3）磷酸盐的酸化：当原尿流经远曲小管时（见图4-2），上皮细胞不断向管腔内泌 H^+，尿液 pH 值降低。H^+ 与滤液中的 Na^+ 交换，将碱性 Na_2HPO_4 转变成酸性 NaH_2PO_4，随尿液排出，重吸收的 Na^+ 与远曲小管上皮细胞内的 HCO_3^- 生成 $NaHCO_3$ 回流入血。磷酸盐的酸化是肾小管排 H^+ 的重要方式，但其作用有限。当尿液 pH 值低于 5.0 时，尿中所有磷酸盐几乎都已转变为 $H_2PO_4^-$，进一步增加 H^+ 的排泄已不可能。

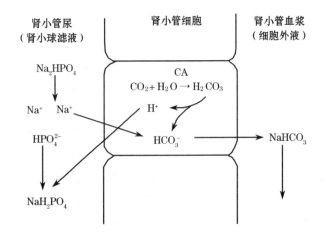

图4-2 磷酸盐的酸化

（4）NH_4^+ 的排泄：在肾小管上皮细胞内，谷氨酰胺在谷氨酰胺酶催化下产氨（NH_3），NH_3 为脂溶性的，可弥散入肾小管腔。远曲小管上皮细胞不断分泌 H^+，与 NH_3 结合生成 NH_4^+，NH_4^+ 为水溶性的，不易通过细胞膜返回细胞内，而以 NH_4Cl 形式随尿液排出。但上皮细胞内新生成的 HCO_3^- 回流入血（见图 4 – 3）。血液 pH 值越低，谷氨酰胺酶的活性越高，氨的分泌越快，生成的 $NaHCO_3$ 也愈多，泌氨是肾小管排酸保碱的重要方式。

总之，$H^+ - Na^+$ 交换是肾调节酸碱平衡的基本环节。肾小管上皮细胞分泌的 H^+ 与肾小球滤过的 Na^+ 交换，导致 $NaHCO_3$ 重吸收入血，防止细胞外液 $NaHCO_3$ 的丢失。

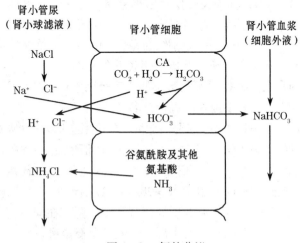

图 4 – 3　氨的分泌

（四）组织细胞的调节作用

体内大量的组织细胞，通过离子交换对酸碱平衡进行调节。当细胞外液 $[H^+]$ 增加时，H^+ 弥散入细胞内，而细胞内的 K^+ 和 Na^+ 则移致细胞外，维持电中性；相反，当细胞外液 $[H^+]$ 降低时，细胞内的 H^+ 移出而 K^+ 和 Na^+ 进入细胞。在慢性代谢性酸中毒时，骨骼组织的钙盐分解增多，有利于对 H^+ 的缓冲，如：$Ca_3(PO_4)_2 + 4H^+ \rightarrow 3Ca^{2+} + 2H_2PO_4$，在此反应中，每 1mol 磷酸钙可缓冲 4mol 的 H^+。

在上述四方面的调节因素中，作用时间和程度各有其特点（见表 4 – 1）。

表 4 – 1	血液、肺、肾、组织细胞的调节作用比较	
调节因素	作用时间	作用特点
血液缓冲	反应迅速	不持久，对碱缓冲能力弱
肺的调节	效能大，30min 达最高峰	仅对 CO_2 有调节作用
细胞缓冲	能力强，3～4h 发挥作用	常导致血钾的异常
肾脏调节	作用缓慢，数小时起作用，3～5 天内发挥最大效能	持续时间长，调节固定酸，维持 $NaHCO_3$ 浓度

三、HCO_3^-/H_2CO_3 比值及意义

1. 计算 pH 值　按照酸碱平衡公式（Henderson Hasselbach 方程式），正常人动脉血 pH 值为：

$pH = 6.1 + lg [HCO_3^-] / [H_2CO_3] = 6.1 + lg24/0.03 \times 40 = 6.1 + log/20/1 = 7.4$

血浆中的 $[HCO_3^-] / [H_2CO_3]$ 比值决定着 pH 值的高低,一方面在于它有强大的缓冲作用,另一方面可通过肺排出 CO_2 和通过肾脏重吸收 HCO_3^- 来分别调节分子和分母的变化,以维持20∶1的比值,发挥其缓冲作用。因此 HCO_3^- 可视为由肾调节的代谢因素,H_2CO_3 视为由肺通过排出 CO_2 进行调节的呼吸因素。

2. 观察代偿情况　当任何一方改变,而另一方也相应出现增或减时,使两者仍能维持在 20∶1 的范围,则 pH 值可保持在 7.4,称为代偿性酸碱紊乱。而一方变化,另一方代偿后不能维持 pH 值在正常范围,称为失代偿性酸碱紊乱,故 pH 值出现变化,明显增高或降低时提示机体出现碱中毒或酸中毒。应当指出,血浆 pH 值的变动,只是酸碱平衡紊乱的结果。根据 pH 值不能区别酸、碱中毒是代谢性还是呼吸性的,是单纯性或混合性的,临床上需要结合 $PaCO_2$ 和 HCO_3^- 及病因分析,才能做出正确的诊断。

3. 酸碱平衡紊乱的命名　根据原发病影响的是呼吸因素还是代谢因素或 pH 值的变化由哪一因素引起,可对单纯型酸碱平衡紊乱进行命名:

$H_2CO_3 \rightarrow$ 原发性增加→$HCO_3^-/H_2CO_3 < 20/1$→pH 值降低 →呼吸性酸中毒
原发性减少→$HCO_3^-/H_2CO_3 > 20/1$→pH 值增加 →呼吸性碱中毒

$HCO_3^- \rightarrow$ 原发性减少→$HCO_3^-/H_2CO_3 < 20/1$→pH 值降低 →代谢性酸中毒
原发性增加→$HCO_3^-/H_2CO_3 > 20/1$→pH 值增加 →代谢性碱中毒

在临床工作中,病人不但可以有单纯型的酸碱平衡紊乱,在同一病人体内如有两种或两种以上的酸碱平衡紊乱同时存在,则可发生混合性酸碱平衡紊乱。

第二节　反映血液酸碱平衡的常用指标及其意义

一、pH 值和 $[H^+]$

溶液的酸碱度取决于所含的 $[H^+]$。由于血液 $[H^+]$ 很低,故采用 pH 值表示。pH 值是指溶液中氢离子浓度的负对数。正常人动脉血 pH7.35 ~ 7.45,平均为 7.4。pH 值降低为失代偿性酸中毒;pH 值升高为失代偿性碱中毒。但 pH 值的变化不能区分引起酸碱平衡紊乱的原因是呼吸性的还是代谢性的。pH 值在正常范围可表示:①酸碱平衡正常;②代偿性酸碱平衡紊乱;③酸碱中毒相互抵消的混合性酸碱平衡紊乱。动脉血 pH 值与 $[H^+]$ 关系见表 4 - 2。

表 4 - 2　　　　　　　　　　　　　pH 值与 $[H^+]$ 关系对照表

pH 值	7.80	7.70	7.60	7.50	7.40	7.30	7.20	7.10	7.00	6.90	6.80
$[H^+]$ nmol/L	16	20	26	32	40	50	63	80	100	125	160

二、动脉血二氧化碳分压（$PaCO_2$）

$PaCO_2$ 是指物理状态下溶解于动脉血浆中的 CO_2 分子所产生的张力,正常范围是 4.39 ~

6. 25kPa（33～47mmHg），平均为 5.32kPa（40mmHg）。$PaCO_2$ 的高低受呼吸功能的影响，$PaCO_2$ 原发性增多，表示有 CO_2 潴留，见于呼吸性酸中毒；$PaCO_2$ 原发性降低，表示肺通气过度，见于呼吸性碱中毒。在代谢性酸中毒或碱中毒时，由于呼吸的代偿，$PaCO_2$ 可发生继发性降低或升高。

三、二氧化碳结合力

二氧化碳结合力（CO_2 combining power，CO_2CP）是指血浆中呈化学结合状态的 CO_2 的量，即血浆 HCO_3^- 中的 CO_2 含量。正常范围为 23～31mmol/L。因为 1mmol/L 的 CO_2 相当于 2.2Vol%，故 1Vol% 做单位时，须以 2.2 乘每升血浆中 CO_2 的摩尔数，正常值为 50Vol%～70Vol%。CO_2CP 反映血浆中 HCO_3^- 的含量，CO_2CP 原发性增高为代谢性碱中毒；CO_2CP 原发性降低为代谢性酸中毒。近年随着血气分析仪的普及，CO_2CP 已逐渐被取代。

四、标准碳酸氢盐和实际碳酸氢盐

标准碳酸氢盐（standard bicarbonate，SB）是指全血在标准条件下［即温度在 37℃～38℃，Hb 完全氧合，与 PCO_2 为 5.32kPa（40mmHg）的气体平衡后］测得的血浆 HCO_3^- 含量，已排除呼吸因素影响。由于标准化后的 HCO_3^- 不受呼吸因素的影响，因此 SB 是反映代谢因素的指标。

实际碳酸氢盐（actual bicarbonate，AB）是指隔绝空气的血液标本，在实际血氧饱和度和 PCO_2 条件下测得的血浆［HCO_3^-］，受代谢和呼吸因素两方面的影响。正常人 SB = AB，为 22～27mmol/L，平均 24mmol/L。代谢性酸中毒时，两者都降低；代谢性碱中毒时，两者都升高。在呼吸性酸碱平衡紊乱时，两者可不相等。AB＞SB 提示有 CO_2 潴留，为呼吸性酸中毒；AB＜SB 提示有 CO_2 排出过多，为呼吸性碱中毒。

五、缓冲碱

缓冲碱（buffer base，BB）是指血液中一切具有缓冲作用的阴离子的总量。全血缓冲碱包括 HCO_3^-、Hb^-、Pr^- 等，正常范围 45～55mmol/L，平均为 50mmol/L，反映代谢因素的指标。BB 原发性降低见于代谢性酸中毒；原发性升高见于代谢性碱中毒。在呼吸性酸碱平衡紊乱时 BB 可以出现代偿性升高或降低。

六、碱剩余

碱剩余（base excess，BE）是指在标准条件下（38℃，Hb 完全氧合，PCO_2 5.32kPa）将 1 升全血或血浆滴定到 pH7.4 所需要的酸或碱的毫摩尔数。正常值为 0±3mmol/L。其反映代谢因素的指标。代谢性酸中毒时，BE 用负值表示；代谢性碱中毒时，BE 用正值表示。当慢性呼吸性酸中毒或碱中毒时，由于肾的代偿性调节，BE 可继发性升高或降低。

七、阴离子间隙

血浆中阳离子与阴离子总量相等，均为 151mmol/L，从而维持电荷平衡。Na^+ 占血浆阳离子总量的 90%，称为可测定阳离子。HCO_3^- 和 Cl^- 占血浆阴离子总量的 85%，称为可测定阴离子。血浆未测定阳离子 (undetermined cation，UC) 包括 K^+、Ca^{2+} 和 Mg^{2+} 等。血浆未测定阴离子 (undetermined anion，UA) 包括 Pr^-、HPO_4^{2-}、SO_4^{2-} 和有机酸阴离子等。阴离子间隙 (anion gap，AG) 是指血浆中未测定阴离子量与未测定阳离子量的差值（见图 4-4）。血浆阴阳离子平衡可表示为：

$$Na^+ + UC = HCO_3^- + Cl^- + UA$$

移项　$$Na^+ - (HCO_3^- + Cl^-) = UA - UC$$

$$AG = UA - UC = Na^+ - (HCO_3^- + Cl^-)$$

$$= 140 - (24 + 104)$$

$$= 12 \ (mmol/L)$$

AG 正常范围为 10~14mmol/L，是反映血浆中固定酸含量的指标，当 HPO_4^{2-}、SO_4^{2-}、乳酸、酮体增加和水杨酸中毒时，AG 增大。目前认为，AG > 16mmol/L，可确定有代谢性酸中毒。因而，根据 AG 变化可区分代谢性酸中毒的类型和诊断混合型酸碱平衡紊乱。

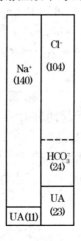

图 4-4　血浆阴离子间隙图解（单位 mmol/L）

（见：金惠铭，王建枝主编．病理生理学．第 6 版．北京：人民卫生出版社，2004：51~75）

第三节　单纯性酸碱平衡紊乱

单纯性酸碱平衡紊乱有四种类型：代谢性酸中毒、呼吸性酸中毒、代谢性碱中毒、呼吸性碱中毒。

一、代谢性酸中毒

（一）概念

代谢性酸中毒（metabolic acidosis）是由于细胞外液 H^+ 增加或 HCO_3^- 丢失而引起的以血浆 $[HCO_3^-]$ 原发性减少而导致 pH 值下降为特征的酸碱平衡紊乱。临床最常见。

（二）原因

酸性物质增多，碱性物质减少是其发生的主要原因。

1. 固定酸摄入过多　①过量服用阿司匹林等水杨酸类药物，使血浆中水杨酸根潴留；②含酸性成分的药物摄入过多：长期或过量服用氯化铵、盐酸精氨酸，药物在体内代谢过程中解离出 HCl。

2. 固定酸产生过多　①乳酸酸中毒：各种原因引起的缺氧，如休克、心力衰竭、缺氧、严重贫血等，供氧不足使葡萄糖无氧酵解增强而有氧氧化发生障碍，乳酸大量增加；②酮症酸中毒：多发生于糖尿病、严重饥饿及酒精中毒时。因葡萄糖利用减少或糖原储备不足，使脂肪分解加速，产生大量酮体（β – 羟丁酸和乙酰乙酸等），超过外周组织的氧化能力及肾排出能力时，发生酮症酸中毒。

3. 肾排泄固定酸减少　急慢性肾功能衰竭晚期，肾小管泌 H^+ 功能障碍，肾小球滤过率降低到正常值的 20% ~25% 以下，机体在代谢过程中生成的磷酸、硫酸等不能充分由尿中排出在体内潴留。

4. 碱性物质（HCO_3^-）减少　例如消化道丢失 HCO_3^-，胰液、肠液和胆汁中碳酸氢盐的含量均高于血浆，严重腹泻，小肠及胆道瘘管，肠吸引术等均可引起 $NaHCO_3$ 大量丢失，血浆中 HCO_3^- 减少。

5. 高血钾　当各种原因导致高血钾时，细胞外液的 K^+ 增多与细胞内的 H^+ 交换，引起细胞外 H^+ 增加，导致代谢性酸中毒。

6. 血液稀释　使血浆中 $[HCO_3^-]$ 降低，见于快速输入无 HCO_3^- 的液体，如葡萄糖或生理盐水，造成稀释性代谢性酸中毒。

（三）分类

根据 AG 的变化可将代谢性酸中毒分为 AG 增大型（正常血氯型）代谢性酸中毒与 AG 正常型（高血氯型）代谢性酸中毒。

1. AG 增大型代谢性酸中毒　特点为血浆 $[HCO_3^-]$ 降低，固定酸增加，AG 增大，而血氯含量正常。临床常见于：①乳酸酸中毒；②酮症酸中毒；③严重肾功能衰竭时，磷酸、硫酸排泄障碍在体内发生潴留；④水杨酸类药物中毒等。固定酸的 H^+ 被 HCO_3^- 缓冲，其酸根（乳酸根、β – 羟丁酸根、乙酰乙酸根、$H_2PO_4^-$、SO_4^{2-} 和水杨酸根）增高，这部分酸根属 UA，使 AG 值增大，而 Cl^- 正常（见图 4 – 5）。

2. AG 正常型代谢性酸中毒　特点为血浆 $[HCO_3^-]$ 降低，AG 正常，血氯含量增加。临床常见于：①消化道丢失 HCO_3^-；②轻、中度肾功能衰竭，泌 H^+ 减少；③肾小管性酸中毒，HCO_3^- 重吸收减少或泌 H^+ 功能降低；④使用碳酸酐酶抑制剂；⑤含氯的成酸药物摄入过多（见图 4-5）。

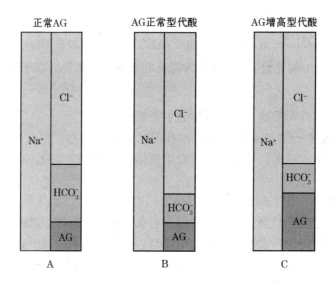

正常AG　　　　AG正常型代酸　　　　AG增高型代酸

A. 正常 AG　　B. AG 正常型（高血氯型）代谢性酸中毒

C. AG 增高型（正常血氯型）代谢性酸中毒

图 4-5　正常和代谢性酸中毒时阴离子间隙

（四）机体的代偿调节

1. 血液的缓冲作用　代谢性酸中毒时，细胞外液增多的 H^+ 可迅速被血液缓冲系统所缓冲，如 $H^+ + HCO_3^- \rightarrow H_2O + CO_2$，$H^+ + HPO_4^{2-} \rightarrow H_2PO_4^-$，血浆中 HCO_3^- 及其他缓冲碱减少。

2. 肺的调节　血液中 $[H^+]$ 增加或 pH 值降低，刺激外周化学感受器（颈动脉体和主动脉体）反射性地兴奋呼吸中枢，增加呼吸的深度和频率。呼吸加深、加快是代谢性酸中毒的主要临床表现。肺的代偿反应迅速，在数分钟内可使肺通气量明显增加，CO_2 排出增多，$PaCO_2$ 代偿性降低，其意义在于，当代谢性酸中毒使 HCO_3^- 原发性减少后，H_2CO_3 继发性降低，两者浓度比接近 20/1，血液 pH 值变化不明显。

3. 肾脏的调节　代谢性酸中毒时，肾泌 H^+、NH_3 增加，重吸收 HCO_3^- 增加。其机制是肾小管上皮细胞中碳酸酐酶活性增高，CO_2 和 H_2O 生成 H_2CO_3 增加，肾小管泌 H^+ 增加，重吸收 HCO_3^- 增加。磷酸盐的酸化加强，增加 H^+ 排出，但由于磷酸盐含量有限，代偿作用不强，肾小管上皮细胞中谷氨酰胺酶活性增强，泌 NH_3 增多，NH_3 与 H^+ 结合成 NH_4^+，铵盐随尿排出增加。原尿 pH 值愈低，铵盐排出愈多，生成 HCO_3^- 也愈多。从尿中排出的 H^+ 增多，尿液呈酸性。肾的代偿作用较慢，一般要在 3～5 天才能达高峰。肾功能障碍引起代谢性酸中毒时，肾的纠酸作用几乎不能发挥。

4. 组织细胞的调节作用　多在酸中毒 2～4h 后发生，通过细胞内外离子交换降低血液

[H^+]，即细胞外液中增多的 H^+ 向细胞内转移，与细胞内缓冲碱（Pr^-、Hb^-、HPO_4^{2-} 等）结合，约有 60% 的 H^+ 在细胞内被缓冲，而细胞内 K^+ 向细胞外转移，维持细胞内外电子平衡，故酸中毒易引起高钾血症。

5. 骨骼的缓冲作用　慢性肾衰患者或严重慢性代谢性酸中毒时，骨骼中的磷酸钙、碳酸钙释放入血，对 H^+ 进行缓冲，临床上可引起骨质脱钙等病理变化。

（五）血气特点

通过上述各种代偿调节，若能使 HCO_3^-/H_2CO_3 的浓度比接近 20/1，血液 pH 值在正常范围内，称为代偿性代谢性酸中毒；如代偿调节后，血浆 HCO_3^-/H_2CO_3 的浓度比仍降低，pH 值下降，称为失代偿性代谢性酸中毒。血气指标的原发性变化是：HCO_3^- 原发性降低，所以 SB、AB、CO_2CP、BB 值均降低，BE 为负值；继发性变化是：$PaCO_2$ 降低，AB < SB，血［K^+］升高。

代谢性酸中毒时 $PaCO_2$ 与血浆［HCO_3^-］变化关系：［HCO_3^-］降低 1mmol/L，$PaCO_2$ 降低 0.16kpa（1.2mmHg）。

（六）对机体的影响

代谢性酸中毒时主要表现为心血管系统、中枢神经系统的功能障碍、呼吸的代偿性增强。

1. 心血管系统　严重代谢性酸中毒常发生心率失常、心肌收缩力降低、血管对儿茶酚胺的反应性降低及诱发 DIC。机制：

（1）心律失常：酸中毒时伴有高血钾，引起心律失常，严重时发生心脏传导阻滞、心室纤颤和心跳停止。

（2）心肌收缩力降低：轻度酸中毒可刺激肾上腺髓质释放肾上腺素，有正性肌力作用。严重酸中毒可阻断肾上腺素对心血管的效应，使心肌收缩力减弱，其机制是：①H^+ 影响 Ca^{2+} 内流；②H^+ 能抑制心肌细胞肌浆网 Ca^{2+} 释放；③H^+ 竞争性抑制 Ca^{2+} 与肌钙蛋白结合，影响兴奋 - 收缩偶联。

（3）血管对儿茶酚胺的敏感性降低：［H^+］增高可使毛细血管前括约肌及微动脉平滑肌对儿茶酚胺的反应性降低，使外周阻力血管扩张，血压下降。此外，酸中毒使毛细血管网大量开放，回心血量减少，引起低血压甚至休克。

（4）诱发 DIC：严重代谢性酸中毒可造成血管内皮细胞和组织细胞的损伤，激活内源性和外源性凝血系统，加之休克所致的血流减慢和血液浓缩，故易发生 DIC。

2. 中枢神经系统　中枢神经系统功能障碍的主要表现是抑制作用，如反应迟钝、嗜睡等，严重时可出现昏迷。机制：①H^+ 增多抑制生物氧化酶类的活性，氧化磷酸化过程减弱，ATP 生成减少，脑组织能量供应不足；②酸中毒使脑内谷氨酸脱羧酶活性增高，抑制性神经递质 γ - 氨基丁酸生成增多。

3. 骨骼的变化　慢性或严重代谢性酸中毒时，如慢性肾功能衰竭或肾小管性酸中毒时，H^+ 可进入骨骼细胞被缓冲，沉积于骨骼的碳酸钙或磷酸钙不断被释放入血，影响骨骼的生长发育，临床可发生骨质软化，纤维性骨炎或佝偻病。

（七）防治原则

1. 治疗原发病　去除引起代谢性酸中毒的病因是治疗的基本原则和主要措施，如纠正水和电解质紊乱，恢复有效循环血量和改善肾功能。

2. 碱性药物的应用　如 pH 值低于 7.30，可选用下列碱性药物：①碳酸氢钠：直接补充血浆中含量最多的缓冲碱，作用迅速，疗效确切，临床常用；②乳酸钠：作用缓慢，经肝脏代谢生成乳酸和 $NaHCO_3$，肝脏疾患和乳酸中毒患者慎用；③三羟甲基氨基甲烷（THAM）：可缓冲挥发酸和固定酸，治疗呼吸性和代谢性酸中毒，缺点是对呼吸中枢有抑制作用，输入时要缓慢。

二、呼吸性酸中毒

（一）概念

呼吸性酸中毒（respiratory acidosis）是由于 CO_2 排出障碍或 CO_2 吸入过多引起的以血浆 $[H_2CO_3]$ 原发性增高而导致 pH 值降低为特征的酸碱平衡紊乱。

（二）原因

CO_2 排出减少是导致呼吸性酸中毒的主要原因。

1. CO_2 排出减少　各种原因导致肺泡通气量减少，均可使 CO_2 排出受阻。常见原因：

（1）呼吸中枢抑制：颅脑损伤、脑炎、麻醉药或镇静药过量等。

（2）呼吸肌麻痹：急性脊髓灰质炎、重症肌无力、重度低钾血症等。

（3）呼吸道阻塞：喉头痉挛或水肿、异物阻塞气管等。慢性阻塞性肺部疾患、支气管哮喘等则是慢性呼吸性酸中毒的常见原因。

（4）胸部疾病：胸部创伤、大量的胸腔积液和胸廓畸形等。

（5）肺部疾患：肺炎、肺气肿、肺水肿、支气管哮喘和急性呼吸窘迫综合征（ARDS）等。

（6）呼吸机使用不当：呼吸机通气量设置过小，使 CO_2 排出减少。

2. CO_2 吸入过多　较少见。在通气不良的矿井、坑道内，因空气中 CO_2 增多，使机体吸入过多 CO_2。

（三）分类

呼吸性酸中毒按病程可分为两类：

1. 急性呼吸性酸中毒　见于急性气道阻塞、中枢或呼吸肌麻痹引起的呼吸骤停、ARDS等。

2. 慢性呼吸性酸中毒　指持续 24h 以上的 CO_2 潴留者。见于气道或肺部慢性炎症引起的慢性阻塞性肺部疾患，肺广泛性纤维化，肺不张等。

（四）机体的代偿调节

当体内 H_2CO_3 增多时，由于血浆碳酸氢盐缓冲系统不能缓冲挥发酸，血浆其他缓冲碱量较少，缓冲 H_2CO_3 的能力较弱。而呼吸性酸中毒发生的最主要环节是肺通气功能障碍，故呼吸系统难以发挥代偿作用。呼吸性酸中毒时，机体的主要代偿调节方式是：

1. 组织细胞的调节 是急性呼吸性酸中毒的主要代偿方式。当血浆 CO_2 不断升高时，在红细胞内和血浆中进行代偿：①CO_2 弥散入红细胞：在碳酸酐酶作用下 CO_2 和 H_2O 生成 H_2CO_3，再解离成 H^+ 和 HCO_3^-，H^+ 被 Hb^- 所缓冲，HCO_3^- 与血浆中 Cl^- 交换而入血，使血浆 HCO_3^- 浓度升高，血 Cl^- 浓度降低（见图 4-6）；②CO_2 在体内潴留使血浆 HCO_3^- 浓度升高。H_2CO_3 解离出 H^+ 和 HCO_3^-，HCO_3^- 留在血浆中，使血浆 HCO_3^- 浓度升高，有一定代偿作用，而 H^+ 与细胞内 K^+ 交换，进入细胞内的 H^+ 被蛋白质阴离子缓冲，K^+ 外移使血 K^+ 浓度升高。

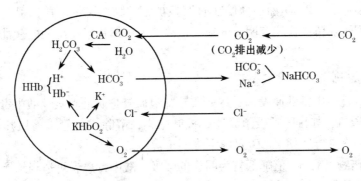

图 4-6 呼吸性酸中毒细胞内外离子交换

2. 肾脏的代偿 肾脏对酸碱平衡的调节较缓慢，在急性呼吸性酸中毒时常来不及代偿，故肾代偿是慢性呼吸性酸中毒的主要代偿方式。$PaCO_2$ 升高和 $[H^+]$ 增加可刺激肾小管上皮细胞的碳酸酐酶和谷氨酰胺酶活性，泌 H^+、NH_3 增加，同时，对 HCO_3^- 的重吸收增加，H^+ 随尿排出，血浆 $[HCO_3^-]$ 代偿性增加。

（五）血气特点

急性呼吸性酸中毒时，因 CO_2 急剧潴留，肾脏来不及代偿，故 $NaHCO_3/H_2CO_3$ 的浓度比减小，血 pH 值降低，为失代偿性呼吸性酸中毒。血气指标的原发性变化是：$PaCO_2$ 原发性升高，pH 值降低，AB > SB。$PaCO_2$ 每升高 1.33kpa（10mmHg），$[HCO_3^-]$ 可代偿升高 1mmol/L，BB 和 BE 变化不大。

慢性呼吸性酸中毒时，CO_2 大量潴留，由于肾脏发挥了强大的代偿作用，血浆 HCO_3^- 与 H_2CO_3 的浓度均增高，两者比值可维持在 20/1 或接近 20/1，血 pH 值正常或略降低，为代偿性或失代偿性呼吸性酸中毒。血气指标的原发性变化是：$PaCO_2$ 原发性升高，pH 值降低，$PaCO_2$ 每升高 1.33kpa（10mmHg），$[HCO_3^-]$ 可代偿升高 3.5~4mmol/L。通过肾等代偿后，代谢性指标继发性增加，CO_2CP、AB、SB、BB 值均升高，AB > SB，BE 为正值，血 $[K^+]$ 升高。

（六）对机体的影响

1. 心血管系统 呼吸性酸中毒对心血管系统的影响与代谢性酸中毒相似，由于血浆 $[H^+]$ 增高和高血钾症可引起心肌收缩力减弱、心律失常和回心血量减少等。

2. 中枢神经系统 高碳酸血症对中枢神经系统的影响取决于 CO_2 潴留的程度、速度、酸中毒的严重性以及伴发的低氧血症的程度。急性呼吸性酸中毒时中枢神经系统功能紊乱往往比代谢性酸中毒更为明显。这是因为发生了"CO_2 麻醉"。

（1）CO_2 麻醉：是指二氧化碳潴留使 $PaCO_2$ 超过 10.7kPa（80mmHg）时，患者出现头痛、头晕、烦躁不安、言语不清、扑翼样震颤、嗜睡、昏迷、呼吸抑制等即称为 CO_2 麻醉。

（2）发生机制：①CO_2 为脂溶性的，发生急性呼吸性酸中毒时，血液中积聚的 CO_2 可迅速通过血脑屏障，使脑内 H_2CO_3 含量明显升高。而血浆中 HCO_3^- 为水溶性的，通过血脑屏障极为缓慢，脑脊液内 HCO_3^- 含量代偿性升高需要较长时间。因此，脑脊液 pH 值降低较血液 pH 值降低更为明显。②CO_2 潴留使脑血管明显扩张，脑血流量增加，引起颅内压和脑脊液压增加。而且 CO_2 潴留往往伴有明显的缺氧，故病人中枢神经系统功能紊乱的表现更为突出。

（七）防治原则

治疗引起呼吸性酸中毒的原发病，尽快改善肺泡通气是防治呼吸性酸中毒的根本措施。

1. 改善肺泡通气 如排除呼吸道异物，控制感染，解除支气管平滑肌痉挛以及使用呼吸机、呼吸中枢兴奋剂等，使 $PaCO_2$ 迅速下降到正常。

2. 使用碱性药物 对 pH 值降低较为明显的呼吸性酸中毒患者可适当给予碱性药物。但呼吸性酸中毒患者使用碱性药物应比代谢性酸中毒患者应更慎重。因为 HCO_3^- 与 H^+ 结合后生成的 H_2CO_3 必须经肺排出体外，在通气功能障碍时，CO_2 不能及时排出，可使血浆 $PaCO_2$ 进一步升高。慢性呼吸性酸中毒病人，血浆中 $[HCO_3^-]$ 可代偿性升高，如补碱过量，则并发代谢性碱中毒。

三、代谢性碱中毒

（一）概念

代谢性碱中毒（metabolic alkalosis）是由于细胞外液碱多或 H^+ 丢失引起的以血浆 $[HCO_3^-]$ 原发性升高而导致 pH 值升高为特征的酸碱平衡紊乱。

（二）原因

细胞外液酸性物质减少，碱性物质增多是其发生的主要原因。

1. 消化道失 H^+ 见于频繁呕吐及胃液引流等，含 HCl 的胃液大量丢失。正常时，胃黏膜壁细胞在分泌 H^+ 到胃腔的同时，有等量 HCO_3^- 返回血浆。正常人进食后胃液大量分泌，血液中 HCO_3^- 可暂时升高，称为"碱潮"。肠黏膜上皮细胞向肠腔中分泌 HCO_3^-，同时亦有等量 H^+ 返回血浆。在消化道内，来自胃液中的 H^+ 为肠液中的 HCO_3^- 所缓冲，再回吸收入血，使 H^+ 和 HCO_3^- 在血浆和消化道内中和，血液 pH 值相对恒定。当胃液大量丢失时，来自胃壁和肠液的 HCO_3^- 得不到足够的 H^+ 中和而吸收入血，使血浆 HCO_3^- 浓度升高。此外，大量丢失胃液造成低 Cl^-、低 K^+ 和细胞外液容量减少亦可引起代谢性碱中毒（见图 4-7）。

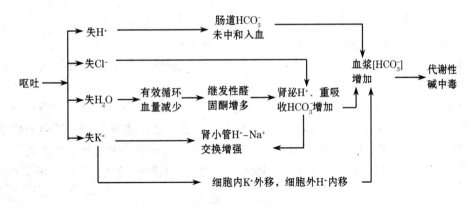

图 4 - 7　呕吐引起代谢性碱中毒的机制

2. 肾脏失 H^+

（1）低氯性碱中毒：某些利尿剂（如噻嗪类、速尿、利尿酸等）可抑制肾髓祥升支粗段对 Cl^- 的主动重吸收，Na^+ 的被动重吸收也减少。到达远曲小管的尿液中 NaCl 含量升高，导致 $H^+ - Na^+$、$K^+ - Na^+$ 交换加强，使肾小管对 $NaHCO_3^-$ 重吸收增加，Cl^- 以 NH_4Cl 形式排出，引起低氯性碱中毒。

（2）低钾性碱中毒：低钾血症时因细胞外液 $[K^+]$ 降低，细胞内 K^+ 向细胞外转移，同时细胞外的 H^+ 向细胞内移动，发生代谢性碱中毒，细胞内 H^+ 增多，肾泌 H^+ 增多，尿液呈酸性称为反常性酸性尿。

（3）肾上腺皮质激素增多：肾上腺皮质增生或肿瘤可引起原发性醛固酮或糖皮质激素分泌增多；细胞外液容量减少、创伤等刺激可引起继发性醛固酮分泌增多。肾上腺皮质激素过多促使肾远曲小管和集合管 $H^+ - Na^+$ 交换和 $K^+ - Na^+$ 交换增加，HCO_3^- 重吸收增加，导致代谢性碱中毒及低钾血症。

3. 碱性物质过多　常为医源性的，主要见于：①消化道溃疡病患者服用过多的 $NaHCO_3$；②矫正代谢性酸中毒时静脉输入 $NaHCO_3$ 过多；③大量输入库存血：1 升库存血中所含的柠檬酸钠约可产生 30mmol HCO_3^-，尤其是在肾排泄功能下降时，也可引起代谢性碱中毒；④摄入乳酸钠、乙酸钠、柠檬酸钠等有机酸盐，其在体内氧化可产生 $NaHCO_3$。

（三）分类

通常按给予盐水后代谢性碱中毒能否得到纠正而将其分为两类，即盐水反应性碱中毒（saline - responsive alkalosis）和盐水抵抗性碱中毒（saline - resistant alkalosis）。

1. 盐水反应性碱中毒　主要见于呕吐、胃液引流及使用利尿剂。维持因素是细胞外液减少，有效循环血量不足，也常有低钾和低氯存在。给予等张或半张的盐水来扩充细胞外液，补充 Cl^- 能促进过多的 HCO_3^- 经肾脏排出，使碱中毒得到纠正。

2. 盐水抵抗性碱中毒　常见于全身性水肿、原发性醛固酮增多症、严重低血钾及 Cushing 综合征等。维持因素是盐皮质激素的直接作用和低 K^+，这种碱中毒病人给予盐水治疗无效。

（四）机体的代偿调节

代谢性碱中毒时主要依靠肺和肾进行代偿，尤其是肺。

1. 体液缓冲系统　在大多数缓冲对的组成成分中，碱性成分远多于酸性成分，故缓冲酸性物质的能力强，对碱中毒的缓冲能力较弱。

2. 肺的调节　血浆中 $[H^+]$ 降低和 pH 值升高可抑制呼吸中枢，呼吸变浅变慢，肺泡通气量降低，$PaCO_2$ 代偿性升高，以使 $NaHCO_3/H_2CO_3$ 的浓度比接近 20/1。呼吸的代偿反应较快，数分钟即可出现，12～24h 可达高峰。但此代偿作用有限，因为随着肺泡通气量的减少，不但有 $PaCO_2$ 升高，还有 PaO_2 降低，PaO_2 降低可通过对呼吸的兴奋作用，限制 $PaCO_2$ 过度升高。

3. 组织细胞的调节　细胞外液 $[H^+]$ 降低，细胞内 $[H^+]$ 外移，而细胞外 $[K^+]$ 内移，使血 $[K^+]$ 降低，故碱中毒常伴有低血钾。

4. 肾脏的调节　肾脏的代偿作用发挥较晚，血浆中 $[H^+]$ 降低和 pH 值升高抑制肾小管上皮细胞内碳酸酐酶和谷氨酰胺酶活性，肾脏泌 H^+、HN_3 减少，重吸收 HCO_3^- 减少，使血浆 $[HCO_3^-]$ 降低。由于随尿排出的 H^+ 减少而 $[HCO_3^-]$ 增加。一般代谢性碱中毒时尿液呈碱性。但在低钾性碱中毒时，因肾小管上皮细胞缺钾使 K^+-Na^+ 交换减少，H^+-Na^+ 交换增强，尿液中 H^+ 增多，尿呈酸性，称为反常性酸性尿。

（五）血气特点

根据原发病的程度，肺和肾的代偿，血浆 $NaHCO_3/H_2CO_3$ 的浓度比可正常或升高，血中 pH 值在正常范围的上限或增加，出现代偿性或失代偿性代谢性碱中毒。血气参数的变化规律为：pH 值升高，SB、AB、CO_2CP、BB 原发性升高，BE 为正值；$PaCO_2$ 继发性上升，血 $[K^+]$ 降低。

$PaCO_2$ 与血浆 $[HCO_3^-]$ 变化的关系是：$[HCO_3^-]$ 每增加 10mmol/L，$PaCO_2$ 升高 0.93kpa（7mmHg）。

（六）对机体的影响

轻者通常无症状，在急性或严重代谢性碱中毒时，可出现多种功能与代谢障碍。

1. 中枢神经系统功能变化　以兴奋为主，其发生与抑制性神经递质 γ-氨基丁酸生成减少有关。血浆 pH 值升高时，脑内 γ-氨基丁酸转氨酶活性增高而谷氨酸脱羧酶活性降低，使 γ-氨基丁酸分解增强而生成减少。γ-氨基丁酸含量降低，其对中枢神经系统的抑制作用降低，出现烦躁不安、精神错乱、谵妄等中枢神经系统兴奋的表现。代谢性碱中毒时，pH 值升高，脑脊液 $[H^+]$ 降低，呼吸中枢抑制。

2. 神经肌肉应激性增高　正常情况下，血清钙以游离钙与结合钙的形式存在，pH 值可影响两者之间的相互转变。Ca^{2+} 能稳定细胞膜电位，对神经肌肉细胞的应激性有抑制作用。代谢性碱中毒时，血清总钙量无变化，但游离钙减少，神经肌肉应激性增高，表现为面部和肢体肌肉抽动、腱反射亢进及手足搐搦等。

3. 血红蛋白氧解离曲线左移　碱中毒使氧解离曲线左移，血红蛋白和 O_2 的亲和力增加，

在组织内 HbO_2 不易释放 O_2，可发生组织缺氧。

4. 低钾血症　代谢性碱中毒往往伴有低血钾。当细胞外液 H^+ 降低时，细胞内 H^+ 逸出，而细胞外 K^+ 向细胞内转移。同时，因肾小管上皮细胞排 H^+ 减少，$H^+ - Na^+$ 交换减少，而 $K^+ - Na^+$ 交换增强，肾排 K^+ 增多，血［K^+］降低，故碱中毒与低血钾常可互为因果。

（七）防治原则

治疗原发病的同时去除代谢性碱中毒时的维持因素，促使血浆中过多的 HCO_3^- 从尿排出。

1. 盐水反应性碱中毒　生理盐水含 Cl^- 量高于血浆，通过扩充血容量和补充 Cl^- 使过多的 HCO_3^- 从肾脏排泄。临床可口服或静脉注射等张（0.9%）或半张（0.45%）的生理盐水，即可恢复血浆 HCO_3^- 浓度。也可给予少量含氯酸性药物，如 NH_4Cl 或 0.1mol/L 盐酸、盐酸精氨酸和盐酸赖氨酸。但对缺钾性碱中毒，在补充生理盐水的同时，应补充氯化钾。

2. 盐水抵抗性碱中毒　碳酸酐酶抑制剂乙酰唑胺可抑制肾小管泌 H^+ 和重吸收 HCO_3^-，增加 Na^+ 和 HCO_3^- 排出，达到治疗碱中毒和减轻水肿的目的。肾上腺皮质激素过多引起的碱中毒，需用抗醛固酮药物和补 K^+ 去除代谢性碱中毒的维持因素。对全身性水肿者，应少用髓袢或噻嗪类利尿剂。

四、呼吸性碱中毒

（一）概念

呼吸性碱中毒（respiratory alkalosis）是由于肺通气过度引起的以血浆［H_2CO_3］原发性减少而导致 pH 值升高为特征的酸碱平衡紊乱。

（二）原因

过度通气，CO_2 排出过多是导致呼吸性碱中毒的主要原因。

1. 低氧血症　吸入空气中 PO_2 低（如进入高原时），肺炎、肺水肿等外呼吸障碍，使 PaO_2 降低，缺氧刺激使呼吸运动增强，CO_2 排出增多。

2. 中枢神经系统疾患或精神障碍　脑血管意外、脑炎、颅脑损伤及脑肿瘤等中枢神经系统疾患可通过直接刺激呼吸中枢引起通气过度。癔症发作时可引起精神性通气过度。

3. 机体代谢旺盛　高热、甲状腺功能亢进时，由于血温升高和机体分解代谢亢进引起呼吸中枢兴奋，通气过度，使 PaO_2 降低。

4. 革兰氏阴性杆菌败血症　患者常可出现通气过度，可能与炎性产物刺激有关。

5. 药物刺激呼吸中枢　水杨酸可通过血脑屏障，直接刺激呼吸中枢，大剂量应用时，可兴奋呼吸中枢，增强肺通气量。含氨盐类药物或肝硬化时，增高的血氨亦可刺激呼吸中枢。

6. 呼吸机使用不当　常因通气量过大而使 CO_2 排出过多。

（三）分类

呼吸性碱中毒也可按发病时间分为急性呼吸性碱中毒和慢性呼吸性碱中毒两类。

1. 急性呼吸性碱中毒 使用人工呼吸机引起过度通气，高热和低氧血症时，一般指 $PaCO_2$ 在 24h 内急剧下降而导致的 pH 值升高。

2. 慢性呼吸性碱中毒 常见于慢性颅脑疾病、肺部疾患、肝脏疾患、缺氧和氨兴奋呼吸中枢引起持久的 $PaCO_2$ 下降而导致的 pH 升高。

（四）机体的代偿调节

呼吸性碱中毒时，$PaCO_2$ 降低对呼吸中枢有抑制作用，但如刺激肺通气过度的原因持续存在，肺的代偿调节作用就不明显，此时主要依靠迅速发生的细胞内缓冲和缓慢进行的肾排酸减少进行代偿。

1. 组织细胞的调节 是急性呼吸性碱中毒时机体的主要代偿方式。肺泡通气过度，血浆 H_2CO_3 迅速降低，$[HCO_3^-]$ 相对升高。机体的代偿调节表现为：①H^+ 逸出细胞（细胞内血红蛋白、磷酸盐和蛋白质等非碳酸氢盐缓冲物释放 H^+）与细胞外液中 HCO_3^- 结合成 H_2CO_3，使血浆 HCO_3^- 浓度下降，H_2CO_3 浓度有所回升。细胞外 K^+ 进入细胞内以维持电平衡，故血 $[K^+]$ 降低；②血浆 HCO_3^- 进入红细胞与红细胞内 H^+ 结合生成 H_2CO_3，H_2CO_3 再分解成 CO_2 和 H_2O，CO_2 逸出红细胞进入血浆形成 H_2CO_3，使血浆 $[H_2CO_3]$ 有所回升。当 HCO_3^- 进入红细胞时，有等量 Cl^- 与其交换，故血 $[Cl^-]$ 可增高。

2. 肾脏的调节 是慢性呼吸性碱中毒的主要代偿方式。急性呼吸性碱中毒时，肾来不及发挥代偿调节作用。慢性呼吸性碱中毒时，肾脏充分发挥调节功能，表现为肾小管上皮细胞泌 H^+、NH_3 减少，重吸收 HCO_3^- 减少，尿液的酸化能力降低。

（五）血气特点

由于血液和细胞缓冲系统代偿能力较弱，肾来不及发挥代偿作用，急性呼吸性碱中毒常为失代偿性的，血 pH 值升高，$PaCO_2$ 原发性降低，AB < SB。$PaCO_2$ 每降低 1.33kPa（10mmHg），血浆 $[HCO_3^-]$ 下降 2mmol/L，BB 与 BE 变化不大。

慢性呼吸性碱中毒时，根据肾脏的代偿程度，血 pH 值可在正常范围的上限或升高，表现为代偿性或失代偿性呼吸性碱中毒。$PaCO_2$ 原发性降低，AB < SB；$PaCO_2$ 每降低 1.33kPa（10mmHg），$[HCO_3^-]$ 下降 5mmol/L，表现为 SB、AB、CO_2CP、BB 继发性减少，BE 为负值。

（六）对机体的影响

呼吸性碱中毒更易引起四肢及口周围感觉异常、意识障碍、抽搐（与低 Ca^{2+} 有关）。但急性呼吸性碱中毒时，$PaCO_2$ 降低可使脑血管收缩，脑血流量减少。据报道，$PaCO_2$ 下降 2.6kPa（20mmHg），脑血流量可减少 30% ~ 40%。呼吸性碱中毒患者有低血钾，血红蛋白氧离曲线左移使组织供氧不足。

（七）防治原则

积极治疗原发病，去除引起通气过度的原因，大多数呼吸性碱中毒可自行缓解。对较严重者，可用纸袋罩于患者口鼻之上，令其再吸入呼出的气体含 CO_2 较多，或让患者吸入含 5% CO_2 的混合气体，以提高血浆中 $[H_2CO_3]$。有手足抽搐者，可给葡萄糖酸钙静脉注射。

对精神性通气过度患者可用镇静剂。

第四节　混合性酸碱平衡紊乱

通常把两种或两种以上单纯性酸碱平衡紊乱同时存在，称为混合性酸碱平衡紊乱（mixed acid – base disturbance）。临床上主要有双重性、三重性酸碱平衡紊乱两种类型。

一、双重性酸碱平衡紊乱

如果紊乱使 pH 值向同一方向移动称为酸碱一致性或相加性酸碱平衡紊乱。如果是一种酸中毒与一种碱中毒合并存在，使 pH 值向相反的方向移动时，称为酸碱混合性或相消性酸碱平衡紊乱。

（一）酸碱一致性酸碱平衡紊乱

1. 呼吸性酸中毒合并代谢性酸中毒

（1）原因：常见于因持续缺氧而发生的代谢性酸中毒，严重的通气障碍引起呼吸性酸中毒。例如：呼吸和心跳骤停、慢性阻塞性肺部疾患并发心力衰竭或休克、急性肺水肿等。

（2）特点：①两种酸中毒并存，pH 值显著下降；②呼吸功能障碍，$PaCO_2$ 升高；③乳酸增多，血浆〔HCO_3^-〕降低。此外，CO_2CP、SB、AB、BB 均降低，AB > SB，AG 增大，血〔K^+〕升高。

2. 呼吸性碱中毒合并代谢性碱中毒

（1）原因：可见于高热合并呕吐：血温升高可刺激呼吸中枢引起通气过度，反复呕吐使胃液丢失而出现代谢性碱中毒。

（2）特点：①两种碱中毒并存，pH 值明显升高；②通气过度使 $PaCO_2$ 降低；③呕吐或应用利尿剂使血浆〔HCO_3^-〕升高。此外，CO_2CP、SB、AB、BB 均升高，AB < SB、血〔K^+〕降低。

（二）酸碱混合性酸碱平衡紊乱

1. 呼吸性酸中毒合并代谢性碱中毒

（1）原因：可见于慢性肺源性心脏病出现心力衰竭时，使用排 K^+ 性利尿剂治疗，在原有呼吸性酸中毒基础上易合并代谢性碱中毒。

（2）特点：①由于酸中毒和碱中毒同时存在，使血液 pH 值向相反方向移动，故 pH 值的变动取决于酸中毒与碱中毒的强弱，如程度相当，则相互抵消，pH 值不变，如一方较强，则 pH 值略升高或降低；②$PaCO_2$ 与血浆〔HCO_3^-〕明显升高，且两者的变化程度均超出彼此代偿所应达到的范围。

2. 呼吸性碱中毒合并代谢性酸中毒

（1）原因：可见于肾功能衰竭合并感染：患者因肾排酸保碱障碍出现代谢性酸中毒，又因发热刺激呼吸中枢引起通气过度，合并呼吸性碱中毒。

（2）特点：①血液 pH 值的变动取决于酸中毒与碱中毒的程度，pH 值可不变、轻度降低或上升；②$PaCO_2$ 与 $[HCO_3^-]$ 显著降低，且两者的降低程度均超过彼此代偿所应达到的范围。

3. 代谢性酸中毒合并代谢性碱中毒

（1）原因：糖尿病或肾功能衰竭患者因频繁呕吐而大量丢失酸性胃液。

（2）特点：由于代谢性因素紊乱使血 pH 值、$[HCO_3^-]$ 和 $PaCO_2$ 都向相反的方向移动，因而这三项指标的最终变化取决于何种紊乱占优势，它们可以升高、降低或在正常范围。

二、三重性酸碱平衡紊乱

在同一病人体内不可能同时存在呼吸性酸中毒和呼吸性碱中毒。所以，三重性酸碱平衡紊乱只有两种类型。

1. 呼吸性酸中毒合并高 AG 代谢性酸中毒和代谢性碱中毒　特点：$PaCO_2$ 明显增高，$AG > 16mmol/L$，$[HCO_3^-]$ 也升高，$[Cl^-]$ 明显降低。临床主要见于严重肺源性心脏病患者。

2. 呼吸性碱中毒合并高 AG 代谢性酸中毒和代谢性碱中毒　特点：$PaCO_2$ 降低，$AG > 16mmol/L$，$[HCO_3^-]$ 可高可低，$[Cl^-]$ 一般降低。见于充血性心力衰竭和严重创伤性休克患者。

第五节　酸碱平衡紊乱类型的分析和判断

在诊断酸碱平衡紊乱时，一定要详细了解病人的病史，全面分析血气指标的动态变化，将多种指标简化为三类，pH、H_2CO_3、HCO_3^-，用箭头表示升降，并结合原发病综合分析病情，做出正确诊断。

一、根据 pH 值或 $[H^+]$ 的变化判断

根据 pH 值或 $[H^+]$ 变化可判断是酸中毒还是碱中毒。pH < 7.35 或 $[H^+] > 45nmol/L$，为失代偿性酸中毒；pH > 7.45 或 $[H^+] < 35nmoL/L$，为失代偿性碱中毒。

二、根据病史和原发性失衡判断

根据病史和原发性失衡可判断是代谢性还是呼吸性酸碱平衡紊乱。如患者有长期慢性呼吸系统疾病，则可能发生呼吸性酸碱平衡紊乱；如有糖尿病、肾脏疾病，应考虑代谢性酸碱平衡紊乱；如病情复杂出现临床并发症及使用多种措施进行治疗，则应考虑混合性酸碱平衡紊乱。

三、根据"继发性变化"判断

根据"继发性"变化可判断是单纯性酸碱平衡紊乱还是混合性酸碱平衡紊乱。鉴于代

谢性酸碱紊乱主要靠肺代偿，而呼吸性酸碱紊乱主要靠肾代偿，酸碱失衡后血液、气体有以下规律：①如原发性 $PaCO_2$ 的升降，必有 ［HCO_3^-］代偿性升降，反之亦然；②单纯性酸碱紊乱继发性代偿变化与原发性变化方向相同，但继发性代偿变化一定小于代偿预计值。换言之，根据原发失衡选用单纯性酸碱平衡紊乱的预计代偿公式计算代偿预计值，如果实测值在代偿预计值范围内，可判断为单纯性酸碱平衡紊乱，如超出代偿范围，则为混合性酸碱平衡紊乱（见表4-3）；③混合性酸碱平衡紊乱的判断是使用预计代偿公式。

表4-3 常用单纯性酸碱平衡紊乱的预计代偿公式

紊乱类型	原发变化	代偿变化	预测代偿公式	代偿限度
代谢性酸中毒	［HCO_3^-］↓↓↓	$PaCO_2$↓↓	$PaCO_2 = ［HCO_3^-］\times 1.5 + 8 \pm 2$	10mmHg
代谢性碱中毒	［HCO_3^-］↑↑↑	$PaCO_2$↑↑	$PaCO_2 = 40 + 0.9（［HCO_3^-］-24）\pm 5$	55mmHg
急性呼吸性酸中毒	$PaCO_2$↑↑↑	［HCO_3^-］↑	［HCO_3^-］$= 24 +（PaCO_2 - 40）0.07 \pm 1.5$	30mmol/L
慢性呼吸性酸中毒	$PaCO_2$↑↑↑	［HCO_3^-］↑↑	［HCO_3^-］$= 24 +（PaCO_2 - 40）0.4 \pm 3$	45mmol/L
急性呼吸性碱中毒	$PaCO_2$↓↓	［HCO_3^-］↓	［HCO_3^-］$= 24 -（40 - PaCO_2）0.2 \pm 2.5$	18mmol/L
慢性呼吸性碱中毒	$PaCO_2$↓↓↓	［HCO_3^-］↓	［HCO_3^-］$= 24 -（40 - PaCO_2）0.5 \pm 2.5$	15mmol/L

第五章

缺　氧

当组织和细胞供氧减少或用氧障碍时，机体的代谢、功能以及形态结构都可以发生异常改变，这种病理过程称为缺氧（hypoxia）。正常成年人，体内储备的氧只有1500ml，而每分钟的需氧量约为250ml，故发生呼吸、心跳停止数分钟，就可能造成严重缺氧而死亡。

第一节　常用的血氧指标

一、氧分压

氧分压（partial pressure of oxygen，PO_2）是指溶解于血液中的氧所产生的张力。正常成人动脉血氧分压（PaO_2）约为100mmHg（13.3kPa），主要取决于吸入气体的氧分压和肺呼吸功能。静脉血氧分压（PvO_2）约为40mmHg（5.33kPa），主要取决于组织摄氧和利用氧的能力。

二、氧容量

氧容量（oxygen binding capacity，CO_2max）是指在检测仪器上人为地设定温度为38℃，氧分压为150mmHg（19.95kPa），二氧化碳分压为40mmHg（5.33kPa）的标准条件下，测定100ml血液中的血红蛋白（hemoglobin，Hb）被氧充分饱和时的最大携氧量。正常值约为20ml/dl，取决于血液中血红蛋白的质（与氧结合的能力）和量，反映血液携带氧的能力。

三、氧含量

氧含量（oxygen content，CO_2）是指100ml血液实际的带氧量，包括血红蛋白实际结合的氧量和少量溶解于血液中的氧（溶解氧为0.3ml/dl）。正常动脉血氧含量（CaO_2）约为19ml/dl，静脉血氧含量（CvO_2）约为14ml/dl，主要取决于氧分压和氧容量。动－静脉血氧含量差（DB CaO_2 and CvO_2）反映组织的摄氧量，正常值约为5ml/dl。

四、氧饱和度

氧饱和度，亦称血红蛋白氧饱和度（oxygen saturation，SO_2）是指血红蛋白被氧饱和的百分数，可用公式表示为：SO_2 =（血氧含量－溶解氧量）/氧容量×100%。正常动脉血氧饱和度（SaO_2）约为95%～97%，静脉血氧饱和度（SvO_2）约为70%。它反映了血红蛋白带氧量的多少，主要决定于氧分压。P_{50}是指血红蛋白氧饱和度为 50% 时的氧分压，它是反映血红蛋白与氧亲和力的指标，正常的 P_{50} 为 26~27mmHg（3.47~3.6kPa）。

五、氧解离曲线

血氧饱和度与氧分压之间的关系可用氧解离曲线，或称氧合血红蛋白解离曲线（oxygen dissociation curve，ODS）表示，反映血红蛋白和氧的亲和能力以及血氧情况。由于血红蛋白在不同的生理条件下，与氧的结合能力有一定的差异，故氧解离曲线大致呈 S 形。红细胞内 2,3 - 二磷酸甘油酸（2,3 - DPG）、H^+、CO_2增多及血温增高可使血红蛋白与氧亲和力降低，以至在相同的氧分压下血氧饱和度降低，氧解离曲线右移，反之则左移（见图 5-1）。当氧解离曲线右移，表示此时血红蛋白和氧的亲和力降低，血氧饱和度降低，可使血液容易释放氧，组织易得到氧，但缺点是因血红蛋白带氧量降低会对机体不利，严重者会导致缺氧；相反，氧解离曲线左移，表示血红蛋白和氧的亲和力增大，血氧饱和度增加，但血红蛋白不易释放氧，组织不易得到氧，这也是对机体不利的一面。所以氧解离曲线明显右移或明显左移都是缺氧的标志。

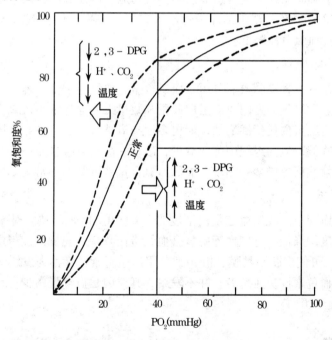

图 5-1　氧合血红蛋白解离曲线及其影响因素

第二节　缺氧的类型、原因和发生机制

在机体整个获得氧和利用氧的过程中，包括外呼吸、气体运输和内呼吸，任何一个环节发生障碍都可以引起缺氧。按缺氧发生的快慢分类，可分为急性缺氧和慢性缺氧两种，例

如：急性呼吸道阻塞、急性严重肺炎等引起的缺氧为急性缺氧；肺广泛纤维化、慢性心力衰竭等引起的缺氧为慢性缺氧。但以缺氧的快慢来分类，不能反映缺氧的原因、发病机理和血氧变化特点，临床上不常用。临床上常常根据缺氧的原因和血氧变化的特点，将缺氧分为如下四种类型。

一、低张性缺氧

由于进入血液的氧不足，使动脉血氧分压降低，从而造成组织缺氧，这种缺氧称为低张性缺氧（hypotonic hypoxia），又称为乏氧性缺氧（anoxic hypoxia）。

（一）原因与发生机制

1. 吸入气体氧分压过低　多发生于海拔 3000m 以上的高原或高空，也可发生在通风不良的矿井、坑道，吸入气体氧分压过低使得进入肺泡中氧不足，导致动脉血氧分压降低，同量血液能供给组织利用的氧量就会减少，因此造成组织缺氧。

2. 外呼吸功能障碍　如肿瘤或异物阻塞气管等造成的肺通气功能障碍可引起肺泡气氧分压降低；肺水肿或肺间质纤维化等造成的肺换气功能障碍使肺泡扩散到血液中的氧减少。

3. 静脉血分流入动脉　如严重的先天性心脏室间隔缺损，使含氧量很低的静脉血混入动脉血中，造成动脉血氧分压降低。

（二）血氧变化特点

由于血液的氧量减少，动脉血氧分压、血氧含量、血氧饱和度均降低。血氧容量的变化视具体情况而定，急性缺氧患者的血红蛋白质量和数量无明显异常，血氧容量正常；慢性缺氧患者的红细胞和血红蛋白代偿性增加，能更多地与氧结合，使血氧容量增高。在急性缺氧时，动脉血氧分压降低，氧向组织中弥散减少，故动-静脉氧含量差一般是减少的；慢性缺氧时，由于组织代偿性摄氧增多，则动-静脉血氧含量差可基本正常。

（三）血色改变

正常时，毛细血管中的脱氧血红蛋白浓度为 2.6g/dl。低张性缺氧时，动脉血与静脉血的氧合血红蛋白浓度均降低，毛细血管中氧合血红蛋白减少，脱氧血红蛋白浓度增加，当增加到 5g/dl 以上时，可使皮肤、黏膜、指（趾）甲床呈青紫色，称为发绀（cyanosis）。某些特殊病例，例如低血色素性贫血患者，并不发绀，其原因是血红蛋白少，在 100ml 血中不会有超过 5g 的脱氧血红蛋白。

二、血液性缺氧

由于血红蛋白数量少或血红蛋白性质改变，使血液携氧量减少而导致缺氧，称为血液性缺氧（hemic hypoxia），又称为等张性缺氧（isotonic hypoxia）。

（一）原因与发生机制

1. 贫血　严重贫血时，血红蛋白数量减少，血液携氧量减少而引起缺氧，又称为贫血性缺氧（anemic hypoxia）。

2. 一氧化碳中毒　血红蛋白与一氧化碳（carbon monoxide，CO）结合可形成碳氧血红蛋白（HbCO）。一氧化碳与血红蛋白的亲和力比氧大 210 倍，当吸入气体中有 0.1% 的一氧化碳时，血液中的血红蛋白约有 50% 为碳氧血红蛋白，其失去携氧能力。另外，当一氧化碳与血红蛋白分子中某个血红素结合后，将增加其余 3 个血红素对氧的亲和力，使氧解离曲线左移，血红蛋白中已结合的氧释放减少。一氧化碳还能抑制红细胞内糖酵解，使 2，3 - DPG 生成减少，均使氧解离曲线左移，进一步加重组织缺氧。

3. 高铁血红蛋白血症　当亚硝酸盐、过氯酸盐、磺胺类、非那西汀、苯胺、高锰酸钾等中毒时，可使有携氧能力的二价铁血红蛋白氧化变成三价铁的高铁血红蛋白（methemoglobin，$HbFe^{3+}OH$），其没有携氧能力。而且当血红蛋白分子中的四个 Fe^{2+} 中有一部分氧化为 Fe^{3+} 后，还能使剩余的 Fe^{2+} 与氧的亲和力增高，导致氧解离曲线左移，血红蛋白在组织中释放氧减少而导致缺氧。

4. 血红蛋白与氧的亲和力异常增强　血红蛋白与氧亲和力异常增强时，可使氧合血红蛋白不易释出氧，造成组织缺氧。例如：大量输入库存血液，这种血液的血细胞中 2，3 - DPG 含量低，使血红蛋白与氧的亲和力增强，氧解离曲线左移而导致缺氧；输入大量碱性液体，使血液中 pH 升高，亦可致氧解离曲线左移而致缺氧；血红蛋白结构异常，如血红蛋白的肽链被氨基酸取代，以致血红蛋白与氧亲和力增加了几倍，血红蛋白也不易释出氧而致缺氧。

（二）血氧变化特点

血液性缺氧患者，肺的呼吸功能是正常的，使氧能够充分弥散和溶解于血液中，故动脉血氧分压及血氧饱和度正常。因血红蛋白数量减少或性质改变，可造成血氧容量及血氧含量降低。一氧化碳中毒的患者血液中碳氧血红蛋白增加，血氧含量降低，但血红蛋白总量并未减少，故血液在体外用氧充分饱和后，测得的血氧容量是正常的。严重贫血患者，尽管动脉血氧分压正常，但因其动脉血氧含量低，氧向组织中弥散减少，因此动 - 静脉血氧含量差低于正常。一氧化碳中毒和高铁血红蛋白血症时，可使血红蛋白与氧呈牢固结合状态，使氧不易释放入组织中，因而动 - 静脉血氧含量差低于正常。

（三）血色变化

严重贫血引起的缺氧，患者并不发绀，而是皮肤、黏膜呈苍白色。原因是严重贫血时，血红蛋白很少，故缺氧造成脱氧血红蛋白增多程度不可能达到每 100ml 血中有 5g 以上。因此不仅不发生发绀，反而因血红蛋白不足而致皮肤、黏膜变成苍白色。

CO 中毒引起的缺氧，因碳氧血红蛋白变成樱桃红色，故患者皮肤、黏膜呈樱桃红色。

高铁血红蛋白血症性缺氧因 $HbFe^{3+}OH$ 呈棕褐色，故患者皮肤、黏膜呈棕褐色。由于高铁血红蛋白血症性缺氧，多为进食含有大量亚硝酸盐的腌菜或变质蔬菜后，由肠道吸收亚硝酸盐而引起的，故把它称为肠源性发绀。

血红蛋白与氧亲和力异常增强引起的缺氧，因血红蛋白与氧牢固结合，血中的脱氧血红蛋白比正常人还少，故虽然缺氧也不会发生发绀。

三、循环性缺氧

由于血液循环障碍，使组织血流减少而造成组织的氧供给不足，这种缺氧称为循环性缺氧（circulatory hypoxia），又称为低动力性缺氧（hypokinetic hypoxia）。

（一）原因与发生机制

1. 组织缺血　动脉压降低或动脉阻塞可使毛细血管网血液灌注量减少，组织细胞供氧减少。如休克和心力衰竭患者因心输出量减少可引起全身组织供血不足；动脉粥样硬化、动脉血栓形成、动脉炎等可造成动脉狭窄或阻塞，引起病变血管供血范围内的器官和组织缺血。

2. 组织淤血　静脉压升高使血液回流受阻，导致毛细血管淤血。如右心衰竭可造成右心房压力升高，上下腔静脉回流受阻，全身毛细血管淤血；静脉血栓形成、静脉炎等可引起局部血液回流障碍，造成局部组织淤血。

（二）血氧变化特点

循环性缺氧时，动脉血氧分压、血氧容量、血氧含量和血氧饱和度均正常。血流缓慢使血液流经毛细血管的时间延长，从单位容量血液弥散入组织的氧量增多，静脉血氧含量降低，使动 - 静脉氧含量差大于正常。当心力衰竭较严重时，肺淤血水肿及肺血流减少，会使肺的换气功能不足，形成呼吸性缺氧，此时，患者的动脉血氧分压、血氧容量、血氧含量和血氧饱和度都降低。

（三）血色改变

缺血性缺氧的患者，因组织的供血不足，皮肤可苍白。淤血性缺氧的患者，血液淤滞在毛细血管床形成更多的脱氧血红蛋白，可出现发绀。

四、组织性缺氧

由于组织的生物氧化功能障碍，使组织和细胞利用氧的能力降低而造成的缺氧称为组织性缺氧（histogenous hypoxia）。

（一）原因与发生机制

1. 组织中毒　氰化物、砷化物、硫化物及某些药物可引起中毒性缺氧，如食用较多的未经处理过的含某种氰化物的木薯。当氰化物通过消化道、呼吸道或皮肤进入机体时，它迅速与氧化型细胞色素氧化酶的 Fe^{3+} 结合，形成氰化高铁细胞色素氧化酶，使之不能还原成 Fe^{2+} 的还原型细胞色素氧化酶，使呼吸链中断，而致细胞不能利用氧来进行氧化代谢，从而形成缺氧。严重者（只需 0.6g 氰化物）可迅速致死。

2. 线粒体损伤　细菌毒素、严重缺氧、高压氧、大量放射线照射、钙超载等可损伤线粒体结构和抑制其生物氧化功能，引起氧利用障碍。

3. 维生素缺乏　严重的维生素 B_1、维生素 B_2、泛酸、尼克酸胺等缺乏，以致细胞缺乏氧化酶而不能利用氧来进行氧化代谢，因而形成缺氧。

（二）血氧变化特点

组织性缺氧时，动脉血氧分压、血氧容量、动脉血氧含量及血氧饱和度均正常。由于内呼吸功能障碍使组织细胞不能充分利用氧，故静脉血氧分压及血氧含量均较高，动 - 静脉血氧含量差小于正常。

（三）血色变化

因细胞利用氧发生障碍，故毛细血管中氧合血红蛋白增加，患者皮肤黏膜可呈玫瑰红色。

各型缺氧的血氧变化特点见表 5 - 1。在临床上有些患者还可发生混合性缺氧。例如：心力衰竭时主要为循环性缺氧，若合并肺水肿，又可发生低张性缺氧。感染性休克时可引起循环性缺氧，细菌毒素可造成组织性缺氧，合并急性呼吸窘迫综合征时又伴有低张性缺氧。

表 5 -1　　　　　　　　　各型缺氧的血氧变化特点

缺氧类型	动脉血氧分压	血氧容量	动脉血氧含量	动脉血氧饱和度	动 - 静脉血氧含量差
低张性缺氧	↓	N 或 ↑	↓	↓	↓ 或 N
血液性缺氧	N	↓ 或 N	↓	N	↓ 或 N
循环性缺氧	N	N	N	N	↑
组织性缺氧	N	N	N	N	↓

注：N 正常　↓降低　↑升高

第三节　缺氧对机体的影响

缺氧对机体的影响可因缺氧的原因、速度和机体的反应、代偿程度不同而不同。轻度缺氧时机体发生代偿性反应，严重缺氧可造成细胞功能、代谢障碍，甚至结构破坏。急性缺氧时由于机体来不及发挥代偿，以损伤表现为主；慢性缺氧时机体的代偿反应和缺氧损伤并存。现以低张性缺氧为例说明缺氧时机体的影响。

一、组织细胞的变化

（一）代偿性反应

1. 细胞利用氧的能力增强　慢性缺氧时，细胞内线粒体数量增多，膜表面积也增大，生物氧化酶（如琥珀酸脱氢酶、细胞色素氧化酶等）增加，故细胞内呼吸能力增强，因而提高了组织、细胞利用氧的能力。

2. 无氧酵解增强　缺氧时，有氧氧化过程降低，使 ATP 形成减少，故形成了 ATP/ADP 比值下降，造成磷酸果糖激酶活性增强，糖酵解过程增强，在一定程度上可补偿能量的不足。

3. 肌红蛋白增加　慢性缺氧时，可使肌肉中肌红蛋白含量增多，肌红蛋白和氧的亲和力较血红蛋白大，是机体重要的储氧库。当动脉血氧分压进一步下降时，肌红蛋白可释放更多的氧，使氧的弥散加快，从而为细胞所利用。

4. 低代谢状态　缺氧时细胞的耗能过程减弱，如糖、蛋白质合成、离子泵功能等均降低，使细胞处于低代谢状态，有利于缺氧情况下的生存。

（二）损伤性变化

缺氧可造成细胞膜、线粒体、溶酶体损伤，自由基的生成增多等，从而进一步导致细胞的水肿变性、糖原及蛋白质合成障碍等。

1. 细胞膜的损伤　缺氧时，细胞膜损伤，细胞膜对离子的通透性增高，离子顺浓度梯度通过细胞膜，可造成如下的病理性改变。

（1）钠离子内流：缺氧时细胞代谢障碍，ATP 形成减少，$Na^+ - K^+$ 泵功能降低，造成 Na^+ 内流，细胞内 Na^+ 浓度增加，引起细胞内高渗，水进入细胞内，造成细胞水肿。

（2）钾离子外流：细胞膜通透性增高，细胞内 K^+ 顺浓度差流出细胞，造成细胞内合成蛋白质及糖原发生障碍。

（3）钙离子内流：细胞膜通透性增高，细胞外 Ca^{2+} 顺浓度差进入细胞内。Ca^{2+} 在细胞内增多，一方面能抑制线粒体功能，另一方面可激活磷脂酶，使质膜损伤，溶酶体内的水解酶释出，细胞进一步损伤。

2. 线粒体损伤　当机体处于正常状态时，80% ~ 90% 的氧在线粒体内进行氧化磷酸化而产生 ATP，10% ~ 20% 的氧在线粒体内用于生物合成、转化和降解。严重缺氧时，线粒体内脱氢酶活性降低，ATP 生成减少，线粒体可出现肿胀、嵴崩解、膜破裂和基质外溢等形态学改变。

3. 溶酶体损伤　严重缺氧时，ATP 减少、细胞内酸中毒、钙超载、自由基大量产生、磷脂酶激活等，使溶酶体膜通透性增高，进而使溶酶体肿胀、破裂，大量溶酶体酶释出，导致细胞及其周围组织溶解、坏死。

二、呼吸系统的变化

（一）代偿性反应

低张性缺氧时呼吸系统的代偿反应主要表现为呼吸加深加快。当动脉血氧分压低于 60mmHg（7.98kPa）时，刺激颈动脉体和主动脉体的化学感受器，反射性地引起呼吸加深加快。呼吸运动增强的代偿意义在于：①增加肺泡通气量和肺泡气氧分压升高，动脉血氧分压也随之升高；②肺泡的表面面积扩大，肺泡内的氧弥散入血增加，以致动脉血氧分压升高；③胸廓呼吸运动的增强使胸内负压增大，促进静脉回流，增加心输出量和肺血流量，有利于氧的摄取和运输。

血液性缺氧、循环性缺氧和组织性缺氧如不合并动脉血氧分压降低，呼吸系统的代偿则不明显。

（二）损伤性变化

1. 中枢性呼吸衰竭　当动脉血氧分压 <30mmHg 时，可以直接抑制呼吸中枢，抑制作用超过动脉血氧分压降低对外周化学感受器的兴奋作用，呼吸运动减弱，肺通气量减少。更严重时，可出现周期性呼吸（见图 5 - 2），甚至使呼吸中枢麻痹而形成中枢性呼吸衰竭。

2. 高原性肺水肿　是指在快速进入 4000m 以上高原 1 ~ 4 天内出现呼吸困难、咳嗽、咳血性泡沫痰、皮肤黏膜发绀、肺部听诊有湿性啰音等。其发生机制尚未完全明了，可能与肺动脉高压及肺微小血管通透性增高有关。其发生机理可能与下列机理有关：①缺氧时，肺各处血管收缩的强度不一、分布不均，血管收缩较轻的部位或不发生收缩的部位肺泡壁毛细血管血流量增加，流体静力压增高，故引发肺水肿以及红细胞漏出；②缺氧时交感神经兴奋，外周血管收缩而致回心血量增加，肺血流量增多，故亦会使肺泡壁毛细血管内流体静力压增高而导致肺水肿；③缺氧时，肺毛细血管内皮细胞损伤，肺泡壁毛细血管通透性增高，使血浆成分及红细胞漏出增多而致肺水肿；④有人认为，快速登上高原时，由于寒冷、疲劳或肺部感染，都会促使肺水肿的形成。

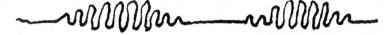

图 5 - 2　周期性呼吸

三、循环系统的变化

（一）代偿性反应

1. 心输出血量增加　急性缺氧引起交感 - 肾上腺髓质系统兴奋，使儿茶酚胺分泌增加而作用于心肌细胞膜的 β 受体，使心率加快，心肌收缩力增强，心输出量增加；动脉血氧分压降低引起胸廓呼吸运动增强，胸腔负压增大，静脉回心血量增加，心输出量增加。其结果是可提高全身组织供氧量，对缺氧有一定的代偿意义。

2. 血流重新分布　缺氧时交感神经兴奋，使皮肤和内脏器官（心、脑除外）小血管收缩，血流量减少；而缺氧时组织中产生的乳酸、腺苷、前列腺素 I_2 等，能使心脑血管扩张，使血流增多，从而保证了心脏等重要器官的血液供应，以维持其代谢和功能。

3. 肺血管收缩　当缺氧造成肺泡内氧分压降低和混合静脉血的氧分压降低时，均可使肺小动脉收缩，使缺氧的肺泡壁血流量减少，有利于维持肺泡通气量与血流量的适当比例，使流经肺泡壁的血液能获得更多的氧，以维持较高的动脉血氧分压，使机体各处毛细血管向组织中弥散的氧适当增加。

缺氧造成肺小动脉收缩的机理较复杂，尚未完全阐明，观点主要倾向为：①缺氧所致交感神经兴奋作用于肺小动脉的 α 受体，引起肺小动脉收缩；②缺氧可促使组织内肥大细胞、肺泡巨噬细胞、血管内皮细胞等产生血栓素 A_2（thromboxane A_2，TXA_2）、白三烯（leukotriene，LTs）、内皮素（endothelin，ET）等，而致肺血管收缩；③缺氧使肺血管壁平滑肌细胞膜损害，使其对 Ca^{2+} 的通透性增加，Ca^{2+} 内流，肺血管壁平滑肌收缩，引起肺小动脉收缩。

4. 毛细血管增生　慢性缺氧可刺激组织中毛细血管增生，其中以心、脑和骨骼肌中毛细血管增生最为明显。毛细血管增生的意义是，毛细血管增多可以增加氧的弥散，缩短氧弥散的距离，使细胞供氧量增加。

（二）损伤性变化

可致缺血性心脏病。严重的全身性缺氧，可以累及心脏，引起心舒缩功能降低，心律失常，甚至引起心力衰竭。例如：严重的低张性缺氧（最常见者为高原性缺氧）可致低张缺氧性心脏病（高原性心脏病）；严重贫血所致的缺氧，可致贫血性心脏病；严重肺疾病所致的缺氧，可致肺源性心脏病等。

各种不同类型的缺氧，引起心脏损伤的机理虽不完全相同，但也有一定的共性。现将血氧不足造成心脏损害的机理分开说明于下：

1. 降低心肌的舒缩功能　心肌缺氧时，可致心肌代谢障碍，ATP 生成减少，能量供应不足，甚至可引起心肌变性、坏死，因而使心脏的舒张功能和收缩功能降低，形成缺氧性心脏损害。

2. 心率失常形成的心功能障碍　严重缺氧可引起心动过缓、期前收缩，甚至心室纤维颤动（致心脏无输出）而导致死亡。发生心律失常的原因与如下因素有关：①严重缺氧，使动脉血氧分压过低，使颈动脉体化学感受器缺少刺激，反射性地使迷走神经兴奋引起心动过缓。②缺氧时，心肌细胞膜损伤而致膜通透性增加，$Na^+ - K^+$ 泵功能障碍，造成 Na^+ 进入细胞内，形成细胞内高 Na^+，而 K^+ 移出细胞外，造成细胞内低 K^+。故使心肌静息电位降低，心肌兴奋性和自律性增高，传导性降低，导致期前收缩及心室肌纤维颤动。③缺氧时心肌细胞静息电位降低，故它与周围较完好的心肌之间形成电位差，从而产生"损伤电流"，而损伤电流可作为异位刺激点，造成期外收缩，形成心律失常。

3. 肺动脉压升高的作用　肺泡缺氧时可使肺血管发生收缩反应，造成肺循环阻力增加，导致肺动脉高压。慢性缺氧时，由于肺小动脉处于长期收缩状态，故肺小动脉壁平滑肌细胞和成纤维细胞增生和肥大，形成增生性硬化，从而形成持续性的肺动脉压升高。另外，慢性缺氧时，引起红细胞增多，血液黏稠度加大，肺循环的阻力也会增大，导致肺动脉压升高。由于肺动脉压的升高，造成右心室的负荷加重，因而促使右心功能障碍。

4. 静脉血回流减少　严重缺氧时，呼吸中枢受抑制，胸廓运动减弱，导致静脉血回流减少，心输出量降低，形成心力衰竭。另外，长期严重缺氧时，体内产生大量的乳酸、腺苷等代谢产物引起外周血管扩张，有效循环血量减少，使心输出量减少，形成心力衰竭。

四、血液系统的变化

（一）代偿性反应

1. 红细胞增多　急性缺氧时，交感神经兴奋，肝、脾等储血库收缩，红细胞更多地进入血液循环，故血液循环中红细胞和血红蛋白数量增多，带氧量增加。慢性缺氧时，低氧血流经肾脏，刺激肾小管旁间质细胞，使促红细胞素分泌增加，骨髓干细胞分化生成红细胞增多，且骨髓释放入血液中的红细胞增加导致血液中红细胞增多。红细胞增多可增加血氧容量和血氧含量，从而增加组织的供氧量。

2. 氧解离曲线右移　缺氧时红细胞内糖酵解增加，使 2，3 – DPG 生成增多。缺氧时体内发生代谢性酸中毒使 H^+ 增多，以上均可导致氧离曲线右移，使血红蛋白与氧的亲和力降低，易于将结合的氧释出供组织利用。

（二）损伤性变化

血液中红细胞过度增加，可引起血液黏滞度增高，血流阻力增大，心脏后负荷增加。红细胞内 2，3 - DPG 过度增加可妨碍血液流经肺部时血红蛋白与氧结合，使动脉血氧含量及血氧饱和度明显下降，组织供氧量严重不足。

五、中枢神经系统的变化

中枢神经系统的储氧量少，但其耗氧量却占全身耗氧量的 23%，故缺氧时很容易造成脑的缺氧损伤。

急性脑缺氧时，早期大脑的抑制机能减弱，而兴奋过程相对占优势，表现为情绪激动、头痛、运动不协调、定向力障碍，甚至出现躁动、惊厥、意识障碍等；后期，随着缺氧时间的延长或加重，大脑皮质由兴奋变为抑制，出现表情淡漠，反应迟钝，昏迷甚至死亡。即当脑静脉血氧分压下降到 28mmHg（3.72kpa）以下时，出现精神错乱；降至 19mmHg（2.53kpa）以下时，则意识丧失；降低到 12mmHg（1.6kpa）时可发生脑细胞肿胀、变性、坏死。脑缺氧严重时，脑静脉及小血管扩张，使液体漏出而致脑间质水肿，这种情况可危及生命。

长期慢性脑缺氧，易出现疲劳、嗜睡、注意力不集中、记忆力和判断能力降低、精神抑郁等症状。

缺氧引起中枢神经系统机能障碍的机理比较复杂，与多种损伤机制有关，如神经细胞的膜电位降低，ATP 形成减少，酸中毒，脑细胞游离 Ca^{2+} 增多，溶酶体酶释放和脑水肿等都有关系。

第四节 影响机体对缺氧耐受性的因素

不同的个体和不同的条件下，机体对缺氧的耐受性也有一定的差异。能够影响机体对缺氧的耐受性的因素很多，可归结为两大因素。

一、基础代谢率

机体的基础代谢率高，耗氧量大，对缺氧的耐受性降低，例如发热、甲亢等。相反，机体的基础代谢率低，耗氧量少，对缺氧的耐受性相对要高，例如低温麻醉、中枢神经系统抑制等。

二、机体代偿能力

机体对缺氧的代偿反应存在显著的个体差异。有心、肺疾病及血液病者对缺氧的耐受性低。老年人因心肺功能储备降低、骨髓造血干细胞减少、外周血液红细胞数减少、细胞内呼吸酶活性减低等原因，对缺氧的适应能力下降。经常锻炼，身体强壮的人，其心肺功能强，氧化酶的活性高，对缺氧的耐受性较高。轻度缺氧可调动机体的代偿能力，如登山者采取缓慢的阶梯式的登高方式要比快速登高能更好地适应。慢性贫血患者血红蛋白即使很低仍能维持正常的生命活动，而急性失血使血红蛋白减少到同等程度便可能引起严重的功能代谢障碍。

第五节　缺氧的防治原则

一、消除和治疗缺氧的原因

治疗缺氧，首先要确定引起缺氧的原因及缺氧类型，消除缺氧的病因，针对各型缺氧的特点进行施治，同时进行合理的氧疗，才能收到满意的治疗效果。

二、吸氧

低张性缺氧对吸氧的效果最好。循环性缺氧，在吸氧的同时，需治疗其循环障碍才能有效。血液性缺氧，给予吸氧能提高动脉血氧分压，能增加氧与血液中毒物的竞争力，故吸氧也是有好处的。组织性缺氧，在治疗组织中毒的同时，再给予吸氧才能收效。

第六章
发 热

人类的体温恒定在37℃左右，昼夜之间的波动不超过1℃，这有赖于体温调节中枢调控产热和散热的平衡来维持。多种情况可引起体温升高（见图6-1）。生理性体温升高见于剧烈运动、妇女月经前期、妊娠等，体温可上升0.5℃或更高，随着生理过程的结束，体温自动恢复正常；病理性体温升高发生于感染、肿瘤、甲状腺功能亢进等，包括发热和过热。

发热是指在发热激活物的作用下，体温调节中枢的调定点上移而引起的调节性体温升高，一般以超过正常体温0.5℃为发热（fever）。发热并不是单纯的体温升高，而是发热性疾病的病理过程，是疾病的重要信号。发热时体温上升的高度是体温调节中枢正、负调节相互作用的结果。体温升高是机体发热反应的一个组成部分，多数病理性体温升高属于这种情况。少数病理性体温升高为非调节性的，不涉及调定点上移，如先天性汗腺缺乏症、甲状腺功能亢进、癫痫大发作和丘脑下部损伤等，可因散热障碍、产热过度和体温调节机制失控而发生，称为过热（hyperthermia）。此时，体温调节功能不能将体温控制在与调定点相适应的水平。

$$体温升高\begin{cases}生理性体温升高 \\ 病理性体温升高\begin{cases}发热：体温调定点上移；调节性体温升高 \\ 过热：体温调定点不变；被动性体温升高\end{cases}\end{cases}$$

图6-1 体温升高的分类

第一节 发热的病因和发生机制

一、发热激活物

发热是由于某些外源性或内源性物质刺激机体产生致热性细胞因子，这些细胞因子被称为内生致热原（endogenous pyrogen，EP）。EP直接或间接作用于体温调节中枢，使调定点上移，体温升高。凡能引起机体产生EP的物质被称为发热激活物（pyrogenic activator）。

（一）微生物及其产物

1. 革兰氏阴性细菌 细菌的细胞壁含有脂多糖（LPS），即内毒素（endotoxin，ET），其具有高度水溶性，为最常见的发热激活物，致热性极强，给家兔微量静脉注射可引起明显发热。内毒素有很高的耐热性，160℃干热2h才能被灭活。临床上输液时所引起的发热反应多由污染内毒素所致。

2. 革兰阳性细菌　这类细菌感染是常见的发热原因。细菌的细胞壁含有肽聚糖，该成分具有与革兰阴性细菌细胞壁上脂多糖相似的致热性。体外实验证明，肽聚糖能激活白细胞产生和释放 EP。许多革兰阳性细菌能分泌有明显致热性的外毒素，其中链球菌产生的猩红热毒素有较强的致热性。

3. 病毒　致病性病毒的包膜中含有血细胞凝集素（hemagglutinin），已经证明这是病毒致热的必需物质。给动物注射流感病毒能诱导 EP 产生并引起发热，人类感染流感病毒、麻疹病毒、腮腺炎病毒等往往出现发热。

4. 其他　有些真菌感染可导致发热，其致热性由全菌体及所含的荚膜多糖和蛋白质引起。立克次体、衣原体等致病性微生物的细胞壁中含有脂多糖，其致热性可能与此有关。另外，许多病原微生物在体内繁殖，可引起相应抗原表达或细胞抗原改变，从而启动免疫反应，是发热的可能机制之一。

（二）非微生物类

1. 抗原－抗体复合物　许多自身免疫性疾病都有发热，存在于体内的免疫复合物可能是主要的发热激活物。

2. 致热性类固醇　本胆烷醇酮（etiocholanolone）是睾丸酮的中间代谢产物，在某些病人尤其周期性发热（cyclic fever）患者血清中发现其浓度升高；将其与白细胞一起培养可诱导 EP 产生。

3. 非感染性致炎因子　某些化学物质（如硅酸盐结晶、尿酸结晶等）和坏死组织等可引起机体发热，其发生机制可能是这些物质激活了吞噬细胞，从而导致 EP 产生和释放引起发热。

二、内生致热原

在发热激活物的作用下，体内某些细胞（如单核/巨噬细胞、淋巴细胞、内皮细胞、神经胶质和肿瘤细胞等）被激活，产生和分泌引起体温升高的物质，被称为内生致热原（EP）。

1. 白细胞介素－1（IL-1）　主要由单核/巨噬细胞产生，致热性很强，给动物微量静脉注射引起单相热，大剂量引起双相热，多次注射不出现耐受，这种发热反应可被吲哚美辛（indomethacin）抑制。IL-1 不耐热，70℃加热 30min 可失去活性。

2. 肿瘤坏死因子（TNF）　为小分子蛋白质，有两种亚型：TNF-α 主要由单核/巨噬细胞产生，TNF-β 主要由活化的 T 淋巴细胞分泌，二者有相似的致热性。给动物脑室内注射可引起明显发热；给家兔静脉注射 TNF-α 引起的热型与 IL-1 类似，在大剂量注射出现双峰热的同时，血液中可发现多量 IL-1，反复注射不产生耐受性；TNF-α 与人单核细胞一起培养能诱导 IL-1 产生，与下丘脑组织一起培养能诱导中枢发热介质释放。

3. 干扰素（IFN）　受病毒感染诱导，主要由白细胞、成纤维细胞产生，具有抗病毒、抑制细胞生长的作用。IFN 分为 IFN-α、IFN-β、IFN-γ 三种亚型，与发热有关的是 IFN-α 和 IFN-γ，其中 IFN-α 的作用较强，但不能与 IL-1 和 TNF-α 比拟。IFN-α 给动物肌肉和脑室内注射均可引起明显发热，反复注射可产生耐受。

4. 白细胞介素-6（IL-6） 主要来源于单核/巨噬细胞，受内毒素、IL-1、TNF 等诱导产生和释放。实验表明，敲除 IL-6 基因的小鼠，对发热激活物的作用无反应或不敏感；给动物静脉注射 IL-6 可引起体温升高，但作用不及 IL-1 和 TNF；给动物脑室内注射 IL-6，随着体温升高，脑脊液中 IL-6 的浓度也明显升高。

5. 巨噬细胞炎症蛋白-1（macrophage inflammatory protein-1，MIP-1） 是巨噬细胞产生的肝素结合蛋白，可激活中性粒细胞，使其产生呼吸爆发；给家兔静脉注射可引起剂量依赖性发热。

6. 其他 睫状体促神经因子（CNTF）、IL-8、IL-11 等细胞因子，给动物静脉或脑室内注射亦能引起发热。

三、体温升高的机制

（一）体温调节中枢

目前认为，中枢神经系统有两部分结构参与体温调节，一部分位于视前区-下丘脑前部（POAH），是体温调节中枢的高级部分，该区有温度敏感神经元，对温度信号起正调节作用；另一部分位于中杏仁核（MAV）、腹中隔区（VSA）和弓状核，该区对体温升高产生负向影响。当热信号传入中枢后，启动体温正、负调节机制，其结果决定调定点的位置及发热的幅度和时程。

（二）EP 信号传入体温中枢的途径

目前认为，血液循环中的 EP 可以通过以下途径将信号传入体温中枢。

1. 通过丘脑下部终板血管器 终板血管器（organum vasculosum laminae terminalis，OV-LT）位于第三脑室壁视上隐窝处，该处的毛细血管属于有孔毛细血管，通透性较高，EP 可能由此入脑；OVLT 与 POAH 紧邻，二者的神经元有纤维联系，这可能是 EP 作用于体温中枢的主要通路。

2. 经迷走神经传入 实验证明，给大鼠腹腔注入内毒素，可导致脑内 IL-1 生成增多并引起发热，切断膈下迷走神经的传入纤维，上述反应被阻断。目前认为，外周的致热信号可以由迷走神经传入体温调节中枢。

3. 通过血脑屏障进入 血脑屏障存在对蛋白质分子的饱和转运机制，一般该机制可转运微量的 EP，不足以引起发热。但当血脑屏障的通透性增大时，如感染、颅脑损伤、炎症等，这里可能成为 EP 进入体温调节中枢的有效途径。

（三）体温调节中枢的调节介质及其作用

EP 信号进入体温调节中枢，通过其中的一些物质介导引起调定点上移，使体温升高。这些物质称为中枢发热介质，包括正调节介质和负调节介质。

1. 正调节介质

（1）前列腺素 E（PGE）：实验显示，给动物静脉注射 EP 引起发热时，脑脊液中的 PGE 含量增多；将 PGE 注入 POAH 引起发热的潜伏期比 EP 性发热短；把 IL-1、IFN-α 与下丘脑组织一起培养能诱导 PGE 产生；阻断 PGE 合成的药物（如阿司匹林、布洛芬等）对 EP 性发热有解热作用。因此认为，PGE 可能是主要的中枢发热介质。

（2）促肾上腺皮质激素释放激素（CRH）：有些 EP 引起发热可能是由 CRH 介导的。如 IL-1、IL-6 可刺激离体或在体下丘脑释放 CRH；IL-1β 引起的发热可被 CRH 抗体或受体阻断剂所阻断。

（3）环磷酸腺苷（cAMP）和 Ca^{2+}：许多资料表明，cAMP 参与中枢发热机制。将外源性 cAMP 注入动物脑室，可迅速引起发热；给动物静脉注射 EP 引起双相热的同时，脑脊液中 cAMP 的浓度呈同步化波动；在应用磷酸二酯酶抑制剂提高 cAMP 的浓度时，可增强用 PGE 或内毒素引起的发热；当环境温度增高引起体温升高时，脑脊液中不出现 cAMP 的增多，说明 cAMP 在调定点上移的机制中发挥作用。研究显示，将不含 Ca^{2+} 的生理盐水注入家兔侧脑室引起发热时，脑脊液中 cAMP 含量随之增加，在灌注液中加入 $CaCl_2$ 可阻止这种变化。由此推测 Ca^{2+} 浓度下降，Na^{2+}/Ca^{2+} 比值升高，通过 cAMP 的作用使体温升高，cAMP 和 Ca^{2+} 在升高调定点的过程中，很可能是重要的中间环节。

2. 负调节介质　发热时的体温升高很少超过 41℃，这种体温上升的高度被限制的现象称为热限（febrile ceiling）。根据研究，体温的负反馈调节可能是"热限"形成的基本机制。目前较为肯定的负调节介质有以下两种：

（1）精氨酸加压素（arginine vasopressin，AVP）：又被称为抗利尿激素（ADH），是由下丘脑神经元合成的神经垂体肽类激素。实验证明，在 LPS、IL-1 等引起的发热中，AVP 起明显的抑制体温升高的作用；AVP 脑内微量注射具有解热作用；在丘脑下部腹中隔区（VSA）的神经终端存在 AVP，阻断其释放可引起持续发热；用电生理方法证实 AVP 直接增加 VSA 热敏神经元的兴奋性和抑制冷敏神经元的活动，说明 AVP 是一种中枢性负向调节介质。

（2）α-黑素细胞刺激素（α-melanocyte stimulating hormone，α-MSH）：由 ACTH 分解而来，具有极强的解热作用。给家兔注射 α-MSH 抗血清，可使 IL-1 性发热效应明显增强，持续时间延长；在 EP 性发热时，VSA 内 α-MSH 的含量明显增多；给动物静脉注射或脑室内注射均能减弱 EP 性发热，表明 α-MSH 发挥中枢体温的负向调节。α-MSH 可能是"热限"形成的重要因素之一。

在发热过程中，中枢正、负调节因素可能同时或先后被激活，共同控制调定点的上升。发热的发生机制比较复杂，但基本环节已经清楚（见图 6-2）。

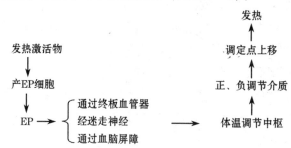

图 6-2　发热发病学基本环节示意图

第二节 发热的时相及热代谢特点

发热的临床经过可分为以下三个时相：体温上升期，高温持续期，体温下降期。

一、体温上升期

发热初期，由于体温调节中枢的正调节介质发挥主导作用，使调定点上移。这时中心体温低于调定点水平，体温中枢发出升温指令，因此，患者的体温迅速或逐渐上升，短者数小时，长者数天达高峰，称为体温上升期。此期的热代谢特点是产热增加、散热减少。患者的临床表现常有皮肤苍白、"鸡皮"现象以及畏寒和寒战等症状。由于交感神经兴奋，皮肤血管收缩，因而皮肤苍白，同时皮肤竖毛肌收缩，出现"鸡皮"现象。因皮肤血流减少，体表温度下降，皮肤冷感受器受刺激，信息传入中枢引起寒冷感，同时下丘脑可发出神经冲动，经脊髓侧束，通过运动神经传递到运动终板，引起骨骼肌不随意的节律性收缩，导致寒战，这种方式是体温上升期热量增加的主要来源。

二、高热持续期

当体温调定点稳定于新的水平，中心体温与之相适应时，即处于高热持续期。此期的热代谢特点是产热和散热达到新的平衡。由于皮肤血管扩张和血温上升，使皮肤温度升高，刺激皮肤温觉感受器，因而患者产生酷热感；高温使皮肤水分蒸发较多，故皮肤和口唇发红、干燥。

三、体温下降期

当发热激活物、内生致热原得到控制和消除，调定点恢复到正常水平时，机体出现明显的散热反应，即为体温下降期。此期的热代谢特点是散热多于产热，患者主要表现为出汗。当调定点恢复时，中心温度仍然高于调定点，中枢的热敏神经元受刺激，发出冲动，促进散热，通过皮肤血管扩张，机体深部的体热被带到体表散发，同时伴有明显汗出，使体温下降（见图6-3）。

临床上，疾病不同发热的时相不尽相同，将患者的体温按照一定的时间纪录绘制成曲线，即为热型，其特点取决于发热激活物和机体的反应性。在疾病发展过程中，体温曲线变化对判断病情、评价疗效和估计预后有重要的参考意义。

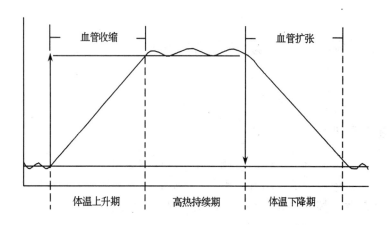

↑调定点上移，↓调定点恢复

图 6 - 3　发热的发展过程示意图

第三节　发热时机体的代谢和功能变化

一、发热时机体的代谢变化

一般认为，体温每升高 1℃，基础代谢率提高 13% 左右。发热时由于致热原的直接作用和体温升高的作用，组织分解代谢增强。TNF－a 和 IL－1 可直接刺激外周组织，使蛋白质、糖原、脂肪分解；体温升高可引起明显的耗氧量增加和糖原分解。如果持续发热，营养物质得不到相应补充，患者就会出现明显的消瘦。

发热患者的蛋白质分解加强，尿中非蛋白氮增加，可出现消瘦与负氮平衡。发热时能量消耗增加，对糖的需求增多，糖的分解代谢加强，因代谢率明显增大，组织相对缺氧，葡萄糖无氧酵解增强，组织内乳酸增高。由于脂肪分解加强和氧化不全，患者可出现酮血症、酮尿。高热使皮肤和呼吸道水分蒸发增多，可引起脱水，出现少尿。随着蛋白质、糖原、脂肪分解代谢加强，维生素尤其是水溶性维生素的消耗明显增加，应注意及时补充。

二、发热时机体的生理功能变化

（一）中枢神经系统

发热时中枢神经系统的兴奋性增高，患者常有头痛、头晕、烦躁等表现，这些症状可由致热性细胞因子直接引起。有些高热患者的神经系统可处于抑制状态，出现淡漠、嗜睡等。6 个月至 4 岁的幼儿可发生高热惊厥（febrile convulsion），通常在高热 24h 内出现，发病率约占儿童期惊厥的 30%。其发生的机制可能是：高热→代谢率↑→脑细胞缺氧；高热→敏感神经元异常放电→惊厥。

（二）免疫系统

发热时免疫系统的功能一般是增强的，一些内生致热原参与免疫调节，如 IL-1 可刺激淋巴细胞的增殖与分化；IL-6 促进 B 淋巴细胞分化，诱导细胞毒淋巴细胞的生成；IFN 是一种主要的抗病毒体液因子；TNF 具有抗肿瘤、促进 B 淋巴细胞分化以及诱导其他细胞因子生成的作用。一定程度的发热可增强吞噬细胞的活性，但高热可降低某些免疫细胞的功能，持续高热可能造成免疫系统的功能紊乱。

（三）循环系统的变化

体温每升高 1℃，心率平均增加 18 次/分钟。发热时由于交感-肾上腺髓质系统兴奋，窦房结的兴奋性升高，引起患者的心率加快，心输出量增加，这有利于机体的代谢，但心肌的负荷加重。对于原有心功能低下者，发热可能成为心力衰竭的诱因。有些发热激活物（如内毒素）和内生致热原（如 TNF）可直接造成心肌和血管功能损害，导致循环功能不全。

（四）呼吸系统的变化

由于中心体温升高，机体的代谢增强，组织缺氧，酸性代谢产物堆积，CO_2 产生增多；上升的血温刺激呼吸中枢并提高其对 CO_2 的敏感性，使呼吸加深加快。但过度通气，CO_2 排出过多，可造成呼吸性碱中毒。如果持续高热，可使呼吸中枢受抑制，呼吸变浅变慢或不规则。

（五）消化系统的变化

发热时消化液分泌减少，胃肠蠕动减慢，患者出现食欲减退、恶心、腹胀等症状。由于唾液减少，则出现口腔黏膜干燥、口腔异味等表现。

第四节　发热的中医学观点

中医学将发热分为外感发热和内伤发热两大类。

一、外感发热

外感发热是指感受六淫之邪或温热疫毒之气，正邪相争，导致体温升高。外感病邪通过皮肤、口鼻侵犯人体。起病较急，病程较短。发热初期大多伴有恶寒，且得衣被而不减。外感发热的产生与正、邪力量的对比以及体质强弱有密切关系。发热的热度大多较高，其类型随病种的不同而有所差异，初起常兼有头身疼痛、鼻塞、流涕、咳嗽、脉浮等表证，属实证者居多。现代医学中的感冒及传染病所致的发热，大多属于外感发热范畴。

外感发热的证型主要有：①风寒束表证：初起恶寒发热，头身疼痛，无汗，鼻塞流清涕，脉浮紧；②风热外袭证：发热，微恶风寒，少汗或无汗，口渴，头痛，咽痛，咳嗽，或有出疹，舌尖红，苔薄黄，脉浮数；③风热疫毒证：高热，微恶风，头痛剧烈，面红目赤，口大渴，甚则神志模糊不清，语言错乱，舌红，苔薄黄，脉洪数；④风湿化热证：身热不扬，微恶风寒，头重身困，汗湿沾衣，口渴不欲饮，舌红不干，苔黄微腻，脉濡数；⑤外燥袭表证：发热微恶风寒，头痛，肤燥少汗，咳嗽痰少，咽干口渴，舌红少津，脉浮数；⑥暑湿袭表证：发热微恶寒，无汗或少汗，头身困重，恶心纳呆，口渴，舌红苔黄微腻，脉滑数。

二、内伤发热

内伤发热是因脏腑功能失调，气、血、阴、阳失衡为基本病机，以发热为主要临床表现的病证。此外，尚可见到病人自觉发热，或五心烦热，而体温不升高者，也属于内伤发热范畴。内伤发热一般起病较缓，病程较长，或有反复发热的病史，热势轻重不一，以低热为多。现代医学中的肿瘤、血液病及其他慢性感染性疾病所致的发热，多属于内伤发热范围。

内伤发热的病因病机较为复杂，主要是机体"阴阳"失去平衡。如"阳盛则热"，"阴虚生内热"，"阳盛生外热"等热象；也可见有真寒假热，用四逆汤等温热药回阳退热；以小建中汤甘温益气治疗的"手足烦热，咽干口燥"以及使用补中益气汤治疗"脾胃虚衰，元气不足"引起的发热，属于"甘温除大热"类；还有"气常有余，血常不足"的"阴虚火动"；此外，尚有因痰浊、瘀血、水饮等引起的所谓"癥坚之处必有伏阳"。另外，饮食、劳倦、酒色、七情等均可发生内生之热。从其病性而言，由于气血阴阳偏虚而引起的发热，多称之为"虚火"、"虚热"，病性属虚；因气机郁滞、瘀血停滞或饮食积滞等而引起的发热，多称之"实热"，病性属实。

内伤发热主要证型有：①血热内扰证：发热，神昏谵语，斑疹显露，面赤唇红，小便短黄，大便秘结，舌深绛，脉滑数；②热闭心神证：高热，烦躁不宁，甚或神昏谵语，舌红苔黄，脉滑数；③热盛动风证：高热，昏仆抽搐，手足蠕动，舌红，脉洪大；④肝郁化火证：时觉发热心烦，热势常随情绪波动而起伏，精神抑郁或烦躁易怒，胸胁胀闷，喜叹息，口苦而干，苔黄，脉弦数；⑤瘀热内阻证：午后或夜晚发热，或自觉身体某些局部发热，口干咽燥而不欲饮，躯干或四肢有固定痛处或肿块，甚或肌肤甲错，面色萎黄或黧黑，舌质紫暗或有瘀斑、瘀点，脉涩；⑥痰热内扰证：发热不高，持久不退，咳嗽咯痰，胸闷心烦，体重乏力，渴不欲饮，舌红胖，苔黄腻，脉滑数；⑦气虚发热证：发热常在劳累后发生或加剧，热势或低或高，头晕乏力，气短懒言，自汗，易于感冒，食后便溏，舌质淡，苔薄白，脉弱而数；⑧血虚发热证：多为低热，头晕眼花，身倦乏力，心悸不宁，面色少华，唇甲色淡，舌质淡，脉细弱；⑨阴虚内热证：午后或夜间发热，手足心发热，或骨蒸潮热，心烦，少寐，多梦，颧红，盗汗，口干咽燥，大便干结，尿少色黄，舌质干红或有裂纹，无苔或苔少，脉细数；⑩虚阳浮越证：自觉发热，面红如妆，阵发烘热，下肢清冷，小便清长，舌淡苔润，脉浮数无根。

各种不同原因的发热，常互相关联，或互相转化，如外感发热经久不愈，可发展为内伤发热；内伤发热各证型之间也可互相兼挟，如肝郁气滞，既能化火伤阴，又能导致血瘀等证型，当仔细辨别。

第五节　发热的防治原则

适度发热有利于机体抗感染、清除有害物质，并可引起机体的各种防御反应，如吞噬细胞系统功能增强，抗体形成增多等。但发热时机体处于一种明显的分解代谢过旺状态，发热过高或持续必然引起过度消耗，且脏器的功能负荷加重，在原有疾病的基础上，甚至可能诱发相关脏器功能不全。高热常使一些代谢旺盛的细胞发生变性，心、肝、肾等脏器的实质细胞较易受累。

一、治疗总则

发热是许多疾病共同具有的病理过程，是一种重要的疾病信号。体温的变化往往反映病情变化，典型的发热具有诊断价值。因此，在疾病未确诊或未得到有效治疗时，不应急于降温，以免贻误诊断或抑制机体免疫功能。当发热的不利影响占主导地位时，如体温在40℃以上或持续高热，可造成机体过度消耗，诱发心力衰竭或幼儿高热惊厥，则应及时退热，解热药与病因治疗药一起使用。

二、个体化处理原则

对于发热既要考虑其引起的病理变化，又要对疾病全面分析，实行个体化处理原则：

1. 降温条件　有以下情况之一时，需选用适宜的解热措施。

（1）病人出现神经系统症状：如头痛、意识障碍等，或出现高热惊厥。

（2）恶病质患者。

（3）心肌梗死或心肌劳损患者。

2. 降温措施　根据发热的原因和机制，制定降温方法。

（1）抑制和清除发热激活物：对于病原微生物感染，采用抗生素或磺胺类药物杀菌或抑菌，阻止病原体激活产EP细胞的作用，从而使体温下降。

（2）干扰和阻止EP的生成与释放：如应用糖皮质激素可抑制TNF、IL-6的合成与分泌。

（3）针对体温中枢的调节介质：阻止和拮抗中枢发热介质的作用，如环氧合酶抑制剂吲哚美辛（消炎痛）、乙酰水杨酸类解热镇痛药的应用；促进中枢负调节介质的生成，如非甾体类抗炎药阿司匹林促进AVP的释放而发挥解热作用。

（4）物理降温：必要时可采用局部物理降温，过高的体温将损害神经系统，头部的物理降温可能有助于保护大脑。

（5）加强护理：加强对高热或持久发热患者的护理，保证摄入充足、易消化的营养物质，包括维生素；密切监护心血管功能，预防循环衰竭；注意水盐代谢，补足水分，防止脱水和休克发生。

三、中医学的防治原则

中医学对外感发热一般采用清热解毒，泻火凉血，滋阴退热之法，清除邪热，调和脏腑；对内伤发热的治疗原则为实火宜泻，虚火宜补。属实者，宜以解郁、活血、除湿为主，适当配伍清热；属虚者，则应益气、养血、滋阴、温阳，对于虚实夹杂者，则宜补泻兼顾，切不可一见发热，便使用发散解表及苦寒泻火之剂，贻误病情。

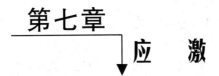

第七章

应 激

第一节 概 述

一、应激的概念

应激（stress）是指机体在受到内外环境因素及社会、心理因素刺激时所出现的全身性非特异性适应反应。当机体内环境（缺氧、发热、酸碱平衡紊乱、器官衰竭等）和外环境（包括自然、社会）的改变，需要机体调整代谢与功能以适应此种变化时，都可以引起一组相似的、与刺激因素性质无直接关系的全身性非特异性适应反应称为应激或应激反应（stress response），而这些刺激因素称为应激原（stressor）。

根据对机体影响的性质及程度，应激可分为生理性应激和病理性应激。生理性应激指应激原不十分强烈，且作用时间较短的应激（如体育竞赛、饥饿、考试等），是机体适应轻度的内外环境变化及社会心理刺激的一种重要防御适应反应，它有利于调动机体潜能又不致对机体产生严重影响。而病理性应激是指应激原强烈且作用较久的应激（如休克、大面积烧伤等），它除仍有一定防御代偿意义之外，还会引起机体的非特异性损伤，甚至导致应激性疾病（stress disease）。根据应激原的性质不同，应激可分为躯体应激（physical stress）及心理应激（psychological stress）。前者为理化、生物因素所致，而后者为心理、社会因素所致。心理应激又有良性应激（eustress）和劣性应激（distress）之分，前者可由成功、兴奋等因素引起，而后者可由失败、受挫等因素引起。根据应激发生的急缓分为急性应激、反复急性应激、慢性应激。

应激反应是生物的一种十分原始的反应，是机体适应、保护机制的一个重要组成部分。原核或真核单细胞生物（如细菌及酵母）具有原始的应激反应，并一直保留下来，成为高等动物应激反应的组成部分之一。高等动物的应激反应以神经-内分泌反应为主，涉及分子、细胞、器官、系统多个水平。在人类社会里，心理、社会因素往往成为重要的刺激因素，而躯体的应激反应亦可导致精神、神经活动的明显改变，应激反应更为复杂。

应激的主要意义是抗损伤。它有助于机体抵抗各种突发的有害事件，有利于机体在紧急状态下的格斗或逃避（fight or flight）。如应激原过于强烈，机体的各种适应、代偿反应不足以克服应激原的影响时，机体将迅速出现衰竭，甚至死亡。另一方面，应激反应也对机体带来不利影响，可诱发或加重某些躯体及精神疾患。如休克及严重创伤病人常发生消化道溃疡。经历过残酷而恐怖的战争之后，军人可出现心理及精神的障碍等。

二、应激原

任何刺激，只要其强度足够引起应激反应，都可成为应激原。根据其来源不同，可将应激原大致分为三类：

1. 外环境因素　如高热、寒冷、射线、噪声、强光、低氧、病原微生物及化学毒物等。

2. 内环境因素　如酸碱平衡紊乱、贫血、休克、器官功能衰竭等。

3. 心理、社会因素　如紧张的工作，不良的人际关系，离婚、丧偶等打击，愤怒、焦虑及恐惧等情绪反应等。

应激原作用于不同个体引起应激反应的强度，除与应激原的强度有关外，与机体遗传素质、个性特点、神经类型及既往经验方面也密切相关。

第二节　应激反应的基本表现

应激反应是涉及分子、细胞、器官及整体水平的非特异性反应。主要包含以下几个方面。

一、神经内分泌反应

当应激原作用于机体时，往往首先是神经－内分泌系统的反应，表现为蓝斑－交感－肾上腺髓质系统及下丘脑－垂体－肾上腺皮质系统的强烈兴奋，并伴有其他多种内分泌激素的改变。

（一）蓝斑－交感－肾上腺髓质系统

1. 基本组成　蓝斑－交感－肾上腺髓质系统（locus ceruleus – norepinephrine/sympathetic – adrenal medulla axis，LC/NE）是应激时发生快速反应的系统。其中枢整合部位主要位于脑桥蓝斑。蓝斑的去甲肾上腺素能神经元具有广泛的上、下行纤维联系。其上行纤维主要投射至杏仁复合体、海马、边缘皮质及新皮质，是应激时情绪变化、学习记忆及行为改变的结构基础。蓝斑中肾上腺素能神经元的下行纤维主要分布于脊髓侧角，调节交感神经张力及肾上腺髓质中儿茶酚胺的分泌（见图 7 – 1）。

2. 应激时的基本效应　应激时蓝斑－交感－肾上腺髓质系统的中枢效应主要是引起兴奋、警觉及紧张、焦虑等情绪反应，这与上述脑区中去甲肾上腺素的释放有关。外周效应主要表现为血浆中肾上腺素、去甲肾上腺素及多巴胺等儿茶酚胺浓度的迅速升高。脑桥蓝斑的去甲肾上腺素能神经元还可刺激室旁核神经元上的 α－肾上腺素能受体而使促肾上腺皮质激素释放激素（CRH）释放增多，从而启动下丘脑－垂体－肾上腺皮质轴活化。

（1）中枢效应：该系统的主要中枢效应与应激时的兴奋、警觉有关，并可引起紧张、焦虑的情绪反应。脑干的去甲肾上腺素能神经原还与室旁核分泌 CRH 的神经原有直接的纤维联系，该通路可能是应激启动下丘脑－垂体－肾上腺皮质轴（HPA）系统的关键结构之一。

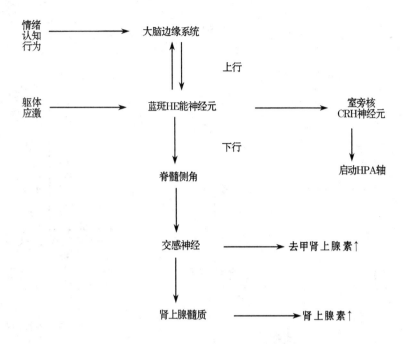

图 7 - 1　蓝斑 - 交感 - 肾上腺髓质系统基本组成

（2）外周效应：该系统的外周效应主要表现为血浆肾上腺素、去甲肾上腺素浓度迅速升高。如低温、缺氧可使血浆去甲肾上腺素升高 10～20 倍，肾上腺素升高 4～5 倍；失血性休克时血浆肾上腺素浓度可升高 50 倍，去甲肾上腺素可升高 10 倍。血浆儿茶酚胺浓度迅速升高，可导致心率加快，心肌收缩力增强，心输出量增加，血压升高等效应，促使机体紧急动员而处于唤起（arousal）状态，有利于应付各种环境变化。但是，过度强烈的交感 - 肾上腺髓质系统兴奋也会带来消极影响，甚至造成组织细胞的损伤。

（二）下丘脑 - 垂体 - 肾上腺皮质轴

1. 基本组成　下丘脑 - 垂体 - 肾上腺皮质轴（hypothalamic pituitary adrenal axis，HPA）主要由下丘脑的室旁核（PVN）、腺垂体及肾上腺皮质组成（见图 7 - 2）。室旁核作为该神经内分泌轴的中枢部位，其上行神经纤维与边缘系统的杏仁复合体、海马结构及边缘皮层有广泛的往返联系。下行神经纤维则通过 CRH 控制腺垂体促肾上腺皮质激素（ACTH）的释放，从而调控肾上腺糖皮质激素（GC）的合成和分泌。同时，室旁核 CRH 的释放也受到脑干蓝斑中去甲肾上腺素能神经元的影响。

2. 应激时的基本效应

（1）中枢效应：HPA 轴兴奋的中枢介质是 CRH 和 ACTH，特别是 CRH，它可能是应激时最核心的神经内分泌反应。CRH 神经原散布于从大脑皮质到脊髓的广泛脑区，但主要位于 PVN。CRH 的功能如下：

1）刺激 ACTH 的分泌进而增加 GC 的分泌，这是 CRH 最主要的功能，是 HPA 轴激活的关键环节。

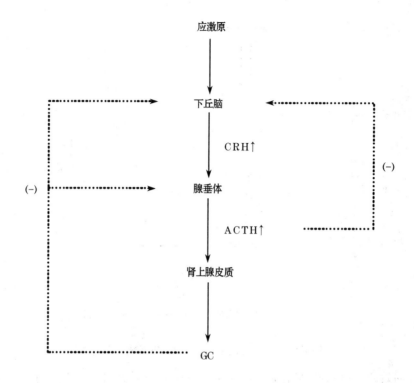

图 7-2　下丘脑-垂体-肾上腺皮质轴基本组成

2）调控应激时的情绪行为反应。目前认为，适当的 CRH 增多可促进机体适应，使机体兴奋或有愉快感。但大量 CRH 的增加，特别是慢性应激时，CRH 的持续增加则会造成适应机制的障碍，出现焦虑、抑郁、食欲及性欲减退等，这是慢性重症病人几乎都会出现的共同表现。

3）促进内啡肽释放。应激时内啡肽升高与 CRH 增多有关。CRH 也促进蓝斑-去甲肾上腺素能神经原的活性，与蓝斑-交感-肾上腺髓质系统也会交互影响。

（2）外周效应：GC 分泌增多是应激最重要的一个反应，对机体抵抗有害刺激起着极为重要的作用。

应激时 GC 增多对机体有广泛的保护作用，表现为：

1）升高血糖。GC 具有促进蛋白质分解和糖异生的作用，并对儿茶酚胺、胰高血糖素等的脂肪动员起容许作用。

2）GC 对许多炎性介质，细胞因子的生成、释放和激活具有抑制作用，稳定溶酶体膜，减少这些因子和溶酶体酶对细胞的损伤。

3）GC 还是维持循环系统对儿茶酚胺正常反应性的必需因素。GC 不足时，心血管系统对儿茶酚胺的反应性明显降低，可出现心肌收缩力降低、心排出量下降、外周血管扩张、血压下降，严重时可致循环衰竭。

但是慢性应激时，GC 的持续增多也对机体产生一系列不利影响，表现为：

1）免疫反应受抑制：在各种严重应激时，动物的胸腺细胞凋亡，胸腺萎缩，淋巴结缩小。多种细胞因子、炎症介质的生成受抑制，机体的免疫力下降，易发生感染。

2）生长发育迟缓：慢性应激时由于 CRH 的作用使生长激素分泌减少，由于 GC 增高而使靶细胞对胰岛素样生长因子（IGF-1）产生抵抗，从而导致生长发育迟缓，创伤的修复、愈合受阻。

3）抑制性腺轴：GC 可抑制促性腺素释放激素（GnRH）及黄体生成素（LH）的分泌，并使性腺对上述激素产生抵抗，因而导致性功能减退，月经不调或停经，哺乳期妇女泌乳减少等。

4）抑制甲状腺轴：GC 可抑制 TRH、TSH 的分泌，并阻碍 T_4 在外周组织转化为活性更高的 T_3。

5）引起一系列代谢变化：如负氮平衡、血脂升高、血糖升高。

6）行为改变：如抑郁症、异食癖及自杀倾向等。

（三）其他内分泌激素

应激时会导致多方面的神经内分泌变化。水平升高的有 β-内啡肽、抗利尿激素（ADH）、醛固酮、胰高血糖素、催乳素等；降低的有胰岛素、TRH、TSH、T_4 和 T_3、GnRH、LH 及 FSH 等；而生长激素则在急性应激时分泌增多，在慢性应激时分泌减少（见表7-1）。

表7-1 应激时内分泌激素的变化

名称	分泌部位	变化
β-内啡肽	腺垂体	升高
ADH	下丘脑（室旁核）	升高
GnRH	下丘脑	降低
生长素	腺垂体	急性应激升高，慢性应激降低
催乳素	腺垂体	升高
TRH	下丘脑	降低
TSH	垂体前叶	降低
T_3、T_4	甲状腺	降低
LH、FSH	垂体前叶	降低
胰高血糖素	胰岛细胞	升高
胰岛素	胰岛细胞	降低

二、细胞体液反应

（一）热休克蛋白

热休克蛋白（heat shock protein，HSP）是指热应激（或其他应激）时细胞新合成或合成增加的一组蛋白质，它们主要在细胞内发挥作用，属非分泌性蛋白质。HSP 最初是从经受热应激（25℃~30℃，30min）的果蝇唾液腺中发现的，故命名为热休克蛋白。之后发现，许多其他的物理、化学、生物应激原及机体内环境变化（如放射线、重金属、能量代谢抑制剂、自由基、细胞因子、缺血、缺氧、寒冷、感染、炎症、创伤等）都可诱导 HSP 的产生。因此，HSP 又称为应激蛋白（stress protein，SP）。现已发现 HSP 是一个超家族，而且大多数是细胞的结构蛋白，只在应激时生成增加。

1. 基本组成　HSP 广泛存在于从单细胞生物（如细菌、酵母）至哺乳动物的整个生物界（亦包括植物细胞）。HSP 结构保守，如人类的 HSP90（即分子量为 90kD 的 HSP）的氨基酸顺序与酵母 HSP90 有 60% 的同源性，与果蝇 HSP90 相比具 78% 的同源性。表明 HSP 是在长期生物进化过程中所保留下来的，是具有普遍生物学意义的一类蛋白质。

目前已知，HSP 是一个具有多个成员的超家族。根据其分子量的大小可将其分为 HSP110、HSP90、HSP70、HSP60、小分子 HSP、HSP10、泛素等多个亚家族，每个亚家族可含多个成员（见表 7-2）。

表 7-2　　热休克蛋白的主要类型及功能

主要 HSP 家族成员	分子量	细胞内定位	可能的生物学功能
HSP110 亚家族	110000		
HSP110		核/胞浆	热耐受
HSP105		胞浆	蛋白质折叠
HSP90 亚家族	90000		
HSP90α		胞浆	与类固醇受体结合，热耐受
HSP90β		胞浆	与类固醇受体结合，热耐受
Grp94		内质网	帮助分泌蛋白的折叠
HSP70 亚家族	70000		
HSP70（组成型）		胞浆	新生蛋白的成熟、移位
HSP70（诱导型）		胞浆/核	蛋白质折叠、细胞保护
HSP78（Bip）		内质网	帮助新生蛋白折叠
HSP75		线粒体	新生蛋白折叠、移位
HSP60 亚家族	60000		
HSP60		线粒体	帮助新生蛋白折叠
TriC		胞浆	帮助新生蛋白折叠
HSP40 亚家族	40000		
HSP47		内质网	胶原合成的质量控制
HSP40（hdj-1）		胞浆	蛋白质折叠
小 HSP 亚家族	20000~30000		
HSP32（HO-1）		胞浆	抗氧化
HSP27		胞浆/核	调控细胞骨架的肌动蛋白
AB-晶体蛋白		胞浆	细胞骨架的稳定
HSP10	10000	线粒体	HSP60 辅因子
泛素	8000	胞浆/核	蛋白质非溶酶体降解

2. 基本功能　HSP 在细胞内的含量可高达细胞内蛋白量的 5%。主要生物学功能是帮助蛋白质的折叠（folding）、移位（translocation）、复性（renaturation）及降解（degradation）。虽然其本身不是蛋白质代谢的底物或产物，但始终伴随着蛋白质代谢的许多重要步骤，因此被形象地称为"分子伴娘"（molecular chaperone）。其基本结构为 N 端的一个具有 ATP 酶活性的高度保守序列和 C 端的一个相对可变的序列，易与蛋白质的疏水结构相结合（见图 7-

3)。在正常状态下，核糖体上新合成的蛋白质多肽链尚未经过正确的折叠而形成具有一定空间构形的功能蛋白质，其疏水基团常暴露在外。如果没有 HSP 分子伴侣的存在，这些蛋白质可通过其疏水基团互相结合、聚集而失去活性。HSP 通过其 C 末端的疏水区与这些新合成的多肽链结合，从而防止其聚集，并帮助其在折叠酶的作用下逐步完成正确折叠。在蛋白质折叠完成后，HSP 分子伴侣即脱离蛋白质底物，折叠成具有一定空间构形的蛋白质并通过囊泡转运至高尔基体，或经 HSP 的帮助转运至线粒体或其他细胞器发挥作用。在应激状态下，各种应激原导致蛋白质变性（denaturation），使之成为伸展的（unfolded）或错误折叠的（misfolded）多肽链，其疏水区域可重新暴露在外，因而形成蛋白质聚集物，对细胞造成严重损伤。基础表达及诱导表达的 HSP 充分发挥分子伴娘功能，防止这些蛋白质的变性、聚集，并促进已经聚集蛋白质的解聚及复性。如蛋白质损伤过于严重，无法再解聚及复性时，HSP 家族成员泛素（ubiquitin）将会与其共价结合，再经过蛋白酶体（proteasomes）将其降解，以恢复细胞的正常功能。

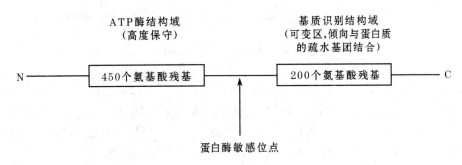

图 7 - 3　热休克蛋白结构

诱导性 HSP 主要与应激时受损蛋白质的修复、清除有关。正常时这些 HSP 与一种细胞固有表达的因子——热休克转录因子（heat shock transcription factor，HSF）相结合。多种应激原如发热、炎症等常会引起蛋白质结构的损伤，从而暴露出与 HSP 的结合部位，HSP 与受损蛋白结合后释放出游离的 HSF。游离的 HSF 倾向于聚合成三聚体，后者则具有向核内移位并与热休克基因上游的启动序列相结合的功能，从而启动 HSP 的转录合成，使 HSP 增多。增多的 HSP 可在蛋白质水平起防御、保护作用（见图 7 - 4）。

此外，HSP 可增强机体对发热、内毒素、病毒感染、心肌缺血等多种应激原的耐受、抵抗能力，在分子水平上起保护作用。

（二）急性期蛋白

感染、炎症、组织损伤等原因引起应激时，血浆中某些蛋白质浓度迅速增高，这种反应称为急性期反应（acute phase response，APR），这些蛋白质被称为急性反应期蛋白（acute phase protein，AP），属分泌型蛋白质。

最早发现的 APP 是 C - 反应蛋白（C - reactive protein，CRP），它能与肺炎双球菌的荚膜成分 C - 多糖反应。

1. 构成与来源　急性期反应时血浆中浓度增加的 AP 蛋白种类繁多，可分为五类，即参

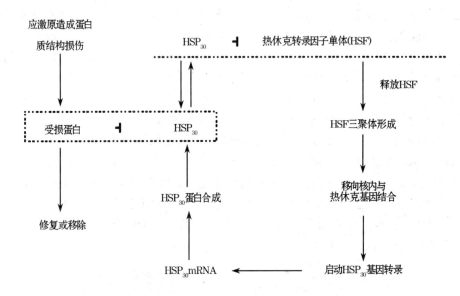

图 7 - 4   热休克蛋白的转录调控

与抑制蛋白酶作用的 AP 蛋白（如 α_1 抗胰蛋白酶等）；参与凝血和纤溶的 AP 蛋白（如纤维蛋白原、纤溶酶原等）；属于补体成分的 AP 蛋白；参与转运的 AP 蛋白（如血浆铜蓝蛋白等）；其他多种 AP（如 C - 反应蛋白、纤维连接蛋白、血清淀粉样 A 蛋白等）。急性期反应时血浆蛋白浓度也有减少的，称为负性 AP 蛋白，如白蛋白、运铁蛋白等。

　　肝是 AP 的主要来源，合成大多数的 AP。少数 AP 来源于巨噬细胞、内皮细胞、成纤维细胞和多形核白细胞等。

　　2. 生物学功能　　由于 AP 种类繁多，其生物学功能十分广泛，可大致包括下述几个方面：

　　（1）抑制蛋白酶活化：在炎症、创伤、感染等应激状态下，体内蛋白水解酶增多，可导致组织细胞损伤。AP 中的多种蛋白酶抑制剂（如 α_1 - 胰蛋白酶，α_1 - 抗糜蛋白酶及 α_2 - 巨球蛋白等）可抑制这些蛋白酶活性，从而减轻组织损伤。

　　（2）清除异物和坏死组织：在炎症、感染、创伤等应激状态下，血浆中 CRP 常迅速增高。它可与细菌的细胞壁结合，起抗体样调理作用。它能激活补体经典途径，促进吞噬细胞功能，抑制血小板磷脂酶，减少其炎症介质的释放等。动物实验表明，CRP 转基因小鼠能明显抵抗肺炎双球菌的感染，表现为菌血症发生率降低，死亡率降低，生存时间延长。因 CRP 的血浆水平与炎症的活动性有关，临床上常测定 CRP 以判断炎症及疾病的活动性。

　　3. 抑制自由基产生　　AP 中的铜蓝蛋白能促进亚铁离子的氧化（Fe^{2+} 转变成 Fe^{3+}），故能减少羟自由基的产生。

　　4. 其他作用　　血清淀粉样蛋白 A 能促进损伤细胞的修复。纤维连接蛋白（fibronectin）能促进单核巨噬细胞及成纤维细胞的趋化性，促进单核细胞膜上 FC 受体及 C_3b 受体的表达，并激活补体旁路，从而促进单核细胞的吞噬功能。

然而，正像神经内分泌反应一样，急性期反应及急性期蛋白对机体亦具有某些不利影响，如引起代谢紊乱、贫血、生长迟缓及恶病质等。在某些慢性应激病人中，血清淀粉样蛋白 A 浓度升高可能导致某些组织发生继发性淀粉样变（见表 7-3）。

表 7-3 　　　　　　　　　　　几种重要的急性期蛋白

成分	分子量	正常血浆浓度（mg/ml）	急性炎症时增加程度	可能的作用
C-反应蛋白	105000	<8	>1000 倍	激活补体，调理作用，结合磷脂酰胆碱
血清淀粉样 A 蛋白	160000	<10	>1000 倍	清除胆固醇
α_1-酸性糖蛋白	40000	55~140	2~3 倍	为淋巴细胞和单核细胞的膜蛋白，促进成纤维细胞生长
α_1-蛋白酶抑制剂	54000	200~400	2~3 倍	抑制丝氨酸蛋白酶活性
α_1-抗糜蛋白酶	68000	30~60	2~3 倍	抑制组织蛋白酶
α_2-巨球蛋白	1000000	150~420	2~3 倍	抑制组织蛋白酶
结合珠蛋白	100000	40~180	2~3 倍	抑制组织蛋白酶
纤维蛋白原	340000	200~450	2~3 倍	促进血液凝固及组织修复时纤维蛋白基质的形成
铜蓝蛋白	151000	15~60	50%	减少自由基
补体	180000	80~120	50%	趋化作用，肥大细胞脱颗粒

第三节　应激时机体的代谢和功能变化

一、应激时机体的代谢变化

应激时代谢的特点是分解增加，合成减少，代谢率明显升高。应激时此种高代谢率由儿茶酚胺、糖皮质激素、胰高血糖素及某些炎症介质（如肿瘤坏死因子、白介素-1）大量释放及胰岛素的分泌减少等变化所引起。

采用反义技术抑制糖皮质激素受体基因表达并制备成转基因小鼠，发现该小鼠在正常及应激状态下的能量摄取及消耗明显低于对照组，其脂蛋白脂酶活性及 NE 浓度亦低于对照组，表明 HPA 轴在能量代谢平衡中具有重要作用。

在糖代谢方面，应激时糖原的分解及糖异生明显增强，使血糖明显升高，甚至可超过肾糖阈而出现糖尿，称为应激性高血糖及应激性糖尿。在严重创伤及大面积烧伤时，这些变化可持续数周，称为创伤性糖尿病。

应激时，机体脂肪分解增加，使血液中游离脂肪酸及酮体有不同程度的增加，同时机体对脂肪酸的利用亦增加。严重创伤后，机体所消耗的能量有 75%~95% 来自脂肪的氧化。应激时蛋白质分解代谢增强，血浆中氨基酸水平升高，尿氮排出增多，出现负氮平衡（见图 7-5）。

上述代谢变化为机体应付"紧急情况"提供了足够的能源，血浆中氨基酸水平的升高

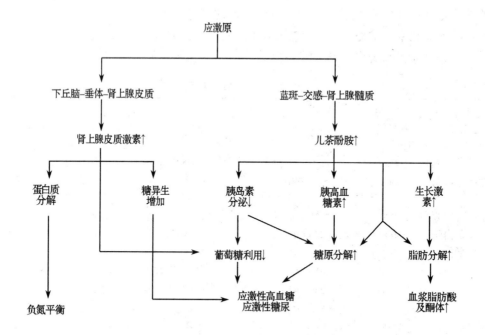

图7-5 应激时糖、蛋白、脂肪代谢的变化

为机体合成 APP 及 HSP 提供了原料。但持续的应激状态可使机体能源物质大量消耗，导致消瘦、贫血、抵抗力下降、创面愈合迟缓。如患者已患糖尿病，则其病情可恶化。在处理上述病人时，除了给予充分的营养支持外，还应适当调整机体的应激反应，使用某些促进合成代谢的生长因子等。

二、应激时机体的功能变化

1. 中枢神经系统（CNS）的变化　CNS 是应激反应的调控中心，对刺激起整合调控作用。与应激最密切相关的 CNS 部位包括：边缘系统的皮层、杏仁体、海马、下丘脑及脑桥的蓝斑结构等。这些部位在应激时可出现活跃的神经传导、神经递质和神经内分泌变化，并出现相应的功能改变。如应激时蓝斑区去甲肾上腺素（NE）能神经原激活和反应性增高，持续应激还使该脑区的酪氨酸羟化酶（NE 合成限速酶）活性升高。蓝斑投射区（下丘脑、海马、杏仁体）的 NE 水平升高，机体出现紧张、专注程度的升高；NE 水平过高时，则会产生焦虑、愤怒、害怕等情绪反应。PVN 与边缘系统的皮层、杏仁体、海马结构有丰富的交互联系，与蓝斑也有丰富的交互联络，其分泌的 CRH 是应激反应的核心神经内分泌因素之一。HPA 轴的适度兴奋有助于神经系统的发育，增强认知能力，但 HPA 轴兴奋过度或不足都可以引起 CNS 的功能障碍，出现抑郁、厌食，甚至自杀倾向等。应激时 CNS 的多巴胺能神经原、5-HT 能神经原、GABA 能神经原及内阿片肽能神经原等都有相应的变化，并参与应激时神经精神反应的发生，其过度反应亦参与了 GAS 情绪行为障碍的发生。

2. 心血管系统　应激时，由于交感-肾上腺髓质系统兴奋，儿茶酚胺分泌增多，心血管系统的主要变化为心率增快，心肌收缩力增强，外周阻力增高及血液重分布等。这些改变有利于增加心输出量，升高血压，保证心脑的血液供应。但在格斗或剧烈运动等应激状态下，由于骨骼肌血管明显扩张，总外周阻力可表现为下降。交感－肾上腺髓质系统的强烈兴奋亦可对心血管系统产生不利影响，可导致冠脉痉挛，血小板聚集，血液黏滞度升高而导致心肌缺血及心肌梗死。强烈的精神应激可引起心律失常及猝死。

3. 消化系统 应激时，消化系统的典型变化为食欲减退。在大鼠脑室内注射 CRH 拮抗剂可部分逆转应激所致的进食减少，表明应激时的食欲减退与 CRH 分泌增多有关。应激时，部分病例可出现进食增加，甚至诱发肥胖症，其机制可能与下丘脑中内啡肽及单胺类介质（如 NE、多巴胺及 5－羟色胺）水平升高有关。由于交感－肾上腺髓质系统的强烈兴奋，胃肠血管收缩，血流量减少，可导致胃肠黏膜受损，出现"应激性溃疡"。

4. 免疫系统 急性应激时，机体非特异性免疫反应常有增加，如外周血中性粒细胞数目增多，吞噬活性增强，补体系统激活，CRP 增多，细胞因子、趋化因子及淋巴因子等释放增多等。但持续强烈的应激将导致机体免疫功能的抑制。

上述免疫系统的变化受到神经内分泌系统的调节。许多神经内分泌激素通过作用于免疫细胞膜上的受体而调节免疫反应。由于应激时神经－内分泌系统最明显的变化为 GC 与儿茶酚胺的大量释放，二者对免疫系统具有强烈抑制作用，因而持续强烈的应激表现为免疫功能的抑制。

5. 血液系统 急性应激时，血液凝固性升高，表现为血小板数目增多，黏附与聚集性加强，纤维蛋白原、凝血因子 V、Ⅷ浓度升高，凝血时间缩短。应激时血液纤溶活性亦可增强，表现为血浆纤溶酶原、抗凝血酶Ⅲ升高，纤溶酶原激活物增多。同时，还可见多形核白细胞数目增多，核左移，骨髓检查可见髓系及巨核细胞系的增生。此外，应激导致血液黏滞性增加，红细胞沉降率加快等。上述改变具有抗感染及防止出血的作用，但也具促进血栓形成，诱发 DIC 等不利影响。

慢性应激时，病人常出现贫血。其特点为低色素性。其血清铁降低，类似于缺铁性贫血。但与缺铁性贫血不同的是其骨髓中铁含量正常甚至增加，补铁治疗无效。其机制可能与单核－吞噬细胞系统对红细胞的破坏加速有关。

6. 泌尿生殖系统 应激时交感－肾上腺髓质的兴奋使肾血管收缩，肾小球滤过率（GFR）降低，尿量减少；肾素－血管紧张素－醛固酮系统的激活亦引起肾血管收缩，GFR降低，水钠排出减少，ADH 的分泌增多更促进水的重吸收，使尿量减少。因此，应激时泌尿功能的主要变化表现为尿少，尿比重升高，水钠排泄减少。这些变化类似于休克早期所出现的功能性急性肾衰，如应激得到缓解，肾脏血液灌流恢复，上述泌尿功能变化可完全恢复。如应激原强烈且持续存在，则可导致肾小管坏死。

应激对下丘脑促性腺激素释放激素（GnRH）及垂体的黄体生成素（LH）的分泌具有抑制作用。从而引起性功能减退，月经紊乱或闭经，使哺乳期妇女乳汁分泌减少。发生精神心理应激（如工作压力过大、恐惧或丧失亲人等）时，上述变化亦很明显。

第四节 应激损伤与应激相关性疾病

应激在许多疾病的发生发展上都起着重要的作用。有人估计，50%～70%的就诊病人其所患的疾病可被应激所诱发，或是被应激所恶化。应激与疾病的关系随着城市化的加剧正受到医学界越来越多的关注。

各种致病因素在引起特定疾病的同时，也激起了机体的非特异性全身反应，因此各种疾病都或多或少地含应激的成分。但应激性疾病目前无明确的概念和界限，习惯上将那些对应激起主要致病作用的疾病称为应激性疾病，如应激性溃疡（stress ulcer）。还有一些疾病，如原发性高血压、动脉粥样硬化、冠心病、溃疡性结肠炎、支气管哮喘等，应激作为条件或诱因，其在应激状态下或加重或加速发生发展的疾病称为应激相关疾病。

一、全身适应综合征（general adaptation syndrome，GAS）

20世纪30至40年代，加拿大生理学家Selye等采用剧烈运动、毒物、寒冷、高温及严重创伤等应激原处理动物发现，尽管应激原的性质不同，所引起的全身性非特异反应却大致相似。他把这种反应称为全身适应综合征。GAS可分为三个时期：

1. **警觉期**（alarm stage） 警觉期在应激原作用后立即出现，为机体防御机制的快速动员期。其神经－内分泌改变以交感－肾上腺髓质系统兴奋为主，并伴有肾上腺皮质GC的分泌增多。这些变化的病理生理意义在于使机体处于"应战状态"，有利于机体进行格斗或逃避。本期持续时间较短，如应激原持续存在，且机体依靠自身的防御代偿能力度过了此期，则进入损伤与抗损伤的第二阶段。

2. **抵抗期**（resistance stage） 在抵抗期中，以交感－肾上腺髓质兴奋为主的反应将逐步消退，而肾上腺皮质开始肥大，GC分泌进一步增多。在本期中，GC在增强机体的抗损伤方面发挥重要作用。但免疫系统开始受到抑制，胸腺萎缩，淋巴细胞数目减少，功能减退。

3. **衰竭期**（exhaustion stage） 机体在经历持续强烈的应激原作用后，其能量贮备及防御机制被耗竭。虽然GC水平可仍然升高，但GR的数目及亲和力可下降，机体内环境严重失调，应激反应的负效应，如应激相关疾病、器官功能衰竭甚至死亡都可在此期出现。

GAS是对应激反应的经典描述，体现了应激反应的全身性及非特异性。其主要理论基础是应激时的神经内分泌反应，特别是交感－肾上腺髓质系统及HPA轴的作用。GAS的提出对于理解应激反应的基本机制是有益的。但GAS只强调了应激的全身性反应，没能顾及到应激时器官、细胞、基因水平变化的特征。因此，GAS对于应激的描述是不够全面的。

另外，上述三个阶段并不一定都依次出现，只要应激原及时解除，多数应激仅出现第一、二阶段的变化。如果应激原持续存在，应激反应可进入第三期，出现GAS的损伤和疾病，甚至导致死亡。

二、应激性溃疡

（一）概念

应激性溃疡是指在严重创伤（包括手术）、大面积烧伤、败血症、脑血管意外等应激状态下所出现的胃、十二指肠黏膜的急性损伤，主要表现为胃及十二指肠黏膜的糜烂、溃疡、出血，少数溃疡可较深甚至发生穿孔。当溃疡侵犯大血管时，可导致消化道大出血。应激性溃疡可在严重应激原作用数小时内出现，其发病率可达 75% ~ 100%。如应激原逐步解除，溃疡可在数日内愈合，而且不留疤痕。如严重创伤、休克及败血症等病人并发应激性溃疡大出血，则其死亡率明显升高，可达 50% 以上。

（二）发病机制

1. 黏膜缺血 是应激性溃疡形成的最基本条件。应激时由于交感 – 肾上腺髓质系统兴奋，血液发生重分布而使胃和十二指肠黏膜小血管强烈收缩，血液灌流显著减少。黏膜缺血使黏膜上皮能量代谢障碍，碳酸氢盐及黏液产生减少，使黏膜细胞之间的紧密连接及覆盖于黏膜表面的碳酸氢盐 – 黏液层所组成的黏膜屏障受到破坏。胃腔中的 H^+ 将顺浓度差弥散进入黏膜组织中，不能被血液中的 HCO_3^- 中和或随血流运走，从而使黏膜组织的 PH 值明显降低，导致黏膜损伤。

2. 糖皮质激素的作用 应激时明显增多的糖皮质激素一方面抑制胃内黏液的合成和分泌，另一方面可使胃肠黏膜细胞的蛋白质合成减少，分解增加，从而使黏膜细胞更新减慢，再生能力降低而削弱黏膜屏障功能。

3. 其他因素 应激时发生的酸中毒可使胃肠黏膜细胞中的 HCO_3^- 减少，从而降低黏膜对 H^+ 的缓冲能力。同时，十二指肠液中的胆汁酸（来自于胆汁）、溶血卵磷脂及胰酶（来自于胰液）返流入胃，在应激时胃黏膜保护因素被削弱的情况下，亦可导致胃黏膜损伤。此外，胃肠黏膜富含黄嘌呤氧化酶，在缺血 – 再灌注时，生成大量氧自由基，可引起黏膜损伤。

三、应激与心、脑血管疾病

各种应激，尤其是精神心理应激可诱发或加重多种心、脑血管疾病，如高血压、动脉粥样硬化、心肌梗死、严重心律失常及脑血管意外等。

（一）高血压

高血压的发病涉及遗传和环境因素。流行病学调查显示，在长期精神心理应激原（如噪声、工作紧张、焦虑等）作用下，高血压的发病率明显上升。上述应激原诱发或加重高血压的机制涉及以下因素：①交感 – 肾上腺髓质兴奋，血管紧张素及血管加压素分泌增多，使外周小动脉收缩，外周阻力增加；②醛固酮、抗利尿激素分泌增多，导致钠、水潴留，增加循环血量；③糖皮质激素分泌增多使血管平滑肌对儿茶酚胺更加敏感。

（二）动脉粥样硬化

动脉粥样硬化的危险因子主要有：高血压、高血脂、糖尿病等。各种应激原，特别是社会心理应激原可直接或间接地提高上述危险因子的水平，因而容易导致动脉粥样硬化的发生。如应激时的高血压可导致动脉内皮损伤，促进脂质沉积及血小板黏附与聚集；应激时分泌增加的多种激素可致脂肪分解加强，血脂水平升高。这些变化都能促进脂质沉积及动脉粥样硬化斑块形成、心肌坏死与猝死。动物实验表明：刺激交感神经可诱发心室纤颤。无器质性心脏病的正常人受到强烈精神刺激时，亦可产生不同程度的房室传导阻滞、ST 段降低、室性心律不齐，甚至室性纤颤。在已有冠状动脉病变或心肌损伤的基础上，应激更易诱发心肌梗死、严重心律失常及猝死（sudden death）。临床上发现，在严重创伤、感染、情绪紧张、惊恐、愤怒等应激状态下，某些病人发生严重心律失常及猝死。尸解可发现广泛性心肌出血、坏死，收缩带形成。上述变化主要由儿茶酚胺升高所致。儿茶酚胺可增加心肌耗氧量，使冠脉痉挛及血小板聚集，通过刺激 β 受体使 Ca^{2+} 内流增加而导致钙超载，并通过其氧化产物及其在自氧化过程中所产生的氧自由基而导致心肌损伤。

（三）脑血管意外

在已有脑血管病变的基础上，应激所致的血压升高，血管痉挛，血小板聚集，血栓形成或栓子脱落堵塞都可导致脑血管栓塞或脑出血的发生。

四、应激与免疫、风湿性疾病

临床研究发现，妊娠、紧张等应激原都可诱导系统性红斑狼疮发生或使病情稳定者突然发作。这可能与应激时免疫系统功能紊乱有关。此外，近年发现，系统性红斑狼疮、类风湿关节炎及胰岛素依赖性糖尿病的发病与机体产生针对分枝杆菌 HSP65 的抗体及 T 淋巴细胞有关。当分枝杆菌感染机体时，其 HSP65 作为抗原，可刺激机体产生具有针对性的抗 HSP65 抗体及 T 淋巴细胞。由于细菌 HSP65 与人类 HSP60 在结构上有高度保守性（同源性达 65%），而人类 HSP60 又与多种人类其他蛋白质（如角蛋白及 DNA 结合蛋白等）的某些结构域有相同序列，这些针对分枝杆菌的抗 HSP65 抗体及 T 淋巴细胞亦与机体本身的 HSP60 及其他蛋白质分子（如角蛋白及 DNA 结合蛋白等）的相似结构域发生免疫反应，从而导致上述疾病的发生。其详细机制尚有待进一步研究。

五、应激与老年性痴呆

老年性痴呆又称为阿尔茨海默病（Alzheimer's disease，AD），是一种神经系统退行性疾病。病人表现为记忆力减退，学习能力下降，行为改变。其主要病理改变为大脑皮层弥散性萎缩，神经纤维缠结，神经细胞间有大量不溶性淀粉样蛋白（insolube amyloid beta protein）沉积而形成老年斑（senile plaques，SP）。这些淀粉样蛋白沉积物是由一种淀粉样前体蛋白（amyloid precursor protein，APP）分解而来的。虽然目前对可溶性 - APP 转变为不溶性 - APP 的分子机制尚不完全清楚，但在体内外研究均发现，细胞因子 IL - 1、IL - 6 可促进 APP 基因表达，除此之外，在淀粉样沉积物中，还发现有急性期蛋白（如 α_1 - 抗糜蛋白酶、α_2 - 巨球蛋白、C - 反应蛋白及补体成分等）的存在，表明应激反应中上调的上述细胞因子及急性期蛋白在 β 淀粉样蛋白沉积过程中可能发挥重要作用。分子生物学研究发现，在

APP 基因的 5'调控区，具有热休克元件 HSE 的核心顺序，表明 APP 的表达受到 HSF 的调控。在多种应激状态下，HSF 被激活，与 APP 基因调控区的 HSE 结合而使 βAPP 表达增多。上述研究表明，老年性痴呆是遗传因素与环境因素共同作用的结果，而应激可能在其中发挥重要作用。

六、应激与心理、精神障碍

应激除了引起躯体疾病之外，还与许多功能性精神疾患的发生有关。某些应激原（特别是社会心理应激原）能直接导致精神疾患，或加重病情，加速病程发展。应激所致的心理、精神障碍与边缘系统（如扣带皮质、海马、杏仁复合体）及下丘脑等部位关系密切。

1. 应激对认知功能的影响 良性应激可使机体保持一定的唤起状态，对环境变化保持积极反应，因而增强认知功能。但持续的劣性应激可损害认知功能，如噪音环境的持续刺激可使儿童学习能力下降。

2. 应激对情绪及行为的影响 动物实验证明：慢性精神、心理应激可引起中枢兴奋性氨基酸的大量释放，导致海马区锥体细胞的萎缩和死亡，从而导致记忆能力的改变及焦虑、抑郁及愤怒等情绪反应。愤怒的情绪易导致攻击性行为反应，焦虑使人变得冷漠，抑郁可导致自杀等消极行为反应。

3. 急性心因性反应 急性心因性反应（acute psychogenic reaction）是指由于急剧而强烈的心理社会应激原作用后，在数分钟至数小时内所引起的功能性精神障碍。患者可表现为伴有情感迟钝的精神运动性抑制，如不言不语，对周围事物漠不关心，呆若木鸡。也可表现为伴有恐惧的精神运动性兴奋，如兴奋、激动、恐惧、紧张或叫喊、无目的地乱跑，甚至痉挛发作。上述状态持续时间较短，一般在数天或一周内缓解。

4. 延迟性心因性反应 延迟性心因性反应（delayed psychogenic reaction）又称创伤后应激障碍（post-traumatic stress disorder，PTSD），是指受到严重而剧烈的精神打击（如经历恐怖场面、恶性交通事故、残酷战争、凶杀场面或被强暴等）而引起的延迟出现或长期持续存在的精神障碍，一般在遭受打击后数周至数月后发病。其主要表现为：①反复重现创伤性体验，做噩梦，易触景生情而增加痛苦；②易出现惊恐反应，如心慌，汗出，易惊醒，不敢看电视电影，不与周围人接触等。大多数患者可恢复，少数呈慢性病程，可长达数年之久。

第五节 应激相关疾病的防治原则

一、避免应激刺激

1. 避免主要致病应激原 如控制感染，修复创伤，清除有毒物质等，即病因学治疗。

2. 避免不当的应激刺激 在病人就诊、治疗过程中，医护人员的工作态度、处置方法、言谈举止等均受到病人的关注，行为不当就可能成为新的应激原。处置过程中必要的、耐心细致的、通俗易懂的、平易近人的解释是降低病人应激反应的重要手段。

二、治疗应激损伤

及时识别、治疗应激性损伤，如应激性溃疡、应激引起的心脑血管疾病等。

三、综合治疗

对于精神、心理应激原所导致的躯体疾患或精神、心理障碍（如消化道溃疡、高血压、失眠等）可采用抗焦虑药、抗抑郁药治疗、心理治疗及生物反馈治疗（biofeedback therapy）。此外，针灸、理疗、太极拳等均为行之有效的方法。

第八章

细胞凋亡与疾病

第一节 概 述

细胞凋亡与其生长、分化、衰老、癌变都是机体内细胞自然演变的方式，但它是一种不同于坏死的细胞死亡。细胞凋亡概念的提出，对深入了解机体生长发育过程及细胞性疾病的发生具有十分重要的意义。

一、细胞凋亡的概念

细胞凋亡（apoptosis）是指由体内外因素诱发细胞内固有的死亡程序而引起的细胞死亡过程，又称程序性死亡（programmed cell death，PCD），俗称细胞自杀（cell suicide）。细胞凋亡常为局部单个细胞的死亡，可形成特征性凋亡小体及规则性 DNA 片段，其周围组织不发生炎症反应。

二、细胞凋亡与坏死的区别

细胞凋亡为发生在生理、病理过程中主动的细胞死亡过程，而坏死是由严重损伤因素引起的病理性、被动性细胞死亡过程，二者有明显的差别，详见表 8 - 1。

表 8 - 1　　　　　　　　　　　　　　细胞凋亡与坏死的主要区别

	坏死	凋亡
性质	被动过程，病理性、非特异性	主动过程，生理或病理性、特异性
诱导因素	较强刺激，如严重缺氧、高温、强酸等	较弱刺激，如低氧、自由基等
形态特点	细胞（膜）结构完全破坏	膜结构相对完整，形成凋亡小体
生化特征	无基因活化、蛋白质合成，DNA 均一降解	有基因激活、蛋白质合成，DNA 断裂为 180～200bp 片段

三、细胞凋亡的生物学意义

细胞凋亡在机体发育、生长或疾病发生发展过程中有如下作用：①确保组织器官的形态发育（morphogenesis）。当机体发育形成特殊形态的组织器官时，既需要一定部位组织细胞的生长，又需局部细胞凋亡而消失。例如乳腺导管形成时位于中部的细胞必须凋亡，牙齿组织形成时面向口腔的细胞有明显凋亡。②维持内环境的稳定。体内各器官系统有多种不同的生理功能，为了协调各系统功能以保证机体应付内外环境变化而健康生存，体内常通过细胞凋亡，清除针对自身抗原的 T 淋巴细胞形成免疫耐受（immunological tolerance），以保证免疫系统仅攻击外来抗原而不损伤自身组织，清除突变、衰老的细胞以防止肿瘤等疾病的发生，清除月经周期中的子宫内膜以维持正常生殖功能。据估计，机体通过凋亡形式清除的体内细胞数量是相当可观的，每秒钟可达数百万个。③参与机体防御反应。如病毒是依靠宿主细胞复制生长的，当机体感染病毒后，可引起宿主细胞的凋亡，阻止病毒在体内的复制、致病过程。

第二节　细胞凋亡的基本过程

一、细胞凋亡的大致过程

细胞在凋亡相关因素作用下，发生一系列形态、结构、生化反应等变化，其大致过程可分为如下四期：

1. 凋亡信号转导期　细胞接受胞内外凋亡信号刺激后，通过各信号转导系统，产生多种信息分子如 Ca^{2+}、cAMP、神经酰胺等，随后激活细胞内固有的凋亡遗传程序。

2. 凋亡相关基因激活期　各信号转导系统按固有的凋亡程序激活各凋亡相关基因，包括促进凋亡基因的活化与抑制凋亡基因的灭活，前者表达产生能引起凋亡效应的核酸内切酶、富含半胱氨酸的天冬氨酸特异性蛋白酶即 caspase（cysteine – containing aspartate – specific protease）等。

3. 凋亡效应期　由凋亡效应物核酸内切酶、caspase 等分解 DNA 大分子、细胞膜结构等参与的细胞裂解过程。

4. 凋亡细胞清除期　凋亡的细胞可被其周围的巨噬细胞、上皮细胞吞噬、消化。有人认为凋亡细胞的分解物尚可再利用。

二、细胞凋亡时的形态变化

在细胞凋亡过程中，首先可见膜表面微绒毛消失，逐渐与周围细胞分离，胞浆脱水浓缩、嗜酸性增强，胞膜出现空泡化，细胞体积逐渐变小；内质网不断扩大且与胞膜融合，使膜表面形成芽泡状突起，其他细胞器脱水浓缩；随后染色质浓缩成团块状，分布在核膜边缘即染色质边缘，并逐步分裂为碎片；同时细胞皱缩、胞膜的不同部位内陷，形成多个突起囊泡，囊泡基部膜断裂后重新融合成凋亡小体。凋亡小体四周为完整的膜性结构，内含胞浆或染色质碎片或二者兼有，是细胞凋亡的特征性形态变化。细胞凋亡时，除了形成可很快被邻近细胞清除的凋亡小体外，无其他细胞分解物残留，故常不引起凋亡细胞周围组织的炎症反应。

三、细胞凋亡时的生化改变

细胞凋亡时，出现一系列 DNA、蛋白质等生物大分子活化、降解等变化，主要表现有：

1. 内源性核酸内切酶的激活及其效应　在某些凋亡信号转导系统刺激下，细胞内 Ca^{2+}、Mg^{2+}、Zn^{2+} 等金属离子的浓度发生明显变化，影响核内原先无活性的钙镁依赖性核酸内切酶，一般 Ca^{2+}、Mg^{2+} 可激活、增强该酶的活性，而 Zn^{2+} 可抑制其活性；也有些凋亡信号系统可刺激非金属离子依赖性核酸内切酶的活性。不同种类核酸内切酶的激活可将 DNA 链水解成不同长度的片段。

2. DNA 的片段化　指 DNA 断裂成有规律长度的片段。因核酸内切酶可识别、水解 DNA 链上两个碱基间的磷酸二酯键，即产生不同长度 DNA 片段。而凋亡时激活的核酸内切酶可识别、水解的部位均在 DNA 基本结构核小体之间的碱基序列，因此产生的 DNA 片段长度可为 1 个或 2 个、3 个……核小体的长度，而每个核小体的长度为 180 ~ 200 碱基对（bp），故凋亡时 DNA 裂解成 180 ~ 200bp 或其整倍数长度的规律性片段，电泳测定这些长度不同的规律性片段，在滤纸上表现为粗细不同、平行排列的条纹，形如梯子，俗称梯形条纹（ladder pattern）。这是凋亡细胞最典型的特征性生化改变，常被用于判断细胞是否发生凋亡的客观指标。

3. Caspase 的激活及其作用　不同的凋亡信号可激活十多种 caspase，如 caspase – 1、caspase – 2、caspase – 3 等，作用于细胞凋亡过程中的不同底物。其主要作用包括：①灭活细胞凋亡抑制物如 Bcl – 2；②水解胞内、胞膜的不同结构，使细胞解体，形成凋亡小体；③caspase – 9 可使 caspase – 3 活化。

第三节　细胞凋亡的发生机制

凋亡是细胞自然演变的死亡过程，而增殖、分化、癌变等均为生存过程。决定一个细胞的生死存亡，是细胞内外诸多因素平衡作用的结果。因此，凋亡的发生机制如同细胞增殖、分化、癌变的机制一样错综复杂，目前虽有不少的了解，但尚未完全阐明。

一、细胞凋亡的双向调节（dual modulation）

凋亡发生机制的显著特点是参与凋亡过程的原始因素、基因或信息分子常通过促进及抑制双向调控细胞的存亡，即死亡信号的转导与细胞增殖、分化等生长信号的转导过程偶联进行。具体表现为：同一细胞的凋亡，既有促进凋亡因素的作用，又有抑制凋亡因素（即促进生长因素）的作用；同一因素或信号作用于不同的细胞，既可引起凋亡，又可刺激增殖生长。这个观点似乎演绎了中医学理论中的阴阳学说，其表现如下。

（一）细胞凋亡的相关因素

1. 促进凋亡的因素　指引起凋亡的原始因素，包括：①激素、细胞因子，如糖皮质激素的大量分泌，可诱导淋巴细胞的凋亡；一定浓度的 TGF – β 可促进人晶状体上皮细胞的凋亡。②理化因素：包括光、放射线、高温、强酸强碱、乙醇、抗癌药物等，例如丙烯醛、缬氨霉素（Valinomycin）可引起仓鼠卵细胞凋亡。③免疫因素：在细菌及其毒素、肿瘤细胞等多种抗原刺激引起的细胞免疫应答过程中，产生的 CD_8^+ 细胞毒性 T 细胞可通过表达 Fas 配体或释放粒酶（granzyme）使靶细胞凋亡。④病毒因素：人免疫缺陷病毒（HIV）、单纯疱疹病毒等感染后，经多种机制引起感染病毒的宿主细胞凋亡。前者主要引起大量 CD_4^+ 的凋亡而导致免疫缺陷综合征。

2. 抑制凋亡的因素　一个细胞不是生就是亡，故抑制凋亡的因素也是促进生长的因素，反之亦然。这些因素也包括：①激素类，如生理剂量的睾丸酮抑制前列腺细胞的凋亡，雌激素抑制子宫平滑肌细胞的凋亡，ACTH 抑制肾上腺皮质细胞的凋亡。②细胞因子类，如 IL-2、神经生长因子等对某些细胞具有抑制凋亡的作用。细胞培养时从培养基中撤离神经生长因子可使相应细胞凋亡的实验结果证明，抑制细胞凋亡的因素即为促进生长的因素。③其他类，如 Zn^{2+}、苯巴比妥、EB 病毒及牛痘病毒 CrmA 等也具有抑制凋亡的作用。

（二）细胞凋亡相关基因的调节

1. 抑制细胞凋亡的基因　包括 Bcl-2（B cell lymphoma/leukemia）、IAP（Inhibitor of apoptosis protein）、FLIP［FLICE（FADD-like interleukin-1B-converting enzyme，即 caspase-8）-inhibitory protein］等基因。Bcl-2 是最早发现的抑制凋亡的基因，定位于 18p21.3。Bcl-2 蛋白为膜结合蛋白，主要分布在线粒体外膜（也存在于内质网、核膜中）。Bcl-2 蛋白抗凋亡的主要机制有：①抑制线粒体释放凋亡蛋白如细胞色素 C、凋亡诱导因子（AIF）；②抑制 Bax、Bak 的细胞毒作用；③抑制 caspase 的活化；④维持细胞钙稳态。现已发现多个编码与 Bcl-2 蛋白共有 66 个氨基酸顺序的基因 Bax、Bad、Bak、Bim、Bid、Bcl-X_L、Bcl-X_S、Mcl-1、Bfl-1（A1）、Bcl-W and Bcl-B 等，构成 Bcl-2 族基因。这些基因产物大多是线粒体的膜结合蛋白，对细胞存亡有双向调节作用。

2. 促进细胞凋亡的基因　包括 P53、Bax、Bad、Fos、caspase-1、TNF、FasL 等基因。P53 基因表达的是一种不稳定 P53 蛋白，当 DNA 损伤后使 P53 蛋白结构稳定、含量增加，并作为转录因子激活 p21（CIP），后者抑制 CDK 活性，使细胞阻止在 G1 期，启动 DNA 修复，并随细胞类型、有无生长因子存在、DNA 损伤程度、P53 蛋白含量等因素的不同，选择进入细胞周期或凋亡，如 P53 蛋白随后激活 Bcl-2、Bax 基因或定位于线粒体改变其膜通透性，均可导致细胞凋亡。

3. 双向调节基因　如 c-myc、Bcl-x 等，这些基因既能引起细胞凋亡，也能促进细胞增殖，主要依赖其所在细胞类型、细胞生长环境及信号刺激的差异而定。如 c-myc 表达可诱导胰腺 β 细胞、成纤维细胞的凋亡，但可促进表皮干细胞、淋巴细胞、破骨细胞的增殖。组织器官发育不同阶段 c-myc 表达的效应也不同，如妊娠期不同阶段乳腺上皮 c-myc 的表达就有抑制或促进腺上皮增殖分化的不同效应。

（三）细胞凋亡相关信息分子的阴阳调节

1. 丝裂原激活的蛋白激酶（mitogen activated protein kinase，MAPK）类信号通路　包括三类信息分子，细胞外信号调节蛋白激酶（extracellular signal-regulated kinase，ERK）、应激激活的蛋白激酶（SAPK/JNK）及 P38。其中 ERK 可促进细胞增殖，抑制细胞凋亡，SAPK 及 P38 促进细胞凋亡，抑制细胞增殖。如对大鼠嗜铬细胞瘤株 PC-12 培养时，加入神经生长因子可激活 ERK，使细胞分化为交感神经节样细胞；而撤离神经生长因子后已分化细胞 SAPK 及 P38 活性升高，并有凋亡的形态变化；然而仅有 SAPK 及 P38 的激活未必引起凋亡，因 IL-1 可激活 PC-12 产生 SAPK 及 P38，不能引起凋亡；进一步定量分析发现，撤离神经生长因子后细胞内 ERK（包括 P42 及 P44）含量明显降低；说明凋亡的发生既可促进凋亡的 SAPK 及 P38 活化，同时又使抑制凋亡的 ERK 活性降低。同样发现，在促进 PC-12 细胞增殖分化时，既有 ERK 的激活，又对 SAPK 及 P38 的直接或间接抑制。

2. 神经酰胺（ceramide）及 1-磷酸鞘氨醇（sphingosine-1-phosphate，SPP）信息分子 二者均为细胞膜神经鞘磷脂的代谢产物。在相应酶的作用下，神经鞘磷脂（sphingomyelin，SM）↔神经酰胺↔鞘氨醇↔SPP，其中神经酰胺促进细胞凋亡，SPP 抑制细胞凋亡。FasL、TNF-α 可激活 SM 酶使 SM 降解为神经酰胺，而用 SM 酶处理 U937 白血病细胞后，细胞内神经酰胺增加的同时出现凋亡，说明 FasL、TNF-α 引起的凋亡过程中有神经酰胺参与；又因抑制 FasL、TNF-α，引起凋亡的蛋白激酶 C（PKC）、PDGF 激活 U937 细胞神经酰胺酶及鞘氨醇酶，使细胞内 SPP 积聚，并抑制细胞凋亡，说明 SPP 是 PKC、PDGF 抑制这些凋亡的介质。由于多种酶参与上述 SM 合成与降解的可逆反应，很可能受各种信号控制的相应酶活性变化，使细胞内神经酰胺与 SPP 两种信息分子含量比不同，此决定细胞的存亡。

3. Bcl-2 族基因产物 在 Bcl-2 类蛋白中，有些如 Bax、Bad 可促进凋亡，另一些如 Bcl-2、Bcl-X_L 可抑制凋亡，还有如 Bid 受翻译后修饰（是否磷酸化）既可参与调节凋亡，也可影响细胞周期的演变。Bcl-2 类蛋白发挥效应的显著特点是以双体分子调节凋亡过程。如两分子 Bax 或两分子 Bad 组成同源双体（homodimer）促进凋亡，Bad 与 Bcl-2 或 Bcl-X_L 形成的异源双体（heterodimer）抵消后两者抑制作用促进凋亡；但 Bax 与 Bcl-2 或 Bcl-X_L 形成的异源双体可促进细胞存活，也可在 Bad 或 Bax 过多时促进凋亡。因 Bax 与 Bcl-2 或 Bcl-X_L 的亲和力小于 Bad 与 Bcl-2 或 Bcl-X_L 的亲和力，Bad 可取代 Bax 形成异源双体促进凋亡，同时释放的 Bax 又可形成促进凋亡的同源双体。Bcl-2 与 Bcl-X_L 形成的异源双体可促进细胞存活。

二、细胞凋亡的多信号转导系统

细胞凋亡过程大多是由胞外原始因素启动胞内凋亡信号转导的过程。多信号转导表现为，不同类型的细胞凋亡由多种信号转导通路（pathway，或称系统）参与，同一细胞受不同原始因素的刺激，也有不同凋亡信号转导通路的参与，而不同凋亡信号通路间可出现信号交叉或有共同信息分子，或信息分子相互拮抗等影响。

1. TNF、FasL 信号转导通路 TNF、FasL 为研究最多的凋亡信号，它们与相应死亡受体（TNF 受体-1、Fas）结合后，再由连接分子 TRADD、FADD 参与激活 caspase-8，后者依次再激活 caspase-3、caspase-6、caspase-7 等引起细胞凋亡；caspase-8 也可通过 Bid 影响线粒体通透性释放细胞色素 C 等引起凋亡；TNF、FasL 也可激活 SM 酶使 SM 降解为神经酰胺促进凋亡。

2. cAMP/PKA 凋亡信号系统 如双丁酰 cAMP、糖皮质激素或 cAMP 酶抑制剂毛喉素（forskolin）均可通过该信号系统引起不同阶段的淋巴细胞凋亡。毛喉素引起 B 淋巴祖细胞凋亡的信号通路是：毛喉素先增加细胞内 cAMP 量，随后激活 PKA，降低 Mcl – 1 基因的表达，引起细胞凋亡。但在人脐带血 CD34$^+$ 造血细胞，血小板生成素（thrombopoietin）、粒细胞系 – 集落刺激因子（granulocyte colony – stimulating factor）、干细胞因子（stem cell factor）等通过激活腺苷酸环化酶、PKA 及 PI3K 反而抑制细胞凋亡（促进生长）。

3. 酪氨酸蛋白激酶信号通路　由 NGF、EGF、IL – 3、紫外线、高渗透压、HSP 等细胞因子或应激原直接或间接激活的受体大多具有酪氨酸蛋白激酶的活性，这种信号转导过程中多有 MAP 激酶（MAPK）参与。如前述 MAPK 中，ERK 可促进细胞增殖，抑制细胞凋亡，SAPK 及 P38 促进细胞凋亡，抑制细胞增殖。

三、凋亡发生的基本环节

（一）氧化损伤

电离辐射、超氧化物、NO、各种氧化剂等凋亡因素常使细胞处在氧化应激状态，尤其是自由基的产生，可引起细胞变性、膜结构及生物大分子等损伤，是细胞凋亡早期的重要环节。在氧化损伤基础上细胞凋亡的机制如下：

1. 氧自由基可损伤 DNA 或激活 P53 基因或活化多聚 ADP 核糖合成酶，也可直接引起膜脂质过氧化损伤，均导致细胞凋亡。

2. 氧化应激可激活 Ca^{2+}/Mg^{2+} 依赖性核酸内切酶、转录因子 NF – kB 等诱发凋亡。

（二）钙稳态失衡

细胞常通过膜上钙通道、钙泵等使细胞内钙浓度维持在稳定状态。有些细胞因子、毒素等凋亡因素经信号转导可引起钙稳态失衡，使胞浆内 Ca^{2+} 浓度明显上升，是细胞凋亡的又一重要环节。钙稳态失衡基础上的细胞凋亡机制如下：

1. 胞浆 Ca^{2+} 浓度明显升高，激活 Ca^{2+}/Mg^{2+} 依赖性核酸内切酶、谷氨酰胺转移酶，促进 DNA 裂解、核小体形成；激活核转录因子，促进凋亡相关基因的表达。

2. 在 ATP 作用下 Ca^{2+} 可促进 DNA 链伸展、暴露核小体间核苷酸碱基对，有利于核酸内切酶的识别。

（三）线粒体损伤

线粒体损伤是凋亡过程后期特殊的重要环节。如氧化应激、内毒素、P53 等多种凋亡信号转导过程中都出现线粒体功能、结构的变化，表现为能量合成降低、跨膜电位下降、膜通透性增加。

1. 线粒体功能的维持与损伤　许多研究发现，线粒体功能的维持决定着细胞的存亡，并与 Bcl – 2 族基因的激活状态密切相关。如线粒体外膜存在的电压依赖性阴离子通道（voltage – dependent anion channel，VDAC）是允许胞浆与线粒体膜间隙中代谢物及小分子交换的通道，它是一种由 283 个氨基酸组成的膜结合蛋白，Bcl – 2 族基因产物中 Bcl – X_L 与 VDAC 构成的异源双体或三体结构可维持线粒体功能，抑制细胞凋亡。另外，Bax 或 Bak 对正常细胞线粒体的形态发生及产能动力学是必须的，Bax 可能通过激活大 GTP 酶（Mfn2）的组装促进线粒体的融合，同时改变它在线粒体膜内分布及膜的移动性，影响 Mfn2 与 GTP

的结合状态，以保证线粒体功能。凋亡信号的转导过程如内毒素促进 Bax 定位于线粒体，增加 Bad 的表达，降低 Bcl-2、Bcl-X_L 的表达，改变了细胞内环境，使多种蛋白质，脂类包括 Bcl-2 族蛋白 Bax、Bad、Bid、Bim，某些蛋白激酶如己糖激酶、Akt、ASK1，P53 及 NF-kB 等移位到线粒体。移位的蛋白质作用于线粒体的结构成分通透性变换孔复合物（permeability transition pore complex，PTPC）、Bcl-X_L、HSP70 和/或脂质界面（lipid interphase）等可导致线粒体膜通透性增加等损伤性变化。

2. 线粒体损伤引起凋亡的机制 线粒体膜的通透性增加导致内外膜间隙内细胞色素 C、凋亡诱导因子（apoptosis-inducing factor，AIF）、凋亡蛋白酶激活因子（Apaf-1）及 caspases 前体等效应蛋白释放。如细胞色素 C 与 Apaf-1 结合后依次激活 caspases-9、caspases-3 引起细胞凋亡。

第四节 细胞凋亡与疾病

细胞群体数量变化大的一些疾病习惯称细胞性疾病，如肿瘤、贫血等造血系统疾病。细胞凋亡的失调为这一类疾病的发生提供了新的理论依据，与细胞凋亡相关的疾病大致如下。

一、凋亡不足相关疾病

（一）肿瘤

肿瘤为细胞增生类疾病，原先考虑促进细胞增生的因素较多，凋亡概念的提出加强了人们对这类疾病抑制性因素的考虑，进一步完善了对疾病本质的认识。因此，下面介绍的疾病，有凋亡不足的参与机制，但并非无细胞增生的参与机制，正如前述，细胞的存亡是阴阳双向调节的结果。

1. 前列腺癌 因抑制凋亡的 Bcl-2 基因过度表达，明显抑制前列腺细胞凋亡而发病。但还发现，前列腺癌基质细胞表达 FGF1、FGF2、FGF6、FGF8 明显增加，癌细胞表达 FR-1、FR-2、FR-3、FR-4 多种受体，均加强了 FGF 信号的转导，通过 PI-3K、MAPK、STAT、磷脂酶 Cγ 多条支路促进前列腺癌的发生。

2. 结肠癌 也因 Bcl-2 基因的过度表达，使细胞凋亡不足而发病。

3. 肺癌 与促进凋亡的 P53 基因突变有关，突变的 P53 基因使细胞凋亡减少。在小细胞肺癌中 P53 基因突变率达 80%，在非小细胞肺癌达 50%。

（二）自身免疫性疾病

正常机体免疫系统对自身抗原刺激不发生免疫反应即为生理性免疫耐受，这种免疫耐受的破坏会引起自身免疫性疾病，而免疫耐受的形成、破坏与细胞凋亡密切相关。首先，这种免疫耐受是机体胸腺或骨髓组织在胚胎发育时通过细胞凋亡清除了接触（针对）自身抗原的 T、B 淋巴细胞，即通过负选择（指 T、B 淋巴细胞发育到出现功能性抗原识别受体时，这些受体与基质细胞表面自身抗原及 MHC 抗原呈高亲和力结合后启动凋亡过程）形成的。

如胸腺或骨髓微环境基质细胞缺陷等胚胎发育过程障碍，负选择下降或破坏，针对自身抗原的 T、B 淋巴细胞凋亡不足，即可发生自身免疫性疾病。

1. 多发性硬化症（Multiple sclerosis） 是以自身免疫相关的脱髓鞘为主的中枢神经系统疾病。此类病人外周血中 B 淋巴细胞 Bcl－2、FLIP 过度表达，可能过度抑制针对自身抗原的 B 淋巴细胞凋亡而发病。

2. 其他 慢性淋巴细胞性甲状腺炎、Graves 病等均与针对自身抗原的淋巴细胞凋亡不足有关。

二、凋亡过度相关疾病

（一）心血管疾病

心血管疾病中细胞凋亡的存在，更新了人们对这一类疾病的认识，提供了新的防治途径。

1. 心肌缺血、再灌注损伤 心肌缺血或缺血－再灌注时，根据其发生的缓急程度、部位等差异有不同表现。一般急性的、严重的、病变中央部位的、晚期的缺血，心肌易出现坏死；如是慢性的、轻度的、病变边缘部位的、早期的缺血及再灌注，易出现凋亡。虽然二者均为细胞死亡，但细胞坏死目前尚无阻断方法，而凋亡是受一系列信号、程序控制的过程，有可能通过阻断信号、程序得以挽救，值得深入研究。

心肌缺血、再灌注损伤引起凋亡的机制可能是：①心肌细胞处在氧化应激状态；②心肌细胞膜死亡受体 Fas 表达增加；③缺氧可增加 P53 基因的转录。

2. 心力衰竭 心肌细胞凋亡是心力衰竭时心肌细胞减少的重要原因，在心力衰竭的发生机制中备受关注。临床研究证实，心力衰竭病人心肌凋亡指数（凋亡细胞核数/100 个细胞核）高达 35.5%，对照组仅为 0.2% ~ 0.4%。心力衰竭时心肌凋亡的大致机制是：①经 β－肾上腺素能受体的慢性刺激，使磷酸二酯酶 3A（phosphodiesterase 3A，PDE3A）活性下降、诱导性 cAMP 早期抑制物（inducible cAMP early repressor，ICER）活性升高，引起凋亡；②急性心衰时可由缺血引起凋亡；③经小 G 蛋白 RhoA 活化，可增加 Bax 活性，抑制 P53 作用，通过线粒体损伤机制导致凋亡；④经肾素－血管紧张素、Fas、Bax、caspase－3 前体引起凋亡；⑤动物实验发现，高盐饮食及过量运动引起心力衰竭时心肌凋亡不依赖 caspase，而由 AIF、核酸内切酶 G、促进凋亡的线粒体丝氨酸蛋白酶（serine protease）引起。

（二）神经元退行性疾病

1. 阿尔茨海默病（Alzheimer's disease） 又称老年性痴呆，其重要病变之一为神经元因凋亡而数量减少，使大脑明显萎缩。凋亡机制可能是：氧自由基使神经元内 Ca^{2+} 超载，随后激活 β－淀粉样蛋白的有关基因，使神经元内 β－淀粉样蛋白积聚，导致神经元凋亡。

2. 帕金森病 其特征是黑质及蓝斑的多巴胺神经元变性、丢失。已发现本病患者脑内局部（尾核）P53 蛋白含量比对照组明显增加，可能促进多巴胺神经元过度凋亡；在鱼藤酮等杀虫剂诱发的帕金森氏病动物模型中证实，这些外界因素是通过激活 JNK 类 MAPK 激酶活性，引起多巴胺神经元凋亡的。

（三）病毒性疾病

1. 艾滋病（AIDS）　是感染 HIV 后引起的以 CD_4^+ 淋巴细胞明显减少为特征的继发性免疫缺陷病。CD_4^+ 淋巴细胞主要因凋亡而减少，其机制如下：①HIV 感染细胞膜上产生一种糖蛋白 gp^{120}，CD_4^+ 淋巴细胞表面有 gp^{120} 受体，二者结合触发 CD_4^+ 细胞凋亡；②感染 HIV 的多个 CD_4^+ 淋巴细胞融合成合胞体细胞或多核巨细胞，随后可发生凋亡；③感染 HIV 的 CD_4^+ 淋巴细胞膜 Fas 增加；④感染 HIV 的巨噬细胞产生 TNF，经 TNF 信号使 CD_4^+ 淋巴细胞凋亡；⑤感染 HIV 的 CD_4^+ 淋巴细胞形成免疫效应细胞，诱导未感染 HIV 的 CD_4^+ 淋巴细胞凋亡；⑥感染 HIV 的 CD_4^+ 淋巴细胞产生的 tat 蛋白可使 CD_4^+ 淋巴细胞膜 Fas 增加；⑦有些感染 HIV 的 CD_4^+ 淋巴细胞被激活后不形成免疫效应细胞而发生凋亡，因 T 淋巴细胞的激活信号与凋亡信号间有共同信息分子，在某些体液因子存在时有利于凋亡信号的活化，符合上述双向调节。

2. SARS（Severe acute respiratory syndrome）　国内体外实验证实，SARS 冠状病毒诱发感染是典型的细胞凋亡而不是坏死，可能与病人呼吸系统的严重损伤有关。

3. 其他　如缺肢畸形（Ectromelia）病毒及犬瘟（Canine distemper）病毒分别可引起小鼠脑内小胶质细胞、星形细胞、少突胶质细胞及犬淋巴细胞的凋亡而致病。

三、凋亡过度与不足并存疾病

体内各器官系统常由多种类型细胞构成，当致病因素作用于局部组织器官时可影响多种类型的细胞，有些细胞可表现为凋亡不足，另一些则凋亡过度。

1. 动脉粥样硬化　研究发现，粥样硬化的冠状动脉壁内皮细胞凋亡过度，可达 $34.0\% \pm 6.0\%$，对照组仅为 $8.0\% \pm 3.0\%$，促进内皮细胞凋亡的因素有氧化型 LDL 升高、高血压、血小板活化、AgII 等；还发现病变处平滑肌细胞凋亡相对不足，虽然其凋亡细胞数可达 29%，明显高于正常（0.06%），但动脉粥样硬化时平滑肌细胞凋亡的同时还伴更明显的细胞增殖。据估计，凋亡细胞数仅为增殖的 75%，故认为平滑肌细胞凋亡不足。

2. 胰岛素依赖性糖尿病　其发病既与针对自身抗原的 T、B 淋巴细胞凋亡不足有关，也与由自身免疫反应引起胰腺 β–细胞凋亡过度相关。

第九章
弥散性血管内凝血

第一节　概　述

一、弥散性血管内凝血的概念

弥散性血管内凝血（disseminated intravascular coagulation，DIC）是一种继发性的、以广泛微血栓形成并相继出现止、凝血功能障碍为病理特征的临床综合征。DIC 发生的始动环节是机体在某种疾病或病理过程的发生、发展中，由于大量促凝物质进入血液循环，触发凝血系统活化并导致凝血与抗凝血严重失衡。首先，在微循环中广泛地形成主要由纤维蛋白（fibrin，Fb）和聚集的血小板构成的微血栓，使机体凝血因子和血小板大量消耗，然后导致继发性纤溶亢进，机体的止、凝血功能发生明显障碍而出现出血倾向。临床上 DIC 的主要表现是出血、多系统器官功能障碍、微循环障碍（休克）和微血管病性溶血性贫血。DIC 发病可呈急性、亚急性和慢性经过。急性 DIC 因其发病急，预后差，死亡率高（50% ～80%）而受到医务工作者的广泛注意。病变主要为全身性的，也可局限于某一器官。其原发病病种繁多，常见于内科、外科、小儿科和产科的一些疾病。

二、中医学对弥散性血管内凝血的认识

DIC 属于中医学"瘀血证"的范畴。其病因病机系外邪侵入机体或久病体虚，或寒凝气滞，或邪热与血互结，或各种损伤导致血行不畅、气血不通、气血运行无力而发生的瘀血证。中医学对瘀血证的治疗是建立在气血相关学说上的，以活血化瘀为总则。活血是治本，止血是治标。国内学者对 DIC 的辨证施治做了较深入的探讨，主要分为热盛血瘀、气虚血瘀和血虚血瘀三型。

第二节　DIC 的病因和发病机制

引起 DIC 的基础疾病或病理过程称为 DIC 的病因，或称之为病因性疾病。临床上做诊断时必须考虑患者有无能引起 DIC 的基础疾病，遇到有容易发生 DIC 的疾病，且存在无法以现有临床证据解释的出血症状时，应想到有发生 DIC 的可能。DIC 的一些常见病因中以感染、恶性肿瘤、急性早幼粒白血病并发 DIC 者为多见，产科意外并发急性 DIC 者其病情常

十分凶险（见表9-1）。

表9-1	引起 DIC 的原发疾病
分类	主要临床疾病或病理过程
感染性疾病	败血症、内毒素血症
手术及创伤	大手术、大面积挫伤或烧伤、挤压综合征等
产科疾病	羊水栓塞、胎盘早剥、宫内死胎滞留
恶性肿瘤	急性早幼粒白血病、肺部、消化及泌尿系统等脏器癌肿，尤其多见于转移性癌肿
休克	大出血、变应性或内毒素性休克
肝、肾疾病	急性肝炎、肝硬化、肾小球肾炎、肾移植排斥反应等
心血管疾病	急性心肌梗死、巨大海绵状血管瘤、心室室壁瘤或大动脉瘤等
其他	不适输血、主动脉内气囊装置、体外循环等

DIC 的发病机制十分复杂，许多方面仍未完全搞清，一般认为有以下五个方面机制：

一、组织损伤

组织因子（tissue factor，TF）广泛存在于各部位组织细胞的内质网中，其中以脑、肺、胎盘等组织最丰富。由于组织严重损伤或血管内皮损伤，如外科手术、创伤、产科意外、组织器官坏死等，TF 从受损细胞的内质网中释放入血，然后与血浆中凝血因子Ⅶ或激活的凝血因子Ⅶ（Ⅶ/Ⅶa 因子）及 Ca^{2+} 形成复合物，后者直接促使 X 因子激活，最后使凝血酶大量生成，使血浆中没有活性的纤维蛋白原激活成纤维蛋白，在微血管内产生大量微血栓，这些促凝物质可通过外源性凝血系统的启动引起凝血（见图9-1）。

二、血管内皮损伤

由内皮细胞损伤引起 DIC 的机制以内源性凝血系统的激活为主，但也有外凝途径的参与，如血管内皮细胞损伤时表达大量的组织因子（TF），其可与凝血因子Ⅶ/Ⅶa 构成复合物，激活 X 因子，引起凝血过程。动物实验证实，如将 TF 持续注入动物体内，则可引起血液的高凝。感染、抗原抗体复合物、缺血缺氧、酸中毒、内毒素等物质进入机体循环时，均可损伤血管内皮细胞，使 TF 表达大量增加，激活凝血系统。内皮损伤也可使内皮下组织暴露，与血液中的Ⅻ因子接触，激活Ⅻ因子，使之成为具有活性的Ⅻ因子（Ⅻa），启动内源性凝血系统。血管内皮损伤也可进一步引起血小板黏附、聚集和释放，加剧凝血反应。

三、血细胞大量破坏

血小板和红细胞损伤使存在于细胞膜内侧面的酸性磷脂暴露，从而触发 DIC。血小板在凝血酶原活化成凝血酶的过程中起了很重要的作用，因为许多凝血酶原黏附到血小板的凝血酶原受体之前，血小板实际上已经黏附到受损的组织了。血小板在受损组织释放的 TF 和凝血酶原之间起到很重要的"桥梁"作用。当红细胞大量破坏发生溶血时，如异型输血、短期内输入大量库存血、恶性疾病、阵发性睡眠性血红蛋白尿及其他各种原因所致的溶血时，红细胞中含有的大量 ADP 和红细胞素释出，而红细胞素具有 TF 样作用，可激活凝血系统。

白细胞破坏释出大量促凝活性较高的物质进入血液内，导致 DIC 的形成。白细胞中的单核细胞受到内毒素作用后，会引起 TF 合成增加。凝血因子Ⅶ和Ⅶa对内毒素激活的单核细胞具有较大的亲和力，当有 TF、因子Ⅶa 和与 Ca^{2+} 存在时，因子 X 即激活凝血系统。

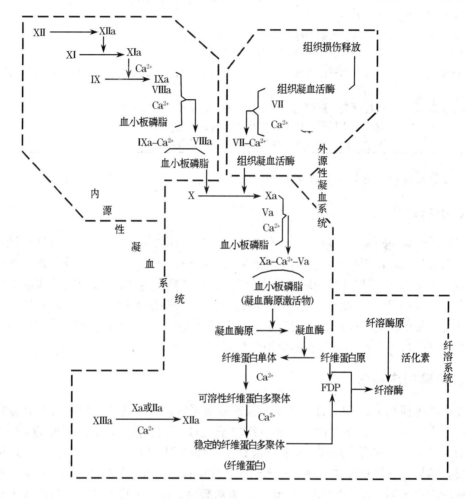

图 9-1 血液凝固机制

四、其他促凝物质进入血液

一定量的羊水、转移的癌细胞或其他异物颗粒进入血液可以通过表面接触使因子Ⅻ活化，从而激活内源性凝血系统。急性胰腺炎时，蛋白酶进入血液能促使凝血酶原变成凝血酶。毒蛇咬伤时，某些蛇毒如蝰蛇的蛇毒含有一种蛋白酶，它可直接水解凝血酶原形成凝血酶。响尾蛇的蛇毒可直接使纤维蛋白原凝固。抗原抗体反应也可以引起 DIC，这可能是抗原抗体复合物能激活因子Ⅻ或损伤血小板引起血小板聚集并释放促凝物质（如血小板因子等）所致的。补体的激活在 DIC 的发生发展中也起着重要的作用。有人发现，给正常动物静脉注射内毒素后，出现动脉血压下降，血小板及纤维蛋白原等凝血因子减少；但如事先耗竭动物的补体，然后再注射内毒素，则该动物血压改变不明显。DIC 实验室检查的异常变化轻微，存活率比未去除补体的动物高，由此可见补体系统在内毒素引起的 DIC 中也起一定的作用。补体系统激活的产物 C3a、C5a 可引起组织肥大细胞、血液嗜碱性粒细胞的脱颗粒反应，从而释放 5 - 羟色胺、组胺等物质。组胺能使毛细血管、微静脉等部位的血管内皮细胞收缩，内皮细胞之间的裂隙扩大，内皮下的胶原暴露，促使内源性凝血系统激活。此外，补体系统激活后 C3b 还可通过人单核细胞上的 C3b 受体而使凝血因子Ⅲ的释放增多。补体系统还能直接或间接地促进血小板释放 PF3。

第三节　影响 DIC 发生发展的因素

一、单核 - 巨噬细胞系统功能受损

单核 - 巨噬细胞系统（mononuclear phagocytic system，MPS）具有清除循环血液中的凝血酶、其他促凝物质、纤溶酶、纤维蛋白或纤维蛋白原降解产物（FDP）以及内毒素等物质的作用。因此，MPS 的功能严重障碍会促使 DIC 的形成。例如：在严重的革兰阴性细菌内毒素性休克中，MPS 可因吞噬大量坏死组织、细菌或内毒素而使其功能处于封闭状态，同样，在严重的酮症酸中毒时，大量脂质有时也可封闭单核吞噬细胞系统，这时机体再与内毒素接触就易于发生 DIC。全身性 Shwartzman 反应（generalized Shwartzman reaction，GSR）指的是全身性单核巨噬细胞系统功能被封闭，使再次注入内毒素时容易引起 DIC 样病理变化。

二、肝功能严重障碍

肝脏在正常情况下，既能合成绝大多数的凝血因子，又能合成抗凝因子，因此肝功能严重障碍时，各因子合成不足，使凝血与抗凝平衡处在很低的水平，一旦有促凝物质入血，易于发生 DIC。同时，许多活化的凝血因子如因子Ⅸa、Ⅺa、Ⅹa 均在肝脏内被清除和灭活，如急性重症肝炎、肝硬化时灭活活化的凝血因子减少，血液处于高凝状态，易诱发 DIC。另外，肝细胞损伤本身也释放 TF，促发外源性凝血系统启动。这些因素在 DIC 的发生、发展中均有一定作用。

三、血液的高凝状态

血液的高凝状态指在某些生理或病理性条件下，血液凝固性增高，有利于血栓形成的一种状态。分为原发性高凝状态和继发性高凝状态。原发性高凝状态常见于遗传性抗凝血酶Ⅲ（AT - Ⅲ）、蛋白 C（protein C，PC）、蛋白 S（protein S，PS）缺乏症和因子Ⅴ结构异常引起的 PC 抵抗症。继发性高凝状态见于各种血液和非血液疾病，如肾病综合征、恶性肿瘤等。妊娠期可有生理性高凝状态，同时出现低纤溶，一般在妊娠 24 ~ 25 周时最为明显，引起原因主要如下：①血液中血小板和凝血因子水平升高；②胚胎、胎盘和子宫内膜存在活性高的 TF 导致高凝；③抗纤溶酶活性升高。

四、微循环障碍

休克导致的严重微循环障碍，常有血液淤滞、血细胞聚集，血液甚至可呈淤泥状。有巨大血管瘤的毛细血管中血流极度缓慢，血流出现涡流，均有利于 DIC 的发生。低血容量时，由于肝、肾等脏器处于低灌流状态，无法及时清除某些凝血或纤溶物质，这也是促成 DIC 发生的因素。

第四节 DIC 的分期和分型

DIC 的表现复杂多样，按其发生的速度，习惯上将其分为急性、亚急性和慢性三种。

一、DIC 的分期

根据 DIC 的发病机制和临床特点，典型的 DIC 病程可分为以下三期。

1. 高凝期 此期机体的凝血活性增高，各脏器微循环可有程度不等的微血栓形成。部分患者可无明显临床症状，尤其急性 DIC，该期极短，不易发现。实验室检查特点为凝血时间和复钙时间缩短，血小板黏附性增强等使机体处于高凝状态。

2. 消耗性低凝期 此期患者已有程度不等的出血症状，也可出现休克或某脏器功能障碍的表现。主要是由于大量凝血因子的消耗和血小板减少引起的，也可与继发性纤溶亢进有关。实验室检查特点为血小板计数和血浆纤维蛋白原（Fbg）含量明显减少，凝血和复钙时间明显延长。

3. 继发性纤溶亢进期 大多数患者表现为程度不等的出血症状。严重者出现休克和多器官功能衰竭。实验室指标以纤溶功能亢进的相关指标最为明显。

附：检测 DIC 的重要试验

3P 试验（鱼精蛋白副凝试验，plasma protamine paracoagulation test） 将鱼精蛋白加入被检的患者血浆后，鱼精蛋白可与血浆中 X－FM 片段内 X 结合，使 FM 与 X 片段分离，分离的 FM 能在血浆中自行聚集而凝固。这种不需酶的作用而形成纤维蛋白的现象称为副凝试验。但是，当纤溶活性过强，X 片段被完全分解成小分子物质时，X－FM 明显减少，3P 试验反可转阴性。此试验在 DIC 早期多呈阳性，但 DIC 晚期以纤溶亢进为主时，因纤维蛋白单体形成很少，所形成的可溶性复合物也少，故 3P 试验常为阴性。

DD 试验 D－二聚体（D－dimer，DD）是微血栓（DIC）形成的重要标志物，也是反映继发性纤溶亢进的重要指标。纤溶酶分解 Fbg 时，产生的降解产物不含 DD，纤溶酶分解可溶性 FM 时，也不存在 DD。只有在分解稳定的纤维蛋白纤维（微血栓）时，可产生 DD。DD 试验通过检测血浆中 D－二聚体的含量，判断体内血栓是否存在。

二、DIC 的分型

DIC 由于原发病因、机体反应性与病情进展速度不同，临床表现可有明显差异，一般按病情发展速度和机体的代偿情况进行分型。

1. 按病情发展速度 分为急性、亚急性与慢性。

（1）急性 DIC：常发生于严重感染（特别是败血症）、暴发性紫癜、大量异型输血、严重创伤、毒蛇咬伤、移植排斥等情况下，此时 DIC 可在数小时至几天中发作。病人的临床表现明显，常有休克，进展凶险。此时凝血因子降低严重，凝血与纤溶的实验室检查阳性率较高，出血明显而严重。在此型 DIC 中无法见到典型的从高凝发展到消耗性低凝、最后出现继发性纤溶亢进的时相经过。

（2）亚急性 DIC：常见于恶性肿瘤转移、宫内死胎、羊水栓塞等病人。DIC 在几天到数周内发作，各种凝血因子的降低较轻。其表现介于急性与慢性之间。

（3）慢性 DIC：较少见，在病人存活时不易发现，常到死后尸检时才能明确。它的临床表现易与原发病混淆。一般认为，以下情况易出现慢性 DIC，如肿瘤性疾病，特别有广泛转移、慢性肾功能衰竭、特发性血小板减少性紫癜、溶血性尿毒症性综合征、手术后、播散性红斑狼疮等病人。在慢性 DIC 病人中，常有某些由脏器灶性坏死（梗死）引起的个别脏器轻度功能障碍，有时病人出现反复的少量出血，伴低纤维蛋白原血症，FDP 量少且易被单核 – 吞噬细胞系统清除。

2. 按机体代偿情况 分为代偿型、失代偿型和过度代偿型。

（1）失代偿型：见于急性 DIC 和亚急性 DIC。机体对迅速、大量的凝血因子和血小板消耗来不及代偿，实验室检查发现血小板和纤维蛋白原等凝血因子均明显减少。

（2）代偿型：见于轻度 DIC。凝血因子和血小板的消耗与生成之间呈平衡状态。此型患者可无明显临床表现或仅有轻度出血和血栓形成的症状。实验室检查无明显异常，易被忽视。

（3）过度代偿型：主要见于慢性 DIC 和 DIC 恢复期。机体代偿功能较好，凝血因子和血小板的生成迅速，甚至超过消耗。因此有时出现纤维蛋白原等凝血因子暂时升高的表现。

第五节　DIC 时机体的主要变化

一、出血

病人常有出血症状，其表现可为出血倾向、皮肤淤点、紫癜、咯血、消化道出血、血尿、阴道流血等，出血严重程度、波及范围也轻重不等，重者可多处严重出血不止，危及生命；轻者可能仅表现为局部（如注射针头处）渗血。引起 DIC 出血的机制：

1. 血中凝血因子水平明显降低 由于 DIC 发动过程中的消耗严重，所以几乎全部凝血因子都减少，因此曾有人将 DIC 称为"消耗性凝血病"。

2. 血小板减少 血小板是体内参与止血的重要成分，而且它与凝血过程有密切关系，病程中病因对血小板引起的直接损伤或者 DIC 进展过程中黏附、聚集、血小板团块形成，均可造成循环系统功能障碍引起出血。

3. 内源性抗凝物质的释放　FDP、肝素等内源性抗凝物质的释放既是出血的原因，也是机体对抗 DIC 的一种保护性措施，使凝血过程及时中断。

4. 继发性纤溶　这是 DIC 出血的重要机制。DIC 时纤溶系统发生继发性激活的原因是多方面的。凝血酶能激活纤溶酶原，使其变成纤溶酶。血管内凝血后，组织缺氧、损伤使原先存在于某些含腺体的组织（如卵巢、子宫、肾上腺、前列腺、膜腺等）中的纤溶酶原激活变成纤溶酶，并释放入血，所以循环血中纤溶酶增多。

二、休克

DIC 时由于纤维蛋白性微血栓或血小板团块阻塞了微循环，引起急性循环衰竭，轻者表现为低血压，重者发生休克。感染性休克特别容易引起微循环中微血栓形成，DIC 的发生率特别高，其可能机制如下：①严重感染所致的应激反应使血液凝固性升高。②休克时毛细血管扩张，血流缓慢，黏度升高和酸中毒，再加上细菌、病毒、内毒素等所致的内皮或组织损伤等促使微血栓形成。③内毒素引起全身性 Shwartzman 反应。④内毒素可使血小板聚集并释放 PF3、PE4 与 β - 血栓球蛋白等促凝物质。内毒素还具有增加血小板激活凝血因子 X 活性的作用。⑤内毒素可对凝血系统产生以下直接或间接的作用：内毒素中的成分类脂 A 可使Ⅶ活化成Ⅶa，启动内凝系统；内毒素可作用于粒细胞、淋巴细胞，特别是单核细胞的细胞膜，常使细胞破坏，从溶酶体释放出组织因子，内毒素可使血管内皮细胞表面的组织因子活性增加，触发外凝系统；内毒素可使凝血酶原激活为凝血酶。⑥内毒素除可激活凝血系统外，还可通过间接作用激活纤溶、激肽及补体系统。

三、器官功能衰竭

DIC 时的脏器功能障碍主要是由于重要脏器微循环中微血栓形成，阻塞微血管，造成重要脏器微循环灌流障碍，严重者因缺血坏死导致重要脏器功能衰竭。DIC 病人尸检或活检时，常发现体内微循环的毛细血管内有血栓存在，此种血栓大部分为纤维蛋白性的，组织学上用 EfE 染色呈均匀深红色，近乎透明，故又有透明血栓之称。除了典型的纤维蛋白性微血栓外，DIC 时也有血小板聚集形成的血小板团块或因血小板黏附加聚集而在微血管内皮局部形成微血栓。微血栓阻塞不同的器官出现不同的临床表现，例如：①肺内广泛微血栓形成时，可引起肺泡 - 毛细血管膜损伤，出现成人呼吸窘迫综合征（ARDS）一类急性呼吸衰竭的临床症状；②如肾内广泛微血栓形成，可引起两侧肾皮质坏死和急性肾功能衰竭，临床表现为少尿、血尿和蛋白尿等；③消化系统出现 DIC 可引起恶心、呕吐、腹泻、消化道出血；④肝内微血栓形成可引起门静脉高压和肝功能障碍，出现消化道淤血、水肿、黄疸和其他相关症状；⑤累及心脏导致心肌收缩力减弱，心输出量降低，心脏指数减低，肌酸磷酸激酶和乳酸脱氢酶明显增高；⑥累及肾上腺时可引起皮质出血性坏死和急性肾上腺皮质功能衰竭，具有明显休克症状和皮肤大片淤斑等体征，称为华 - 佛综合征，垂体发生坏死，可引起席汉综合征（Sheehan syndrome），神经系统病变则出现神志不清、嗜睡、昏迷、惊厥等非特异性症状。

四、微血管病性溶血性贫血

微血管病性溶血性贫血（microangiopathic hemolytic anemia，MHA）是 DIC 等一些疾病发生时周围血象中出现红细胞碎片，其特征为：带刺的收缩红细胞，新月形、盔甲形的红细胞碎片和体积较小的球形红细胞等（见图 9-2）。引起此种贫血的主要机制如下：

（1）微血管内有纤维蛋白性微血栓形成。纤维蛋白呈网状，当循环着的红细胞黏附在网状的纤维蛋白丝上以后，由于血流的不断冲击，引起红细胞碎裂。

（2）缺氧、酸中毒使红细胞变形能力降低，此种红细胞强力通过纤维蛋白网孔时更易受到机械性损伤。

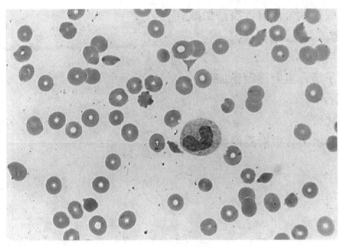

图 9-2　裂体细胞

（3）微循环血管（主要是毛细血管）内有纤维蛋白性微血栓形成，血流通道发生障碍，此时红细胞就有可能通过肺组织等的毛细血管内皮细胞上的裂缝而到组织中去，但通过发生裂缝时的机械作用能使红细胞扭曲、变形和碎裂。

第六节　DIC 的防治原则

一、早诊断早防治

早诊断有助于及时治疗，重视引起 DIC 的原发病，重视 DIC 的临床表现，重视 DIC 实验室指标的变化。

二、防治原发病

DIC 大多属继发性的临床综合征，因此防治原发病，从根本上去除 DIC 发生发展的因素。例如：纠正酸中毒以保护血管内皮；产程监护以防止产科意外等。

三、改善微循环

包括改善微循环及时纠正微循环障碍，疏通有微血栓阻塞的微循环，增加重要脏器和组织微循环的血液灌流量，包括补充血容量，解除血管痉挛，早期应用肝素抗凝防止新的微血栓形成，应用抑制血小板黏附和聚集功能的药物以及酌情使用溶栓剂等。

四、中医对 DIC 的治疗

1. 热盛血瘀型

【治则】清热解毒，活血化瘀。

【主方】清瘟败毒饮合血府逐瘀汤加减。

2. 气虚血瘀型

【治则】益气活血。

【主方】四君子汤合血府逐瘀汤加减。

3. 血虚血瘀型

【治则】补血化瘀。

【主方】当归补血汤合血府逐瘀汤加减。

第十章

休　克

休克（shock）是指机体受到强烈刺激后发生的一种危急状态。它是涉及临床各科常见的、严重威胁生命的病理过程。休克病人临床主要表现为面色苍白、皮肤湿冷、血压下降、心率加快、脉搏细速、尿量减少、神志烦躁不安或表情淡漠甚至昏迷等。

休克的发病机制尚未完全阐明，目前认为是多病因、多发病环节、有多种体液因子参与，以机体循环功能紊乱，尤其是微循环功能障碍为主要特征，并可能导致器官功能衰竭等严重后果的复杂的全身调节紊乱性病理过程。

第一节　病因与分类

一、休克的病因

引起休克的原因很多，常见的原因有：

（一）失血与失液

1. 失血　大量失血可引起失血性休克（hemorrhagic shock），见于外伤、消化道溃疡、食道静脉曲张破裂、宫外孕及产后大出血等疾病引起的急性大失血等。休克的发生与否取决于机体血容量丢失的速度和程度，一般 15min 内失血少于全血量的 10%，机体能够通过代偿保持血压和组织血液灌流量处于稳定状态，但若迅速失血超过总血量的 20% 左右，即可引起休克，超过总血量的 50% 则往往迅速导致死亡。

2. 失液　常因腹泻、剧烈呕吐、大汗淋漓等导致水分大量丢失，又未能及时补充，可引起有效循环血量的锐减而引起休克。

（二）烧伤

大面积烧伤伴有血浆大量渗出时可引起烧伤性休克（burn shock）。此型休克的发生与血容量减少及疼痛有关。晚期若合并感染，可发展为败血症性休克（septic shock）。

（三）创伤

各种严重的创伤可导致创伤性休克（traumatic shock），如骨折、挤压伤、大手术等，尤其是在战争时期多见。休克的发生与疼痛和失血有关。

（四）感染

严重感染引起的休克称为感染性休克（infectious shock）。最常见的致病原因为革兰阴性菌感染，约占感染性休克病因的 70%～80%。细菌内毒素在此型休克中具有重要作用，故又称内毒素性休克（endotoxic shock）。重度感染性休克常伴有败血症，故也称其为败血症性休克（spetic shock）。

（五）过敏

某些药物（如青霉素）、血清制剂或疫苗等过敏可引起过敏性休克（anaphylactic shock），属Ⅰ型变态反应。发病机制与IgE及抗原在肥大细胞表面结合，引起组胺和缓激肽等血管活性物质入血，造成血管床容积扩张，毛细血管通透性增加有关。

（六）心脏和大血管病变

大面积急性心肌梗死、弥漫性心肌炎、心包填塞、严重心律失常等疾病均可使心泵功能发生严重障碍，心输出量急剧减少，有效循环血量和组织灌流量下降而引起休克，称为心源性休克（cardiogenic shock）。

（七）强烈的神经刺激

高位脊髓麻醉或损伤、剧烈疼痛，通过影响交感神经的缩血管功能，降低血管紧张性，使外周血管扩张、血管容量增加、循环血量相对不足，从而引起神经源性休克（neurogenic shock）。

二、休克的分类

休克的种类很多，有多种分类方法，至今尚未统一。常见的是按病因和发生的起始环节进行分类。

（一）按病因分类

按病因分类是最常用的分类方法，因为有利于针对病因进行抢救性治疗。主要分为失血性休克、烧伤性休克、创伤性休克、感染性休克、过敏性休克、心源性休克和神经源性休克。

（二）按休克发生的起始环节分类

休克发生的起始环节主要是血容量减少、心输出量急剧减少和外周血管容量扩大。其中任何一个环节发生改变均可使有效循环血量减少，从而引起微循环血液灌流量不足而导致休克（见图 10-1）。据此可分为三类：

1. 低血容量性休克（hypovolemic shock）　由于血容量减少引起的休克称为低血容量性休克，可见于失血、失液、烧伤等。在临床该型休克出现中心静脉压、心输出量、动脉血压等三项指标降低，而总外周阻力增高。

2. 心源性休克　心脏泵血功能衰竭，心输出量急剧减少，有效循环血量下降所引起的休克称为心源性休克。严重心脏肌源性和非肌源性的病变均可导致该型休克的发生。

3. 血管源性休克（vasogenic shock）　不同病因通过内源性或外源性血管活性物质的作用，使腹腔内脏的小血管舒张，血管床容积扩大导致血流分布异常，大量血液淤滞在舒张的小血管内，使有效循环血量减少，因此而引起的休克称为血管源性休克。感染性、过敏性和神经源性休克都存在这种血流分布异常的情况。

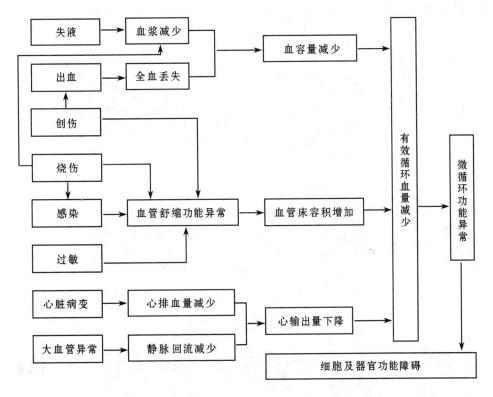

图 10 - 1 休克发生的原因、起始环节和共同基础

另外，还可按休克时血流动力学变化的特点分类：①低排高阻型休克（低动力型休克），是临床最常见的类型，其特点是心排出量降低而外周血管阻力升高。由于皮肤血管收缩，皮肤温度降低，又称"冷休克"。失血失液性、心源性、创伤性和大多数感染性休克属此类型。②高排低阻型休克（高动力型休克），较为少见。其特征是外周血管阻力低，心排出量高。由于皮肤血管扩张，血流量增多，皮肤温度可增高，故亦称"暖休克"。部分感染性休克属此型。

第二节 休克的发展过程与发病机制

休克的发病机制包括神经体液学说、微循环障碍学说、细胞分子学说等，但至今尚未完全阐明。

微循环障碍学说在休克研究史上一度占据重要地位，目前对休克细胞分子水平的深入研究，以及对参与休克发病的众多体液因子（包括炎症介质）的深入研究，都可看作是对微循环障碍学说的有益补充和完善。微循环障碍学说认为休克是以急性微循环障碍为主的综合征，有效循环血量减少导致交感 - 肾上腺髓质系统强烈兴奋，儿茶酚胺大量释放，引起血管收缩，重要生命器官灌流不足和细胞功能紊乱。以典型的失血性休克为例，根据休克时血流动力学和微循环变化的规律，可将休克的过程分为三个时期（见图 10 - 2）：

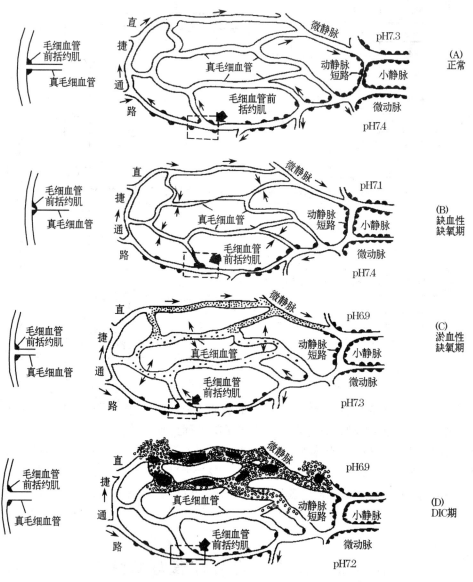

图 10 - 2　休克各期微循环变化示意图

一、休克 I 期

休克 I 期，即微循环缺血性缺氧期，亦称休克早期、代偿期。

（一）微循环变化特点

在休克早期，全身小血管包括小动脉、微动脉、后微动脉、毛细血管前括约肌、微静脉、小静脉都持续收缩，总外周阻力升高。其中毛细血管前阻力（由微动脉、后微动脉、毛细血管前括约肌组成）增加显著，使大量毛细血管网关闭，以致微循环灌流量明显减少，微循环处于少灌少流、灌少于流的状态。同时，血液流经直捷通路或经开放的动－静脉吻合支迅速流入微静脉时加重组织的缺血缺氧，故该期称缺血性缺氧期（ischemic anoxia phase）。

（二）微循环变化的机制

目前认为，交感－肾上腺髓质系统兴奋、儿茶酚胺（catecholamines，CAs）释放量增加是休克早期器官血流动力学和微循环变化的基本机制。不同的病因可通过不同的机制兴奋交感－肾上腺髓质系统。例如：低血容量性休克、心源性休克由于血压降低，减压反射抑制，引起心血管运动中枢及交感－肾上腺髓质兴奋；感染性休克内毒素具有拟交感作用；烧伤、创伤时疼痛能直接兴奋交感神经。儿茶酚胺大量释放，既刺激 α －受体，造成皮肤、内脏血管明显收缩，又刺激 β －受体，引起动静脉短路开放，使微循环血液灌流量锐减。

除儿茶酚胺外，还有其他一些缩血管物质参与休克早期微循环的变化，如血管紧张素 II（angiotenin II，Ang II）、血栓素 A_2（thromboxane A_2，TXA_2）等。

（三）微循环变化的代偿意义

此期为代偿期（compensation stage），代偿的意义表现在以下几个方面：

1. 有利于维持动脉血压

（1）回心血量增加：儿茶酚胺等缩血管物质大量释放，使微静脉、小静脉等容量血管收缩，迅速而短暂地增加回心血量，以利于维持动脉血压，这种代偿机制起到"自身输血"的作用，是休克时增加回心血量的"第一道防线"。由于毛细血管前阻力比后阻力增加显著，使毛细血管内压降低，因而就有较多的组织间液进入毛细血管，致使回心血量增加，起到"自身输液"的作用，这是休克时增加回心血量的"第二道防线"。通过这一途径增加回心血量虽然比较缓慢，但其增加量较为可观。研究表明，中度失血性休克的病人，其组织间液回流量可达 $50\sim120$ml/h。

（2）心输出量增加：除心源性休克外，休克早期，心肌一般未发生明显损伤，因此在交感兴奋和儿茶酚胺释放量增加时，心率加快，心肌收缩力增强，加之回心血量增加，结果是心输出量增加。

（3）外周血管阻力升高：休克早期，由于大量缩血管物质的作用使总外周阻力升高。

上述环节的变化均有利于动脉血压的调节、维持，因此休克早期病人的血压无明显降低。

2. 有利于心脑血液供应 由于不同器官对儿茶酚胺的反应性不同，皮肤、腹腔内脏和骨骼肌的血管 α 受体密度高，对儿茶酚胺的敏感性高，因而明显收缩，血流量减少。同时，冠状动脉由于局部代谢产物的作用，脑血管因交感缩血管纤维分布少，α 受体密度低，两者血流量均无明显改变。机体的这种血液重分布在全身循环血量减少的情况下，可保证重要生命器官如心、脑的血液优先供应。

（四）临床表现

休克早期的病人临床表现主要为皮肤苍白，四肢冰凉，出冷汗，尿量减少，脉搏细速，烦躁不安，血压变化不明显，脉压减小等。

此期为抢救的最好时期，如能及时采取输血、输液等措施，则休克可停止发展，逐渐恢复。但由于此期血压不降，容易麻痹，如得不到有效治疗，则很快发展进入休克 II 期。

二、休克Ⅱ期

休克Ⅱ期，即微循环淤血性缺氧期，亦称休克进展期、可逆性失代偿期。

（一）微循环变化的特点

此期的特征是淤血。休克持续一定时间，内脏微血管的自律运动现象首先消失，终末血管床对儿茶酚胺的反应性降低，同时微动脉和后微动脉痉挛也较前减轻，血流不再局限于通过直捷通路，而是由松弛的毛细血管前括约肌大量进入真毛细血管网，微循环血液灌而少流，灌大于流，血液淤滞。同时，毛细血管内压显著升高，微血管壁通透性升高，血浆外渗，血液浓缩，黏滞性升高，血流速度缓慢，组织缺氧加剧。故此期称为淤血性缺氧期（stagnantanoxia phase）。

（二）微循环变化的机制

与长时间微血管收缩和缺血、缺氧、酸中毒及多种体液因子的作用有关。

1. 乳酸酸中毒　在休克早期，由于微动脉、后微动脉、毛细血管前括约肌强烈收缩，致使组织微循环持续缺血缺氧，因此这些部位细胞无氧酵解增强，乳酸大量堆积，引起代谢性酸中毒。在酸性环境中，微血管平滑肌对儿茶酚胺的反应性降低，使微血管舒张。

2. 内毒素的作用　除感染性休克外，其他类型休克患者肠道细菌产生的内毒素可通过缺血的肠黏膜而被吸收入血。内毒素和其他毒素可通过激活激肽系统，间接引起血管扩张、血管壁通透性增高；同时，内毒素又能激活补体系统，促使肥大细胞、血小板、白细胞等释放组胺，促进微循环淤血的发生；或通过激活巨噬细胞，促进一氧化氮（nitric oxide，NO）增多等途径引起血管平滑肌舒张，导致持续性的低血压。

3. 血液流变学（hemorheology）**改变**　该期血液流速明显降低，微静脉内血流缓慢，红细胞易发生聚集；血小板黏附聚集，加之血浆外渗，血液黏滞性增加；灌注压下降，可导致白细胞滚动、贴壁、黏附于内皮细胞上，这些均造成微循环血流缓慢、泥化、淤滞，使毛细血管后阻力明显增加，加剧微循环的淤血状态。这种由细胞黏附分子（cell adhesion molecules，CAMs）介导的白细胞黏附于内皮细胞，以及其后的白细胞激活并释放氧自由基、溶酶体酶是引起微循环障碍和组织损伤的重要途径。

（三）微循环变化的后果

休克Ⅱ期微血管反应性低下，丧失参与重要生命器官血流调节的能力，使整个心血管系统功能恶化，机体由代偿逐渐向失代偿发展。休克早期酸中毒可导致微循环淤血，而微循环淤血又可加重酸中毒，两者互为因果，形成恶性循环，大量血液淤滞在内脏器官，回心血量减少，自身输血停止。由于毛细血管内流体静压升高，血管壁通透性增加，自身输液也停止，血浆外渗到组织间隙，有效循环血量锐减，心输出量和血压进行性下降，组织缺氧加剧，休克恶化。

（四）临床表现

休克Ⅱ期病人的主要临床表现为：血压进行性降低，神智淡漠，尿量减少或无尿，皮肤出现花斑、发绀。

休克进展期机体由代偿逐渐向失代偿发展，微循环的变化仍然处于"可逆性"阶段，只要得到及时正确的救治，病人仍可康复。否则，病情进一步恶化进入休克Ⅲ期。

三、休克Ⅲ期

休克Ⅲ期，即微循环衰竭期，亦称休克晚期、休克难治期。

（一）微循环变化的特点

此期随着缺氧和酸中毒的进一步加重，微血管反应性显著下降，微血管麻痹、扩张，对血管活性物质失去反应，微循环处于不灌不流的状态，故此期又称为微循环衰竭期。因血流缓慢，血液浓缩，黏滞度高，容易发生弥散性血管内凝血（DIC），故也称DIC期。

（二）休克合并DIC及休克难治的机制

休克Ⅲ期，即难治性休克的变化和机制是近年休克研究的重点。

休克晚期，机体易发生DIC，但DIC并非休克的必经时期：①休克晚期由于血液进一步浓缩，血液黏滞性升高，红细胞聚集，血液处于高凝状态，加之血流速度缓慢，极易导致DIC；②缺氧、酸中毒和内毒素都可使血管内皮细胞损伤，通过激活Ⅻ，启动内源性凝血系统导致DIC的发生；③烧伤、创伤等原因引起的休克，由于组织受损释放出大量组织因子，可激活外源性凝血系统导致DIC；④异型输血等情况所致的休克中，红细胞大量破坏，释放出磷脂和ADP，促进凝血过程；⑤休克时，体内生成大量促凝物质，如血小板活化因子（platelet-activating factor，PAF）、TXA_2等，可促进血小板和红细胞聚集，加速DIC形成。

休克一旦发生DIC，对微循环和各器官功能产生严重影响，使病情恶化，并难以治疗：①微血栓形成，阻塞微循环通道，进一步减少回心血量；②DIC时由于大量凝血因子的消耗及继发性纤溶亢进，患者易发生出血，使血容量减少，加重微循环障碍；③凝血和纤溶过程的某些产物如纤维蛋白降解产物和某些补体成分，增加了血管通透性，加重了微血管舒缩功能紊乱；④器官栓塞、梗死，加重了器官功能障碍，甚至发生多器官功能衰竭。

休克难治除与DIC的发生有关外，还与肠道严重缺血、缺氧，屏障和免疫功能降低，内毒素及肠道细菌入血，作用于单核巨噬细胞系统，引起全身炎症反应综合征（systemic inflammatory response syndrome，SIRS）有关。

（三）临床表现

休克进展期症状进一步加重，可出现DIC的表现，如皮下出血、凝血实验室检查异常等和重要脏器功能衰竭等表现。

1. 循环衰竭 休克Ⅲ期微血管反应性下降，血压进行性下降，升压药难以恢复；脉搏细速，静脉塌陷，出现循环衰竭，可致患者死亡。

2. 毛细血管无复流现象 休克晚期即使血压回升，有时仍不能恢复毛细血管血流，称为无复流（no-reflow）'现象。白细胞黏着和嵌塞，毛细血管内皮肿胀和并发DIC后微血栓阻塞管腔是毛细血管灌流不易恢复和休克难治的重要原因之一。

3. 重要器官功能障碍或衰竭 休克晚期由于微循环淤血不断加重和DIC的发生，使全身微循环灌流量严重不足，细胞受损乃至死亡。重要器官包括心、脑、肺、肾、肠等脏器出现功能障碍或衰竭。

第三节　休克时机体的变化

一、血液流变学的变化

血液流变学（hemorheology）是研究血液成分在血管内流动和变形规律的科学。休克时微循环灌流量的不足不但取决于灌流压的降低和微血管口径的改变，而且与血液黏度的增高密切相关，后者是由血液流变学改变引起的。休克时血液流变学改变的主要表现是：

（一）红细胞聚集力增强

这是休克时细胞流变学的重要改变之一，导致红细胞聚集的原因是：

1. 血流速度变慢，切变率（shear rate）降低　正常时由于血流速度快和切变率高，一般不发生红细胞聚集，并能促使聚集的红细胞解聚。休克时由于血压下降，血液流速可减慢，切变率也降低，红细胞就易发生聚集。

2. 红细胞表面电荷减少　正常红细胞表面带负电荷，休克时，尤其是感染性休克时，红细胞表面负电荷减少（可能由于血浆带正电荷的蛋白质增多，被红细胞吸附所致），从而使红细胞彼此靠拢而发生聚集。

3. 血细胞的比容（压积）增加　休克时，由于微循环淤血，微血管内流体静压和血管壁通透性均升高，血浆渗出，血液浓缩，使红细胞比容增加，促进红细胞聚集。

4. 纤维蛋白原浓度增高　纤维蛋白原覆盖在红细胞表面，在红细胞间形成有互相聚集作用的"桥力"。休克时由于纤维蛋白原浓度增高，可致"桥力"增加，超过负电荷的排斥力，从而导致红细胞聚集。红细胞聚集可增加血液黏度和血流阻力，严重时红细胞可淤滞并阻塞微循环，甚至形成微血栓。

（二）白细胞黏着和嵌塞

1. 白细胞附壁黏着　正常微循环血液有形成分在轴流中流动，仅有少量白细胞在壁滚动，但不发生黏着。休克时，血流变慢，轴、边流紊乱，白细胞进入边流，滚动、贴壁、黏附于内皮细胞上，这种黏附受细胞黏附分子（CAMs）的介导。常见的黏附分子有：

白细胞黏附因子（leukocyte adhesion molecule，即 CD_{11}/CD_{18}）、细胞间黏附分子 - 1（intercellular adhesion molecule - 1，ICAM - 1）、内皮细胞 - 白细胞黏附分子（endothelial leukocyte adhesion molecule，ELAM）等三类。

休克时，当白细胞被炎症介质（PAF、LTB4、C3a、TXA2）激活，其细胞膜表达 CD_{11}/CD_{18} 分子，TNFα、IL - 1、LPS 激活内皮细胞使其细胞膜表达 ICAM - 1 和 ELAM 分子，白细胞膜上 CD_{11}/CD_{18} 与内皮细胞膜上 ICAM - 1、ELAM 彼此互为配体和受体紧密结合，白细胞牢固黏着在血管内皮上（见图10 - 3），使血流阻力增高，静脉回流发生障碍。

2. 白细胞嵌塞　在休克时，由于驱动压低及白细胞变形能力降低，白细胞可嵌塞于血管内皮细胞核的隆起处或毛细血管分叉处，这一方面可增加血流阻力，加重微循环障碍；另一方面，嵌塞的白细胞释放自由基和溶酶体酶类物质，导致生物膜破坏和细胞坏死。

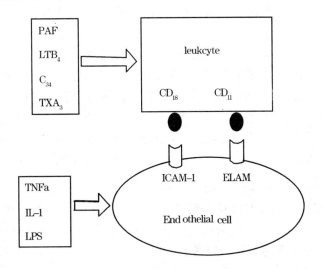

图 10-3 内皮细胞-白细胞黏附示意图

（三）血小板黏附和聚集

血小板黏附是指血小板和血小板以外的物质相互黏附，血小板聚集则是血小板之间相互发生反应并形成聚集物。休克时，由于内皮细胞损伤，释放 ADP，同时内膜下胶原暴露，血液中聚集型血小板数目增多，且在微血管中有血小板黏附、聚集和微血栓形成。这不仅阻塞微血管，还释放儿茶酚胺、TXA_2、5-羟色胺、血小板因子等多种活性物质，引起微血管收缩，通透性增高，加速凝血过程，形成 DIC。

（四）血浆黏度增大

血浆黏度取决于血浆蛋白质的分子量、浓度以及蛋白质分子的形状和对称性。血浆中分子量较大且分子结构不对称的纤维蛋白原浓度增高可使血浆黏度增大。休克应激可使体内合成纤维蛋白原增多，同时血液浓缩，血浆纤维蛋白原浓度增高，导致血浆黏度增大。

休克时血液流变学变化为高黏、高凝、高聚，既可加重微循环障碍和组织缺血缺氧，又能促进 DIC 形成，导致休克发展。血液稀释疗法和活血化瘀中药疗法目的就在于改善血液流变学高黏、凝、聚状态使休克逆转。

二、休克时的细胞损伤与代谢障碍

休克时，细胞既可因微循环障碍引起继发性损伤，也可由休克动因，如内毒素作用造成原发性损伤，从而使细胞代谢、结构发生障碍。

（一）细胞损伤

1. 细胞膜的变化 休克时，在缺氧、酸中毒、ATP 减少及溶酶体酶释放等因素作用下，细胞膜最先受损，其表现为通透性增加、细胞内外离子分布异常，细胞膜上离子泵功能发生障碍，水、钠内流，造成细胞水肿。

2. 线粒体的变化　休克初期，线粒体仅发生功能损伤，ATP 合成减少。休克后期线粒体可发生肿胀、嵴消失等结构改变，甚至崩解破坏，造成氧化磷酸化障碍，能量生成进一步减少，致使细胞死亡。

3. 溶酶体的变化　休克时缺血、缺氧和酸中毒引起溶酶体酶释放，溶酶体酶肿胀，有空泡形成。血浆中溶酶体酶主要来自缺血的肠、肝、胰腺等器官。溶酶体酶的主要危害是引起细胞自溶，消化基底膜，激活激肽系统，产生心肌抑制因子等毒性多肽（myocardial depressant factor，MDF），加重休克的病理过程。

休克时细胞损伤最终可导致细胞死亡。细胞死亡有坏死（necrosis）和凋亡（apoptosis）两种形式，休克时细胞死亡的主要形式是坏死，但也可能发生凋亡。

（二）代谢障碍

1. 物质代谢的变化　休克时细胞内最早发生的代谢改变是从优先利用脂肪酸转向优先利用葡萄糖供能。除部分患者可能出现高代谢状态外，休克时代谢变化总的趋势为氧耗减少，无氧酵解增强，脂肪和蛋白质分解增加，合成减少。可表现为一过性的高血糖和糖尿，血中游离脂肪酸和酮体增多，蛋白质出现负氮平衡。

2. 水、电解质、酸碱平衡紊乱　休克时 ATP 含量的减少使细胞膜上 $Na^+ - K^+$ 泵转运失灵，钠进入细胞内，钾则外逸，导致细胞水肿和高钾血症。

休克时，糖酵解加强，乳酸堆积是造成局部酸中毒的主要原因，同时肝脏摄取乳酸进行代谢的能力降低，以及微循环障碍不能及时清除酸性产物，也加剧了代谢性酸中毒。酸中毒与休克时心肌收缩力下降、血管平滑肌对儿茶酚胺的反应性低、高钾血症和 DIC 的发生都有密切关系。

休克早期由于创伤、出血、感染等刺激引起呼吸加快、通气增多，可出现呼吸性碱中毒，它可发生于血中乳酸盐增高之前，碱中毒可影响脑血流和心功能。休克后期可发生休克肺，如并发严重的通气障碍，则可出现呼吸性酸中毒，此时机体可处于混合性酸中毒状态。

三、休克时体液因子的变化

各种休克动因，包括感染与非感染因子侵袭机体时，引起交感-肾上腺髓质、下丘脑-垂体-肾上腺皮质、肾素-血管紧张素-醛固酮等系统活性增高，产生多种体液因子。参与休克发病的体液因子数目众多，比较重要的有血管活性胺类、调节肽类和其他炎症介质类。

（一）血管活性胺

参与休克发病的体液因子中，最先注意到的是单胺类物质，即血管活性胺，包括儿茶酚胺（catecholamines，CAs）、组胺（histamine）、5-羟色胺（5-hydroxytryptamine，5-HT）等，其中对 CAs 尤为重要，研究也最为深入。血管活性胺的作用：①人体内天然存在的 CAs 主要有多巴胺、去甲肾上腺素和肾上腺素等三种。休克时交感-肾上腺髓质系统兴奋，去甲肾上腺素和肾上腺素大量释放入血，两者都能兴奋 α-受体，引起血管平滑肌收缩，使微循环缺血；而肾上腺素还能兴奋 β-受体，一方面使微循环中动静脉吻合支大量开放，导致毛细血管网血液灌注量急剧减少，组织缺血、缺氧加重；同时肺内微循环的动静脉吻合支大量开放，使低氧静脉血直接进入左心房，另一方面，也使血管外周阻力降低，血压进一步降低和组织缺血缺氧加重。②组胺也是引起休克的体液因子之一。休克时，肥大细胞脱颗粒向循环血中释放大量组胺，引起小血管扩张，毛细血管壁通透性增加，可致血压降低，回心血量减少，血液黏滞度增加。临床使用组胺 H1 - 受体阻断剂，可使微血管扩张，心肌收缩力加强，有一定抗休克作用。③5 - HT 可引起微静脉强烈收缩，毛细血管壁通透性增加，血浆渗出，血液浓缩和血小板聚集，对休克时 DIC 的形成起促进作用，因而在休克发病中也有一定意义。

（二）调节肽

调节肽（regulatory peptides）是 20 世纪 70 年代以来新发现与休克发病有关的一类小分子的 4 - 40 肽。它们分布广、效应强，生理条件下起调节器官功能的作用，是维持机体内环境稳定的主要因素。在休克等病理情况下，则可能参与或加剧机体发病。调节肽的作用：①内皮素（endothelin，ET）为 21 肽，一度曾认为 ET 是体内缩血管作用最强的调节肽。ET 除强大的缩血管及正性肌力作用外，还能通过自主神经系统影响血压、心率、血管通透性，刺激其他调节肽的分泌。研究发现，多种休克时，循环 ET 水平显著升高，且与组织损伤程度正相关，与血流动力学参数负相关。②血管紧张素 Ⅱ（Ang Ⅱ）为 8 肽，是肾素 - 血管紧张素系统（renin angiotensin system，RAS）中与血压调节、心肌肥大等多种心血管功能调节密切相关的调节肽。在休克等多种病理过程中，RAS 活性显著升高。组织 RAS 的作用可能比循环 RAS 更为重要，组织 Ang Ⅱ 在休克早期升高，具有代偿性保护作用；休克晚期抑制组织 Ang Ⅱ 的过度分泌，则有明显的抗休克作用。③血管升压素（vasopressin）为 9 肽，也称抗利尿激素（antidiuretic hormone，ADH）。各种休克动因和有效循环血量降低均可刺激 ADH 的释放，ADH 通过抗利尿和缩血管作用可能在休克早期起代偿作用。④心房钠尿肽（atrial natriuretic peptide，ANP）为 28 肽，是 RAS 的内源性拮抗剂。休克时血浆 ANP 水平显著升高，以局部激素作用为主，对休克时血压及体液因子的急剧改变可能不起主要作用。ANP 升高虽不利于有效循环血量的维持，但与 RAS、ADH 等相互制约，调节水盐平衡及肺血管反应性，缓解肺动脉高压，可能有利于防止急性肺损伤的发生。⑤血管活性肠肽（vasoactive intestinal peptide，VIP）为 28 肽，主要由肠产生、肝脏分解、肾脏排泄，正常无循环激素样作用。休克时机体血液重新分布，导致小肠缺血，分泌大量 VIP 以改善小肠血供，同时肝肾功能减弱，循环 VIP 明显增加。休克早期 VIP 的增加有利于改善内脏缺血，但休克晚期 VIP 有可能参与低血压、缺血 - 再灌注损伤的发生，循环 VIP 明显增加与休克病情严重程度正相关。⑥降钙素基因相关肽（calcitonin gene - related peptide，CGRP）为 37 肽，一种强大的内源性血管舒张剂。休克时小肠缺血、肠源性内毒素和许多炎症介质均可刺激 CGRP 的大量释放，循环 CGRP 水平升高，这对于改善小肠和全身重要器官的血液供应有益，有细胞保护作用。但休克晚期，循环 CGRP 水平过度升高，则可引起低血压、免疫抑制以及肠道水肿、坏死等损伤，导致休克恶化。⑦缓激肽（bradykinin）为 9 肽，休克时血管内皮和其他组织细胞的损伤均可刺激激肽系统生成具有扩张小血管、增强微血管通透性的缓激肽，是重要的炎症介质。⑧内源性阿片肽（endogenous opioid peptides，EOP）内啡肽在休克发病机制中可能起重要作用。休克时血中 β - 内啡肽水平增加与休克程度相平行，脑室注射 β - 内啡肽可加剧休克动物的低血压反应。用吗啡受体阻断剂纳洛酮治疗休克大鼠，可明显恢复血压，并提高生存率。

总体来说，调节肽种类繁多，功能复杂，多数具有保护和损伤的双重性；在休克代偿期，多数调节肽分泌增加，对机体起保护作用；失代偿期，调节肽过度生成，起不了保护作用，反而进一步破坏相互间的平衡关系，共同导致细胞损伤和器官功能障碍，加重内环境紊乱，导致休克难治。

（三）炎症介质

各种感染和非感染性因子在引起休克的同时，直接或间接地引起机体组织细胞损伤。活体组织对损伤的一系列反应中突出的表现之一就是炎症。休克患者血浆中炎症介质与抗炎介质往往增多，这也是造成组织器官损伤的重要机制之一（参阅第十七章）。

四、休克时重要器官功能的变化

严重创伤、感染和休克患者常因某个或数个重要器官系统相继或同时发生功能障碍甚至衰竭死亡。现将机体主要器官系统最常发生的功能障碍简述如下：

（一）肺呼吸功能的变化

呼吸功能障碍发生率高达 83% ~ 100%。如肺功能障碍较轻，可称为急性肺损伤（acute lung injury，ALI），病情恶化则可进一步发展为急性呼吸窘迫综合征（acute respiratory distress syndrome，ARDS）。ALI 和 ARDS 二者仅为程度上的差别，所有 ARDS 都有 ALI，但并非所有的 ALI 都发展成 ARDS。ARDS 是危重病中发病率和死亡率都很高的一种并发症，是以进行性呼吸窘迫、进行性低氧血症、发绀、肺水肿和肺顺应性下降为特征的急性呼吸衰竭，常需借助机械辅助通气，才能维持呼吸功能。

在休克早期，休克动因通过延髓血管运动中枢间接兴奋呼吸中枢，使呼吸增强，甚至通气过度，从而引起低碳酸血症和呼吸性碱中毒。如果休克持续较久，交感 - 肾上腺髓质系统的兴奋及其他缩血管物质的作用可使肺血管阻力升高，突出地表现为急性肺呼吸膜损伤，主要表现为：①小血管内中性粒细胞聚集、黏附，内皮细胞受损，肺泡内毛细血管微血栓形成；②活化的中性粒细胞释放氧自由基、弹力蛋白酶和胶原酶，进一步损伤血管内皮细胞甚至肺泡上皮细胞时，则可以先后出现间质性肺水肿和肺泡型水肿；③Ⅱ型肺泡上皮板层体数目减少，肺泡表面活性物质合成降低，出现肺泡微萎陷；④血浆蛋白透过毛细血管沉着在肺泡腔内，形成透明膜。严重休克晚期，经复苏治疗，在脉搏、血压和尿量都趋向平稳以后，仍可发生急性呼吸衰竭。

（二）肾功能的变化

急性肾功能障碍的发生率仅次于肺和肝。急性肾功能障碍在临床上表现为少尿、无尿，同时伴有高钾血症、代谢性酸中毒和氮质血症，血清肌酐持续高于 177μmol/L，尿素氮大于 18mmol/L。由于休克时血液重新分布，肾脏是最早易受损的器官之一，且肾衰的存在与否在决定 MODS 患者的预后上起关键性作用。

重度低血容量休克引起的急性肾衰多发生在休克 1～5 天内。休克早期，由于肾血管收缩，肾血流量减少，肾小球滤过率降低，可发生功能性肾功能衰竭（functional renal failure），此时如能及时恢复有效循环血量，肾灌流得以恢复，肾功能可立刻恢复；休克后期，如因肾小管持续缺血、缺氧，或肾毒素（如药物、血红蛋白、肌红蛋白）作用，或肾小球、肾间质毛细血管中微血栓形成及中性粒细胞活化后释放氧自由基等因素而发生急性肾小管坏死（acute tubular necrosis，ATN），此时称为器质性肾功能衰竭（parenchymal renal failure），此时即使恢复了正常肾血流量，也只有在肾小管上皮修复再生后肾功能才能完全恢复。

（三）心泵功能的变化

除心源性休克伴有原发性心泵功能障碍外，在其他类型休克的早期，由于冠脉本身的特点及机体的代偿作用，心泵功能一般无明显变化。但是，随着休克过程的发展，将会出现不同程度的心泵功能障碍，甚至发生心力衰竭，而且休克持续时间愈长，心力衰竭往往愈严重。在休克过程中，心功能障碍的机制为：①动脉血压降低和心率加快所引起的心室舒张期缩短，使冠状动脉血流量减少，心肌供血不足；②交感 - 肾上腺髓质系统兴奋引起的心率加快和心肌收缩力加强，使心肌耗氧量增加，加重心肌缺氧；③酸中毒及继发的高钾血症，通过影响心肌兴奋 - 收缩偶联过程，使心肌收缩力减弱；④心肌内 DIC 加重，心肌组织微循环障碍；⑤内毒素、心肌抑制因子等多种毒性因子抑制心功能。

（四）脑功能的变化

在休克早期，血液重新分布使脑血流量基本正常，但由于交感神经兴奋，患者表现为烦躁不安。随着休克的发展，血压的进行性下降，脑内 DIC 形成，患者可因脑血流量减少而出现神智淡漠、反应迟钝、嗜睡甚至昏迷。严重者由于脑能量代谢障碍，可出现脑水肿和颅内高压。

研究表明，脑缺血时的细胞损伤有一定的区域和神经元选择性，可能与易损区的细胞代谢活跃程度和血液供应有关。缺血后脑细胞释放活性物质参与脑组织细胞的损伤和脑细胞水肿的发生。有别于其他器官，我们在实验室发现，内毒素休克后脑损伤的发生与兴奋性氨基酸谷氨酸的大量释放使神经元持续去极化有关。高剂量内毒素和休克晚期脑持续缺血均可造成脑组织明显的能量代谢障碍，依赖能量的谷氨酸重吸收机制失灵，突触间隙谷氨酸浓度增高，引起兴奋性神经毒性效应，影响神经细胞膜的离子转运功能，通过导致细胞内钙超载，并刺激炎症介质释放，引起损伤甚至导致细胞死亡。

（五）胃肠和肝功能的变化

休克时，由于血压下降及有效循环血量减少，引起肝及胃肠道缺血缺氧，继之发生淤血、出血及微血栓形成，导致胃肠和肝功能障碍。

胃肠运动减弱，黏膜糜烂或形成应激性溃疡，消化腺分泌抑制使消化液分泌减少，肠道内细菌大量繁殖。此时，除可引起中毒性肠麻痹外，肠道屏障功能严重削弱，致使大量肠腔细菌的内毒素甚至细菌可以进入血液。内毒素、细菌入血可引起大量致炎介质释放导致全身性炎症反应综合征，从而使休克加重。

肝功能障碍导致肝屏障功能降低，使来自门脉的肠腔细菌内毒素不能被充分解毒，导致内毒素血症，促使休克恶化。

（六）免疫系统功能的变化

严重休克可出现血浆补体 C4a 和 C3a 升高，C5a 降低。其中 C3a 和 C5a 可影响微血管通透性，激活白细胞和组织细胞。免疫复合物可沉积于多个器官的微循环内皮细胞上，吸引多形核白细胞，释放多种毒素，引起各器官系统细胞的非特异性炎症，细胞损伤和器官功能障碍。此外，患者还可能由于过度表达 IL－4、IL－10 和 IL－13 等抗炎介质，使免疫系统处于全面抑制状态，炎症反应失控，因此感染容易扩散，促使休克难治，甚至死亡。

（七）多器官功能障碍综合征

休克晚期可以相继或同时出现两个或两个以上的系统、器官功能障碍或衰竭，称为多器官功能障碍综合征。多个系统器官功能变化的出现与各系统器官功能间的相互联系和相互作用是分不开的。它们之间可以相互影响，有密切的因果关系，可形成恶性循环，成为休克死亡的重要原因（参阅第十七章）。

第四节　休克的防治原则

一、病因学防治

积极防治引起休克的原发病。例如容易引起感染性休克的疾病（如泌尿道、胆道感染，大叶性肺炎，菌痢，败血症等）；对创伤患者及时做好包扎、止血、固定、止痛和保暖；失血失液过多患者及时做好补液或输血、纠正酸中毒和电解质平衡失调；在应用可能引起过敏性休克的药物（如青霉素）或血清制剂（如破伤风、白喉抗毒素）前，要认真做好皮试，发现阳性者禁用；输血应严格检查供、受者血型是否相符。

二、发病学防治

（一）改善微循环

包括补充血容量，应用血管活性药物以及纠正酸中毒和预防 DIC。

1. 补充血容量　各种原因引起的休克均不同程度地存在着血容量绝对不足或相对不足，特别是休克进展期，血管容量扩大，血液淤积于微循环中，以及液体向血管外渗出，使有效循环血量减少，最终导致组织微循环血液灌流量严重不足。因此，除心源性休克外，补充血容量是提高心输出量和改善微循环灌流的根本措施，也是适当选用血管活性药物，提高治疗效果的基础。临床上输液原则是需多少、补多少。必须正确估计补液的总量，量需而入，并适当纠正血液浓缩、黏度增高等变化。

2. 血管活性药物的应用　适当选用血管活性药物有利于改善组织微循环血液灌流量。一般说来，休克早期宜选择性地舒张微血管，以缓解微血管因过度代偿而出现的强烈收缩，但扩血管药物必须在血容量充分补充的前提下应用。休克后期可选用缩血管药，以防止容量血管过度扩张。对过敏性休克、神经源性休克使用缩血管药物，能起到升高血压的作用。

3. 纠正酸中毒 休克过程中缺血、缺氧必然导致乳酸酸中毒，酸中毒能加重微循环障碍，抑制心肌收缩性，促进 DIC 发生，引起高钾血症，同时还可使溶酶体膜破裂释放蛋白水解酶，使组织细胞变性坏死，促使休克恶化，而且直接影响血管活性药物的疗效，故防治休克时，必须纠正酸中毒。

（二）细胞损伤的防治

改善微循环，去除休克动因是保护细胞功能的根本措施，此外还可用稳定细胞膜和细胞器膜，补充能量，应用自由基清除剂、拮抗体液因子等方法。

糖皮质激素、前列环素（PGI_2）和组织蛋白酶抑制剂（PCMB）等溶酶体稳定药，能防止溶酶体酶释放和破坏。其中糖皮质激素的抗休克作用可能与其能上调抑制性 κB（inhibitory kappa B，$I\kappa B$）水平，阻断核因子 κB（nuclear factor kappa B，$NF\kappa B$）核移位，从而抑制细胞因子的合成和表达有关。钙拮抗药能抑制 Ca^{2+} 的内流和在胞质中蓄积，从而降低生物膜的磷脂酶活性，也能保护溶酶体膜。由于多种体液因子参与休克发病，因此针对某一种体液因子的拮抗措施在休克治疗中意义有限。

（三）防治器官功能障碍和衰竭

MODS 重在预防，应预防 DIC 及缺血再灌注损伤的发生。一旦发生 MODS，除采取一般治疗措施外，应针对不同器官衰竭采取不同治疗措施。如心衰，除停止或减慢补液外，还应强心、利尿并降低前、后负荷；呼衰则应给氧，改善呼吸功能；肾衰则应考虑利尿和透析等治疗措施。

三、支持与保护疗法

对一般病人，应行营养支持，确保热量平衡；对危重病人，应行代谢支持，确保正氮平衡。针对体内出现的高代谢状态，应提高患者蛋白质和氨基酸摄入量，提高支链氨基酸的比例。为维持和保护肠黏膜的屏障功能，病人应缩短禁食时间，尽可能及早经口摄食。

第十一章

缺血－再灌注损伤

第一节 概 述

一、缺血－再灌注损伤的概念

近年来，随着休克治疗水平的提高以及动脉搭桥术、溶栓疗法、经皮腔内冠脉血管成形术、心脏外科体外循环、心肺脑复苏、断肢再植和器官移植等方法的建立和推广应用，使许多组织器官缺血后重新得到血液再灌注。多数情况下，缺血后再灌注可使组织器官功能得到恢复，损伤的结构得到修复，患者病情好转康复；但有时缺血后再灌注，不仅不能使组织、器官功能恢复，反而加重组织、器官的功能障碍和结构损伤。这种在缺血基础上恢复血流后组织损伤反而加重，甚至发生不可逆性损伤的现象称为缺血－再灌注损伤（ischemia－reperfusion injury），又称再灌注损伤（reperfusion injury）。

二、缺血－再灌注损伤的原因

凡是在组织器官缺血基础上的血液再灌注都可能成为缺血－再灌注损伤的发生原因。常见的有：

1. 组织器官缺血后恢复血液供应，如休克时微循环的再通，冠状动脉痉挛的缓解等。
2. 一些新的医疗技术的应用，如动脉搭桥术、溶栓疗法、经皮腔内冠脉血管成形术等。
3. 体外循环下的心脏手术。
4. 心脏骤停后心、肺、脑复苏。
5. 其他，如断肢再植和器官移植等。

第二节 缺血－再灌注损伤的影响因素

一、缺血时间

首先影响再灌注损伤程度的是缺血时间。缺血时间短，恢复血供后可无明显的再灌注损伤，因为所有器官都能耐受一定时间的缺血。缺血时间长，恢复血供则易导致再灌注损伤。若缺血时间过长，缺血器官会发生不可逆性损伤，甚至坏死，反而不会出现再灌注损伤。例如，阻断大鼠左冠状动脉 5～10min，恢复血供后心律失常的发生率很高，但短于 2min 或超过 20min 的缺血，心律失常较少发生。另外，不同动物、不同器官发生再灌注损伤所需的缺血时间不同，小动物相对较短，大动物相对较长。如家兔心肌再灌注损伤所需的缺血时间一般为 40min，肝脏一般为 45min，小肠约为 60min，骨骼肌甚至为 4h。

再灌注损伤与缺血时间的依赖关系提示，在缺血过程中组织发生的某些变化是再灌损伤发生的基础。再灌注损伤实质上是缺血期的可逆性损伤恢复血流后进一步加重或转化为不可逆性损伤。

二、侧支循环

缺血后侧支循环容易形成者，可因缩短缺血时间和减轻缺血程度，不易发生再灌注损伤。

三、对氧的需求程度

因氧易接受电子，形成氧自由基增多，因此，对氧需求高者，容易发生再灌注损伤，如心、脑等。

四、再灌注的条件

研究发现，再灌注时的压力大小、灌注液的温度以及电解质的浓度都与再灌注损伤密切相关。再灌注压力愈高，造成的再灌注损伤愈严重；适当降低再灌注液温度，则能减轻再灌注损伤；减少灌注液中的 Ca^{2+}、Na^+ 含量，或适当增加 K^+、Mg^{2+} 含量，有利于减轻再灌注损伤。

第三节　缺血－再灌注损伤的发生机制

缺血－再灌注损伤的发生机制尚未彻底阐明。目前认为自由基的作用、细胞内钙超载和白细胞的激活是缺血再灌注损伤的重要发病环节。

一、自由基的作用

（一）自由基的概念和分类

自由基（free radical）是外层电子轨道上有单个不配对电子的原子、原子团和分子的总称。自由基的种类很多，可分为：

1. 氧自由基　由氧诱发的自由基称为氧自由基（oxygen free radical，OFR），如超氧阴离子（O_2^-）和羟自由基（OH·），属于非脂性自由基。单线态氧（$^1O_2$）及过氧化氢（H_2O_2）不是自由基，但氧化作用很强，与氧自由基共同组成为活性氧（reactive oxygen species，ROS）。

2. 脂性自由基　指氧自由基与多聚不饱和脂肪酸作用后生成的中间代谢产物烷，如烷自由基（L·）、烷氧自由基（LO·）、烷过氧自由基（LOO·）等。

3. 其他 如氯自由基（Cl·）、甲基自由基（CH$_3$·）、一氧化氮（NO·）等。

氧自由基和脂性自由基的性质极为活泼，易于失去电子（氧化）或夺取电子（还原），特别是其氧化作用强，故具有强烈的引发脂质过氧化的作用。

（二）自由基的代谢

氧分子属于双自由基，因为它的两个外层电子轨道中的每一个轨道都带有一个未配对电子，但两者自旋方向相同。氧分子与还原剂反应即得到两个电子，形成自旋方向相反的电子对。氧分子还原能力是有限的，反应活性也较低，所以氧在基态情况下是一种相对较弱的氧化剂。在生理情况下，氧通常是通过细胞色素氧化酶系统接受 4 个电子还原成水，同时释放能量，但也有 1% ~ 2% 的氧接受一个电子生成 O_2^-，再接受一个电子生成 H_2O_2，或再接受一个电子生成 OH·，活性氧生成的反应式为：

$$O_2 \xrightarrow{e^-} O_2^- \xrightarrow{e^-+2H^+} H_2O_2 \xrightarrow{e^-+H^+} OH· \xrightarrow{e^-+H^+} H_2O$$
$$H_2O_2 \rightarrow H_2O$$

另外，在血红蛋白、肌红蛋白、儿茶酚胺及黄嘌呤氧化酶等氧化过程中也可生成 O_2^-。它可在 Fe^{2+} 或 Cu^{2+} 的催化下与 H_2O_2 反应生成 OH·，这种由金属离子催化的反应称为 Fenton 反应。细胞内存在超氧化物歧化酶（SOD）、谷胱甘肽过氧化物酶（GSH - PX）及过氧化氢酶（CAT）等抗氧化酶类可以及时清除它们，其反应式为：

$$O_2^- + O_2^- + 2H^+ \xrightarrow{SOD} H_2O_2 + O_2; \quad H_2O_2 + 2GSH \xrightarrow{GSH-PX} 2H_2O + GSSG; \quad 2H_2O_2 \xrightarrow{CAT} 2H_2O + O_2$$

这些酶对机体并无有害影响。在病理条件下，由于活性氧产生过多或抗氧化酶类活性下降，可引发链式脂质过氧化反应损伤细胞膜，进而使细胞死亡。

（三）缺血 - 再灌注时自由基生成增多的机制

1. 黄嘌呤氧化酶的形成增多 黄嘌呤氧化酶（XO）的前身是黄嘌呤脱氢酶（XD）。这两种酶主要存在于毛细血管内皮细胞内。正常时只有 10% 以 XO 的形式存在，90% 为 XD。缺血时，一方面由于 ATP 减少，膜泵功能障碍，Ca^{2+} 进入细胞激活 Ca^{2+} 依赖性蛋白水解酶使 XD 大量转变为 XO；另一方面 ATP 不能用来释放能量，并依次降解为 ADP、AMP 和次黄嘌呤，故在缺血组织内次黄嘌呤大量堆积。再灌注时，大量分子氧随血液进入缺血组织，黄嘌呤氧化酶再催化次黄嘌呤转变为黄嘌呤并进而催化黄嘌呤转变为尿酸的两步反应中，都同时以分子氧为电子接受体，从而产生大量的 O_2^- 和 H_2O_2，后者再在金属离子参与下形成 OH·。因此，再灌注时组织内 O_2^-、OH·、H_2O_2 等活性氧大量增加（见图 11 - 1）。

2. 中性粒细胞的聚集及激活 中性粒细胞（neutrophils）在吞噬活动时耗氧量显著增加，所摄取的氧绝大部分经细胞内的 NADPH 氧化酶和 NADH 氧化酶的作用而形成氧自由基，并用以杀灭病原微生物。

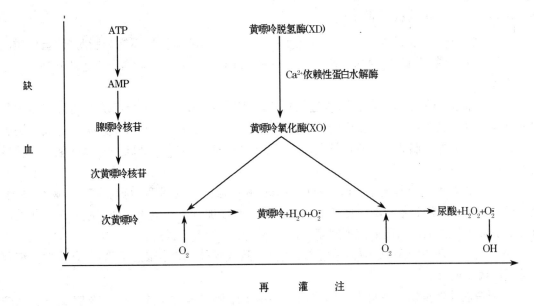

图 11-1 黄嘌呤氧化酶在自由基生成增多中的作用

$$NADPH + 2O_2 \xrightarrow{\text{NADPH 氧化酶}} 2O_2^- + NADP^+ + H^+$$

$$NADH + 2O_2 \xrightarrow{\text{NADH 氧化酶}} 2O_2^- + NAD^+ + H^+$$

如果氧自由基生成过多或机体清除自由基的酶系统活性不足或抗氧化剂不足时，中性粒细胞形成的氧自由基就可损害组织。在再灌注时，由黄嘌呤氧化酶的作用所产生的自由基起原发的、主要的作用；这些自由基作用于细胞膜后产生的具有趋化活性的物质如 LTB_4 等，可吸引大量中性粒细胞到局部聚集，并释放自由基等物质，而进一步损害组织。

3. 线粒体功能受损 缺氧时细胞内氧分压降低及缺氧使 ATP 减少，Ca^{2+} 进入线粒体增多而使线粒体功能受损，细胞色素氧化酶系统功能失调，以致进入细胞内的氧，经单电子还原而形成的氧自由基增多，而经 4 价还原而形成的水减少。当然，Ca^{2+} 进入线粒体内可使 $Mn^{2+}-SOD$ 减少，自由基的清除下降，因此自由基水平增高。

4. 儿茶酚胺的增加和氧化 在各种应激包括缺氧的条件下，交感－肾上腺髓质系统可分泌大量的儿茶酚胺。儿茶酚胺一方面具有重要的代偿调节作用，但另一方面，过多的儿茶酚胺特别是它的氧化产物，往往又成为对机体的有害因素。实验证明，大量的异丙肾上腺素、去甲肾上腺素、肾上腺素均能引起细胞损伤；而造成细胞损害的是儿茶酚胺的氧化产物，而非儿茶酚胺本身。因为儿茶酚胺的氧化能产生具有细胞毒性的氧自由基，如肾上腺素代谢产生肾上腺素红的过程中有 O_2^- 产生。

（四）自由基引起缺血－再灌注损伤的机制

自由基具有极为活跃的反应性，能和各种细胞成分（如膜磷脂、蛋白质、核酸）发生反应，造成组织细胞严重损伤。

1. 膜脂质过氧化增强 自由基同膜脂质不饱和脂肪酸作用引发脂质过氧化反应，使膜结构受损、功能发生障碍。表现为：

（1）破坏膜的正常结构：脂质过氧化使膜不饱和脂肪酸减少，不饱和脂肪酸/蛋白质的比例失调，细胞膜及细胞器膜如线粒体、溶酶体等液态性、流动性降低，通透性升高，细胞外 Ca^{2+} 内流增加。

（2）间接抑制膜蛋白功能：脂质过氧化使膜脂质发生交联、聚合，从而间接抑制膜蛋白如钙泵、钠泵及 Na^+/Ca^2 交换系统等的功能，导致胞浆 Na^+、Ca^2 浓度升高，造成细胞肿胀、钙超载；另外，脂质过氧化可抑制膜受体、G 蛋白与效应器的偶联，引起细胞信号转导功能障碍。

（3）促进自由基及其他生物活性物质生成：膜脂质过氧化可激活磷脂酶 C、磷脂酶 D，使膜磷脂进一步分解，催化花生四烯酸代谢反应。在增加自由基生成和增强脂质过氧化的同时，形成多种生物活性物质如前列腺素、血栓素、白三烯等，促进再灌注损伤。

（4）减少 ATP 生成：线粒体膜脂质过氧化导致线粒体功能抑制，ATP 生成减少，细胞能量代谢障碍加重。

2. 蛋白质功能抑制　在自由基的作用下，由于脂质过氧化作用，胞浆及膜蛋白和某些酶交联成二聚体或更大的聚合物，这种蛋白质的交联使其丧失活性，结构发生改变，整个细胞丧失功能。

3. 核酸及染色体破坏　自由基对细胞的毒性作用主要表现为染色体畸变、核酸碱基改变或 DNA 断裂。这种作用 80% 为 ［OH·］所致。

可见，再灌注能使自由基生成增多。自由基生成增多可加重细胞损伤，两者相互影响，促进再灌注损伤的发生、发展。故自由基是再灌注损伤极为重要的发病因素和环节。

二、钙超载

正常情况下，细胞外钙浓度高出细胞内约万倍，这种细胞内外 Ca^{2+} 浓度差的维持是由于：①细胞膜对钙的低通透性；②钙与特殊配基形成可逆性复合物；③细胞膜钙泵（ $Ca^{2+} - Mg^{2+} - ATP$ 酶）逆电化学梯度将 Ca^{2+} 主动转运到细胞外；④通过肌浆网和线粒体膜上的 Ca^{2+} 泵和 $Na^+ - Ca^{2+}$ 交换将胞浆 Ca^{2+} 贮存到细胞器内；⑤通过细胞膜 $Na^+ - Ca^{2+}$ 交换，将胞浆 Ca^{2+} 转运到细胞外等。再灌注损伤发生时，再灌注区细胞内有过量钙离子积聚，而且 Ca^{2+} 浓度升高的程度往往与细胞受损的程度成正相关。各种原因引起细胞内钙含量异常增多并导致细胞结构损伤和功能代谢障碍的现象，称为钙超载（calcium overload）。

（一）缺血－再灌注时钙超载的发生机制

实验研究表明，细胞内钙超载主要发生在再灌注期，且主要原因是钙内流增加，而不是钙外流减少。再灌注时钙超载的发生机制目前尚未完全清楚，可能与下列因素有关。

1. $Na^+ - Ca^{2+}$ 交换异常　Na^+/Ca^{2+} 交换蛋白（Na^+/Ca^{2+} exchanger）是心肌细胞膜钙转运蛋白之一，在跨膜 Na^+、Ca^{2+} 梯度和膜电位驱动下对细胞内外 Na^+、Ca^{2+} 进行双向转运，交换比例为 $3Na^+ : 1Ca^{2+}$。生理情况下，Na^+/Ca^{2+} 交换蛋白以正向转运的方式将细胞内 Ca^{2+} 转移至细胞外，与肌浆网和细胞膜钙泵共同维持细胞静息状态时的低钙浓度。病理情况

下如细胞内 Na^+ 明显升高或膜正电位等，Na^+/Ca^{2+} 交换蛋白则以反向转运的方式将细胞内 Na^+ 排出，使细胞外 Ca^{2+} 进入细胞。现已证实，Na^+/Ca^{2+} 交换蛋白反向转运增强是缺血－再灌注损伤时 Ca^{2+} 进入细胞的主要途径。

（1）细胞内高 Na^+ 对 Na^+/Ca^{2+} 交换蛋白的直接激活：缺血时 ATP 生成减少，导致钠泵活性降低，细胞内 Na^+ 含量明显升高。再灌注时缺血细胞重新获得氧及营养物质供应，细胞内高 Na^+ 除激活钠泵外，还迅速激活 Na^+/Ca^{2+} 交换蛋白，以反向转运的方式加速 Na^+ 向细胞外转运，同时将大量 Ca^{2+} 运入胞浆，从而导致细胞内 Ca^{2+} 浓度增加引起细胞损伤。

（2）细胞内高 H^+ 对 Na^+/Ca^{2+} 交换蛋白的间接激活：缺血时，由于无氧代谢增强使 H^+ 生成增多，组织间液和细胞内酸中毒，pH 值降低。再灌注时，组织间液 H^+ 浓度迅速下降，而细胞内 H^+ 浓度仍然很高，细胞内外形成显著的 pH 梯度差，由此激活细胞膜的 H^+－Na^+ 交换蛋白，促进细胞内 H^+ 排出，细胞外 Na^+ 内流，细胞内 Na^+ 增加。再灌注后，由于恢复了能量供应和 pH 值，从而促进 Na^+－Ca^{2+} 交换，引起胞外 Ca^{2+} 大量内流，加重细胞内钙超载。

（3）蛋白激酶 C（PKC）活化对 Na^+/Ca^{2+} 交换蛋白的间接激活：组织缺血、再灌注时，内源性儿茶酚胺释放增加，一方面作用于 α_1 肾上腺素能受体，激活 G 蛋白－磷脂酶 C（PLC）介导的细胞信号转导通路，促进磷脂酰肌醇（PIP_2）分解，生成三磷酸肌醇（IP_3）和甘油二酯（DG）。其中 IP_3 促进肌浆网释放 Ca^{2+}，DG 经激活 PKC 促进 H^+－Na^+ 交换，进而增加 Na^+－Ca^{2+} 交换，共同使胞浆 Ca^{2+} 浓度升高。另一方面儿茶酚胺作用于 β 肾上腺素能受体，通过激活腺苷酸环化酶增加 L 型钙通道的开放，从而促进胞外 Ca^{2+} 内流，进一步加重细胞内钙超载。

2. 生物膜损伤 细胞膜和细胞内膜性结构是维持细胞内、外以及细胞内各间区离子平衡的重要结构。生物膜损伤可使其通透性增强，细胞外 Ca^{2+} 顺浓度差进入细胞，或使细胞内 Ca^{2+} 分布异常，加重细胞功能紊乱与结构破坏。

（1）细胞膜损伤：①缺血可造成细胞膜正常结构的破坏，使细胞膜对 Ca^{2+} 通透性显著增强；②再灌注时生成的大量自由基引发细胞膜的脂质过氧化反应，进一步加重膜结构的破坏；③细胞内 Ca^{2+} 增加，激活磷脂酶，使膜磷脂降解，进一步增加细胞膜对 Ca^{2+} 的通透性，共同促使胞浆 Ca^{2+} 浓度升高。

（2）肌浆网膜损伤：自由基的作用及膜磷脂的降解可造成肌浆网膜损伤，使其钙泵功能发生障碍，对 Ca^{2+} 摄取减少，引起胞浆 Ca^{2+} 浓度升高。

（3）线粒体膜损伤：自由基的损伤及膜磷脂的降解可引起线粒体膜受损，抑制氧化磷酸化，使 ATP 生成减少，细胞膜、肌浆网钙泵功能障碍，促进钙超载的发生。

在缺血期间，细胞内 Ca^{2+} 开始增高，再灌注时又通过上述机制，既可加重细胞 Ca^{2+} 转运障碍，又随血流运送来大量 Ca^{2+}，使细胞内 Ca^{2+} 增多，最终导致钙超载。

（二）钙超载引起缺血－再灌注损伤的机制

细胞内钙超载引起再灌注损伤的机制目前尚未完全阐明，可能与以下因素有关。

1. 促进氧自由基生成 细胞内 Ca^{2+} 增多可增强钙依赖性蛋白酶活性，从而促使黄嘌呤脱氢酶转变为黄嘌呤氧化酶，使氧自由基生成增加。

2. 加重酸中毒　细胞内 Ca^{2+} 浓度升高可激活某些 ATP 酶，导致细胞高能磷酸盐水解，释放出大量 H^+，加重细胞内酸中毒。

3. 破坏细胞（器）膜　细胞内 Ca^{2+} 增加可激活磷脂酶，促使膜磷脂降解，造成细胞膜及细胞器膜受损。

4. 线粒体功能障碍　聚集在细胞内的 Ca^{2+} 在被肌浆网、线粒体摄取过程中消耗大量 ATP，同时进入线粒体的 Ca^{2+} 与含磷酸根的化合物结合，形成磷酸钙，干扰线粒体的氧化磷酸化，从而加重细胞能量代谢障碍，ATP 生成减少。

5. 激活其他酶的活性　如激活蛋白酶，促进细胞结构蛋白的分解；激活核酶，引起染色体的损伤。

毋庸置疑，细胞内钙超载是缺血－再灌注损伤的另一个极为重要的发病学因素和环节。

三、白细胞的作用

近年来的研究表明，白细胞聚集、激活介导的微血管损伤在脏器缺血－再灌注损伤的发病中起重要作用。

（一）缺血－再灌注时白细胞增多的机制

临床观察和实验证明，缺血－再灌注时，白细胞（主要是中性粒细胞）明显增加，以犬心肌缺血为例，再灌注仅 5min，心内膜中性粒细胞就增加 25%，缺血轻的组织白细胞集聚减少。组织缺血和再灌注时白细胞浸润增加的机制还不十分清楚，可能是：

1. 细胞黏附分子生成增多　细胞黏附分子又称黏附分子（adhesion molecule），指由细胞合成的，可促进细胞与细胞之间、细胞与细胞外基质之间黏附的一大类分子的总称，如整合素、选择素等，在维持细胞结构完整和细胞信号转导中起重要作用。缺血和再灌注时，中性粒细胞和血管内皮细胞的多种黏附分子表达增强，引起中性粒细胞与受损血管内皮细胞之间的广泛黏附、聚集。而激活的中性粒细胞又可释放肿瘤坏死因子、白介素－1 及白介素－6 等，导致血管内皮细胞和中性粒细胞表面的黏附分子暴露，两者的亲和力增强，甚至促使中性粒细胞穿过血管壁趋化游走，使白细胞的浸润进一步加重。

2. 趋化因子生成增多　组织损伤时，细胞膜磷脂降解，花生四烯酸代谢产物增多如白三烯（LT）、血小板活化因子、补体及激肽等，具有很强的趋化作用，因而能吸引大量白细胞进入组织或黏附于血管内皮。当然，中性粒细胞与血管内皮细胞本身也可释放许多具有趋化作用的炎性介质，如 LTB_4 使微循环中白细胞进一步增加。

（二）白细胞介导缺血－再灌注损伤的机制

1. 微血管损伤　激活的中性粒细胞与血管内皮细胞之间的相互作用，是造成微血管损伤的决定因素。

（1）微血管内血液流变学改变：正常情况下，血管内皮细胞与血液中流动的中性粒细胞的相互排斥作用，是保证微血管血液灌流的重要条件。实验表明，白细胞的流变学和形态学特点与微血管血流阻塞有密切关系。与红细胞相比，白细胞体积大，变形能力弱，而且在黏附分子参与下容易黏附在血管内皮细胞上，极易嵌顿、堵塞微循环血管，加之组织水肿、内皮损伤、血小板栓子和微血栓形成等，更易形成无复流，加重组织损伤。无复流现象（no－reflow phenomenon）是在犬的实验中发现的。结扎犬的冠状动脉造成局部心肌缺血后，再打开结扎的动脉，使血流重新开放，缺血区并不能得到充分的血流灌注，称此现象为无复流。这种无复流现象不仅存在于心肌，也见于脑、肾、骨骼肌缺血后再灌注时，中性粒细胞激活及其致炎细胞因子的释放是引起无复流现象的病理生理学基础。

（2）微血管口径的改变：缺血及再灌注时，损伤的血管内皮细胞肿胀，可造成管腔狭窄，阻碍血液灌流。当然，微血管口径的改变还与花生四烯酸的代谢产物前列环素（PGI_2）与血栓素 A_2（TXA_2）之间的失衡密切相关。PGI_2主要由血管内皮细胞生成，除了有很强的扩血管作用外，还能抑制血小板的黏附、聚集。TXA_2主要由血小板生成，不仅是一个很强的缩血管物质，而且也是一种引起血小板黏附、聚集的因子，因此是一个很强的致血栓形成的物质。缺血缺氧时，一方面因血管内皮细胞受损而致 PGI_2生成减少，另一方面在儿茶酚胺等因素刺激下，血小板释放 TXA_2增多，因而发生强烈的血管收缩和血小板的聚集，并进一步释放 TXA_2，从而促使血栓形成和血管堵塞，加速无复流现象的发生，加重组织损伤。

（3）微血管通透性增高：微血管通透性增高一方面引发组织水肿，另一方面导致血液浓缩，形成无复流现象。动物实验显示，水肿组织的含水量及红细胞压积与白细胞密度呈正相关。由此表明，缺血及再灌注时微血管通透性的增高可能与白细胞释放的某些炎性介质有关。

2. 细胞损伤　激活的中性粒细胞与血管内皮细胞可释放大量的致炎物质，如氧自由基、蛋白酶、溶酶体酶等，不但改变了自身的结构和功能，而且造成周围组织细胞损伤。

综上所述，缺血－再灌注损伤发生的基本机制，主要是自由基、细胞内钙超载及白细胞的共同作用。而细胞内钙超载是细胞不可逆性损伤的共同通路。在缺血－再灌注损伤机制的各种学说中，都与自由基的作用有关，因此大量自由基生成即使不是再灌注损伤的唯一发病因素，至少也是十分重要的环节。此外，细胞代谢紊乱也参与了缺血－再灌注损伤的发生、发展。当然，中性粒细胞与血管内皮细胞之间的相互作用，在缺血－再灌注损伤机制的研究中越来越受到关注。

第四节　缺血－再灌注损伤时机体的功能、代谢变化

缺血－再灌注损伤表现为再灌注组织器官的代谢紊乱、功能障碍及结构损伤等变化。而损伤的程度因缺血程度、再灌注时的条件及组织器官的不同而异。研究发现，机体内许多器官如心、脑、肾、肝、肺、胃肠、肢体和皮肤都可发生缺血－再灌注损伤，其中对心脏的再灌注损伤研究最多。

一、心肌缺血－再灌注损伤的变化

心肌的缺血－再灌注损伤最为常见，对其研究最多。心肌缺血－再灌注损伤时，其功

能、代谢和结构均发生明显变化。

（一）心功能变化

1. 心肌舒缩功能降低 表现为静止张力（指心肌在静息状态下受前负荷作用而被拉长时产生的张力）随缺血时间的延长逐渐升高，发展张力（指心肌收缩时产生的主动张力）逐步下降，再灌注时静止张力进一步增高，如心室舒张末期压力（VEDP）增大，发展张力如心室收缩峰压（VPSP）进一步降低，心室内压最大变化速率（±dp/dt max）降低。这种缺血心肌在恢复血液灌注后一段时间内出现可逆性收缩功能降低的现象，称之为心肌顿抑（myocardial stunning）。它与心肌梗死引起的收缩功能异常不同，此时心肌并没有发生坏死，仍处于可逆性损伤阶段，经过一定时间（数天到数周）后收缩功能最终可以完全恢复正常。目前认为，心肌顿抑是心肌缺血－再灌注损伤的表现形式之一，自由基爆发性生成和细胞内钙超载是心肌顿抑的主要发生机制。

2. 再灌注性心律失常 缺血心肌再灌注过程中发生的心律失常，称之为再灌注性心律失常（reperfusion arrhythmia）。其发生率高，以室性心律失常最多，如室性心动过速和心室纤颤等。其发生的基本条件是：

（1）再灌区必须存在功能上可以恢复的心肌细胞：这种心肌细胞存在越多，心律失常的发生率越高。

（2）再灌注前缺血时间的长短：实验证明，犬冠状动脉阻断后 15～45min 再灌注，心律失常的发生率最高，缺血时间过长或过短，其发生率都低。

（3）缺血心肌的数量、缺血的程度及再灌注恢复的速度：缺血心肌数量多、缺血程度重、再灌注恢复快，心律失常的发生率就高。

再灌注性心律失常的发生机制尚未阐明，可能与下列因素有关：

（1）缺血心肌与正常心肌之间传导性与不应期的暂时不均一性，为折返激动心律失常的发生提供了电生理基础。

（2）心肌动作电位后延迟后除极的形成，为再灌注性心律失常的发生奠定了基础。

（3）自由基导致的心肌细胞损伤、ATP 生成减少、ATP 敏感性钾离子通道激活等引起心肌电生理特性的改变，也促进了再灌注性心律失常的发生。另外，再灌注时被冲出的儿茶酚胺刺激 α 受体，提高了心肌细胞的自律性；再灌注时积聚在细胞外的 K^+、乳酸等代谢产物被冲走，也会暂时性影响心肌的电生理特性，进一步促使再灌注性心律失常的发生。

（4）再灌注可使纤颤阈降低，易致严重的心律失常。

（5）最近研究证明，再灌注性心律失常的发生与一氧化氮水平下降也有关，因为 L－精氨酸可明显减少再灌注性心律失常的发生。

（二）心肌能量代谢变化

缺血时，心肌 ATP、磷酸肌酸含量迅速降低，尤以磷酸肌酸明显。由于 ATP 降解，使ADP、AMP 含量升高。由于腺苷酸进一步降解为核苷类（腺苷、肌苷）及碱基（次黄嘌呤等），心肌中这些物质可增加百倍，这些非磷酸化嘌呤可进入血管，因而 ADP、AMP 迅速下降。再灌注时，由于血流的冲洗，核苷类物质明显下降。

（三）心肌超微结构变化

再灌注损伤心肌的超微结构变化与单纯缺血心肌的变化性质基本相同，但前者程度更为严重。基底膜部分缺失，质膜破坏，损伤迅速扩展到整个细胞使肌原纤维结构破坏（出现严重收缩带、肌丝断裂、溶解）、线粒体损伤（极度肿胀、嵴断裂、溶解、空泡形成、基质内致密物增多）。这说明再灌注引起了快速的结构破坏过程，既破坏膜磷脂，也破坏蛋白质大分子及肌原纤维。再灌注损伤与缺血时间的依赖关系，提示在缺血过程中已经奠定了再灌注损伤的细胞及生物化学的变化基础。

二、脑缺血－再灌注损伤的变化

脑是对缺氧最敏感的器官，它的活动主要依靠葡萄糖有氧氧化提供能量，因此一旦缺血时间较长，即可引起严重的不可逆性损伤。脑缺血时生物电发生改变，出现病理性慢波，缺血一定时间后再灌注，慢波持续并加重。

（一）脑能量代谢变化

脑缺血后，ATP、磷酸肌酸、葡萄糖、糖原等均在短时间内减少，乳酸在短时间内明显增加；再灌注后，缺血时脑组织中含量已升高的 cAMP 含量进一步增加，而 cGMP 含量则进一步下降。提示了缺血－再灌注时脑发生了较强的脂质过氧化反应。脑是一个富含磷脂的器官，再灌注后 cAMP 含量上升可激活磷脂酶，使膜结构中磷脂降解，游离脂肪酸生成增多，以花生四烯酸和硬脂酸为著。再灌注生成的大量自由基一方面可直接同膜中不饱和脂肪酸发生反应；另一方面还可同游离脂肪酸反应，生成大量的脂质过氧化物。

（二）脑氨基酸代谢变化

实验研究证明，家兔脑缺血再灌注损伤时，脑组织内神经递质性氨基酸代谢发生明显的变化，即兴奋性氨基酸（谷氨酸和天门冬氨酸）随缺血再灌注时间延长而逐渐降低，抑制性氨基酸（丙氨酸、γ－氨基丁酸、牛磺酸和甘氨酸）在缺血再灌注早期明显升高。缺血再灌注时间越长，兴奋性氨基酸含量越低，脑组织超微结构改变也越严重。

（三）脑组织学变化

脑最明显的组织学变化是脑水肿和脑细胞坏死。其发生是由于缺血－再灌注时大量脂质过氧化物在脑组织中生成，脑细胞膜结构破坏和钠泵功能障碍的结果。

三、肺缺血－再灌注损伤的变化

肺缺血－再灌注期间，光镜下可见：肺不张伴不同程度肺气肿，肺间质增宽、水肿，炎症细胞浸润，肺泡内较多红细胞渗出。电镜下观察到：肺内毛细血管内皮细胞肿胀，核染色质聚集并靠核膜周边分布，胞核有固缩倾向，核间隙增大；Ⅰ型肺泡上皮细胞内吞饮小泡较少；Ⅱ型肺泡上皮细胞表面微绒毛减少，线粒体肿胀，板层小体稀少，出现较多空泡；肺泡隔水肿，肺泡隔及毛细血管内炎症细胞附壁，以中性粒细胞为主。

四、肠缺血－再灌注损伤的变化

小肠缺血时，液体通过毛细血管滤出而形成间质水肿；缺血后再灌注时，肠壁毛细血管通透性更加升高，肠黏膜损伤加重，并出现广泛上皮和绒毛分离，上皮坏死，固有层破损，肠壁出血及溃疡形成。同时，肠腔大量有毒物质，如内毒素、氨、硫醇等，经肠壁吸收增多。

五、肾缺血－再灌注损伤的变化

肾缺血－再灌注时，血清肌酐明显增高，表明肾功能严重受损。再灌注时肾组织损伤较单纯缺血明显加重，表现为线粒体高度肿胀、变形，嵴减少，排列紊乱，甚至崩解，空泡形成等。

六、肝缺血－再灌注损伤的变化

肝缺血－再灌注时，血清谷丙转氨酶、谷草转氨酶及乳酸脱氢酶活性明显增高，表明肝功能严重受损。再灌注时肝组织损伤较单纯缺血明显加重，主要表现为：光镜下，肝细胞肿胀、脂肪变性、空泡变性及点状坏死。电镜下，线粒体高度肿胀、变形，嵴减少，排列紊乱，甚至崩解、空泡形成；内质网明显扩张；毛细胆管内微绒毛稀少等。

第五节　缺血－再灌注损伤的防治原则

缺血－再灌注损伤的发生机制目前尚不十分清楚，故再灌注损伤的防治尚处在实验研究和临床实验观察阶段。目前认为，缺血－再灌注损伤的防治应从以下几个方面着手：

一、消除缺血原因，尽早恢复血流

这是预防再灌注损伤的首要环节。针对缺血原因，采取有效措施，尽可能在再灌注损伤发生的缺血时间以前恢复血供，避免严重的再灌注损伤。

二、控制再灌注条件

再灌注时采用适当低温、低压和低流量灌注，则能避免原缺血组织中由于氧急剧增高而产生大量氧自由基，还能降低缺血器官代谢率，减少原缺血脏器能量代谢矛盾，并相应减少代谢产物的堆积。

用低钙、高钾的灌注液灌注，可明显减轻钙超载的发生和再灌注引起的原缺血组织大量钾丢失。

三、改善缺血组织代谢

缺血组织有氧代谢低下，酵解过程增强，因而补充糖酵解底物如磷酸己糖有保护缺血组织的作用；外源性 ATP 作用于细胞表面与 ATP 受体结合，可使细胞膜蛋白磷酸化，有利于细胞膜功能恢复，并可穿过细胞膜进入细胞直接供能；针对缺血时线粒体损伤所致的氧化磷酸化受阻，可以应用氢醌、细胞色素等进行治疗，延长缺血组织的可逆性改变期限。实验证明，细胞色素 C 能增加线粒体的 ADP 磷酸化；醌类化合物则能加速电子传递或将电子直接传递给氢。当然，纠正酸中毒也是改善缺血组织代谢，减轻再灌注损伤的重要措施之一。

四、清除自由基

自由基的产生既然是有机体在正常或病理条件下的常见现象，在进化过程中也就形成了一系列对抗自由基，防止其损伤的系统。这一防护系统主要有两大类：低分子自由基清除剂及酶性自由基清除剂。

（一）低分子清除剂

1. 存在于细胞脂质部分的自由基清除剂　维生素 E（α－生育酚）、维生素 A（β－胡萝卜素）等。

2. 存在于细胞内外水相中的自由基清除剂　半胱氨酸、抗坏血酸（维生素 C）、还原型谷胱甘肽（GSH）和 NADPH 等。

（二）酶性清除剂

主要有超氧化物歧化酶（SOD）、过氧化氢酶（CAT）、谷胱甘肽过氧化物酶（GSH－PX）等。实验证明，外源性 SOD、CAT、GSH－PX、维生素 E、维生素 C、黄嘌呤氧化酶抑制剂别嘌呤醇、二甲基亚砜（DMSO）等自由基清除剂和抗氧化剂，能显著地降低缺血再灌注中的组织损伤。

五、减轻钙超载

许多实验证明：在再灌注前或再灌注即刻使用钙通道阻滞剂，可减轻损伤时细胞内钙超载和维持细胞的钙稳态，如维拉帕米等，可根据病情适当选用。近年来研究表明，应用 $Na^+－H^+$ 交换蛋白及 $Na^+－Ca^{2+}$ 交换蛋白抑制剂可以更有效地防止钙超载的发生。

六、中性粒细胞抑制剂的应用

采用中性粒细胞抗血清或抗中性粒细胞代谢药羟基脲可明显缩小缺血再灌注后心肌的梗死面积。进一步研究表明，非甾体抗炎药物、脂氧化酶和环氧化酶抑制剂、前列环素及抑制中性粒细胞黏附的单克隆抗体均有减轻缺血－再灌注损伤的作用。

七、细胞保护剂的应用

有学者提出了细胞保护的概念，即某些因素或药物，不是通过改变器官组织的血流量，而是直接增强组织、细胞对内环境紊乱的耐受力而起细胞保护作用。许多内、外源性细胞保护剂应用于缺血－再灌注损伤，收到了良好的效果，如牛磺酸、金属硫蛋白等，具有抗脂质过氧化、调节 Ca^{2+} 及溶酶体膜的作用。

八、中药制剂的应用

最近关于中药制剂在缺血－再灌注损伤中的作用研究的报道较多，认为中药制剂对大多数脏器缺血－再灌注损伤有较好的防治作用，如丹参、川芎嗪、三七、虎杖苷、葛根素等。研究证实，川芎嗪注射液和葛根素注射液可通过降低自由基水平，减轻细胞内钙超载，抑制中性粒细胞活性，调控血管内皮细胞功能，改善细胞能量代谢等途径，对脏器有一定程度的保护作用，并逐渐应用于临床。近年来，动物实验还发现，三七总皂苷和虎杖苷等药物对缺血－再灌注损伤肺有较好的保护作用，机制可能与其降低自由基水平，抑制细胞内钙超载而减轻肺组织细胞凋亡等因素有关。

九、其他

以往研究表明，缺血预处理（ischemic preconditioning，IPC）对缺血－再灌注损伤脏器有一定的保护作用，而且它的保护作用具有器官普遍性，其机制可能与其对"触发因子－调节介质－终末效应器"通路的影响有关。近年来，动物实验结果显示，缺血后处理（ischemic postconditioning，IPO）对心肌及其他脏器缺血－再灌注损伤也有较好的防治作用，其作用机制尚不清楚。另外，细胞间黏附分子单克隆抗体、肿瘤坏死因子单克隆抗体、甘露醇、前列腺素 E_1 及 L－精氨酸等均有一定的抗缺血－再灌注损伤作用。

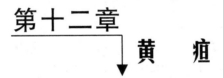

第十二章
黄　疸

第一节　概　述

一、概念

由于某些致病原因引起血浆胆红素（bilirubin）浓度增高，使巩膜、皮肤、黏膜、大部分脏器和组织以及部分体液黄染的现象称为黄疸（Jaundice 或 Icterus）。正常成人，每日约有 50ml 血液的红细胞被单核巨噬细胞系统破坏，形成胆红素，总量约有 200～300mg。正常血清总胆红素浓度低于 17.1μmol/L（10mg/L）。血液中胆红素浓度升高超过正常范围称为高胆红素血症（hyperbilirubinemia）。当血清胆红素浓度超过 34.2μmol/L（20mg/L）时，即可出现肉眼可见的黄疸；如果血胆红素浓度虽已升高超过正常范围，但仍在 34.2μmol/L（20mg/L）以下，巩膜、皮肤等尚无肉眼可辨的黄染时，称为隐性黄疸。胆红素与弹性蛋白有较强的亲和力，所以富含弹性蛋白的巩膜、皮肤等较易被黄染。黄疸一般是机体胆红素代谢障碍的临床表现，但新生儿生理性黄疸则是新生儿胆红素生理代谢特点的反映。

二、胆红素的正常代谢

1. 胆红素的来源和生成　衰老的红细胞所释放的血红蛋白为胆红素的主要来源，占 80%～85%。正常红细胞的平均寿命为 120 天。衰老的红细胞膜发生改变，被存于肝、脾以及血液中的单核吞噬细胞识别并吞噬，其中的血红蛋白在组织蛋白酶的作用下分解为血红素和珠蛋白。血红素进入内质网在血红素氧化酶（heme oxygenase）催化下，氧化成为胆绿素，胆绿素进入胞液，被胆绿素还原酶催化还原为胆红素。

胆红素的另一个来源是骨髓中未成熟红细胞破坏所释放的血红蛋白（即无效造血），约占 10%～15%。另有 1%～5% 的胆红素来自肝脏中的游离血红素及含血红素的蛋白质（如细胞色素 P_{450}、过氧化氢酶、肌红蛋白等）。这部分胆红素，约有 60% 不进入血液循环，直接经肝脏处理，排入胆道。上述来源的胆红素统称为"旁路性胆红素（shunt bilirubin）"。

机体生成的胆红素被肝脏处理前称为未结合胆红素或非酯型胆红素，这些非酯型胆红素为脂溶性的，易于透过细胞膜而进入血液。进入血液后与白蛋白结合，形成"胆红素-白蛋白复合体"而溶解于血液中，并随血液循环运送至肝脏。由于此结合较为牢固，不易透过细胞膜和血脑屏障，因此减少了对细胞的毒性作用，而且尿液中一般不会出现这些非酯型胆红素。当血液中白蛋白浓度下降、某些有机阴离子增多等异常因素存在时，可使游离的非酯型胆红素在血液中的浓度升高,从而对组织细胞,特别是神经细胞造成损害。

2. 肝脏对胆红素的处理 肝脏对胆红素的处理包括肝脏对胆红素的摄取、转运、酯化和排泄几个方面。

在肝窦 Disse 腔内,胆红素与白蛋白分离。这些游离的胆红素通过肝窦侧的肝细胞膜进入肝细胞。胆红素进入肝细胞的机制可能是自由扩散,因胆红素为脂溶性很强的有机阴离子。但近年研究发现,载体依赖性转运是肝细胞摄取胆红素的重要机制,如摄入酯型胆红素的载体为人肝特异载体/有机阴离子运载多肽 2（human liver specific transporter / organic anion transporting polypeptide 2, HLST/OATP2）（见图 12 - 1）,而摄入非酯型胆红素的载体目前还不清楚。

进入肝细胞的胆红素与胞浆中的 Y 蛋白,即谷胱甘肽 S - 转移酶（glutathione S - transferase, GST）结合后,被转运至滑面内质网,在滑面内质网膜上特定的载体作用下进入滑面内质网,在胆红素 - 二磷酸尿苷葡萄糖醛酸转移酶（bilirubin UDP - glucuronyl transferase, BUGT）的作用下,胆红素与葡萄糖醛酸结合,形成单葡萄糖醛酸 - 胆红素（又名胆红素单酯）或双葡萄糖醛酸 - 胆红素复合体（又名胆红素双酯）,这一过程称为胆红素的酯化（见图 12 - 1）,经过酯化的胆红素称为酯型胆红素或结合胆红素。

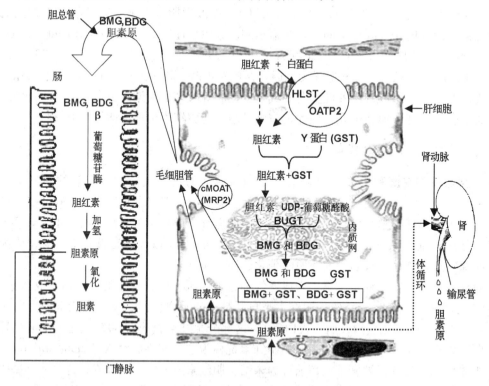

图 12 - 1 胆红素的摄取、运载、酯化、排泄及胆素原的肠肝循环

BMG：胆红素单酯；BDG：胆红素双酯；BUGT：胆红素 - UDP 葡萄糖醛酸转移酶；cMOAT：小管多特异性有机阴离子载体；HLST：人肝特异载体；MRP2：多耐药相关蛋白 2；OATP2：有机阴离子运载多肽2；UDP：二磷酸尿苷；GST：谷胱甘肽 S - 转移酶（Y 蛋白）

经过酯化的胆红素呈水溶性，在胞浆中重新与 GST 结合后被转运至毛细胆管侧的肝细胞膜处，由小管多特异性有机阴离子载体（canalicular multispecific organic anion transporter, cMOAT）转运至毛细胆管内（见图 12-1）。此过程为一耗能载体依赖过程，具有饱和现象，可被一些有机阴离子如磺胺类药物、某些造影剂等竞争性抑制。因此，该过程为胆红素代谢的一个限速步骤，容易出现障碍，是多种黄疸，特别是肝细胞性黄疸的重要发生机制。排入毛细胆管内的酯型胆红素随胆汁一起排入十二指肠。

3. 胆红素在肠内的转化及肠-肝循环　进入肠腔的酯型胆红素在细菌，特别是回肠和结肠内细菌产生的 β-葡萄糖苷酶的作用下，脱去葡萄糖醛酸，并经一系列加氢还原生成无色的胆素原族化合物，包括中胆素原、尿胆素原和粪胆素原。在结肠的下段，这些胆素原与空气接触氧化为胆素，包括尿胆素（L-尿胆素、D-尿胆素）和粪胆素，呈黄褐色，为粪便颜色的主要来源。在肠腔内，约有 10%~20% 的胆素原被肠黏膜重新吸收，随门静脉进入肝脏，大部分在肝窦内被肝细胞摄取并随胆汁一起重新排入肠腔，形成胆红素代谢的"肠-肝循环"。少部分被肠黏膜吸收的胆素原随血液循环到达肾脏，经肾小球滤出后随尿液排出体外，是尿液中主要的色素。

第二节　黄疸的分类及发生机制

一、黄疸的分类

黄疸的发生原因很多，不同原因引起的黄疸表现亦有所不同。因此，黄疸的分类方法也不一。例如，根据发生黄疸时血液中增多的胆红素的种类，可分为酯型胆红素增多性黄疸和非酯型胆红素增多性黄疸；根据引起黄疸的病变部位，可分为肝前性、肝性和肝后性黄疸；根据引起黄疸的病因，可分为溶血性、肝细胞性、胆汁淤积性黄疸（旧称阻塞性或梗阻性黄疸）。各种分类方法均有其独到的特点，特别是第三种分类方法，有助于临床上正确认识黄疸的病因和发生机制，进而采取有针对性的治疗措施。

二、黄疸的发生机制

胆红素的代谢是一个复杂的过程，涉及胆红素的生成，肝对胆红素的摄取、转化、排泄，肝细胞对胆汁酸的排泄以及胆道系统结构和功能是否正常。任何一个环节出现障碍都有可能引起黄疸。

（一）胆红素生成过多

当机体内的胆红素生成增多，超过肝脏的处理能力时可引起黄疸。

1. 血管内溶血　血管内红细胞溶解破坏过度，胆红素生成过多超过肝脏的处理能力可引起黄疸，称为溶血性黄疸（hemolytic jaundice），可分为先天性和后天性两大类。

先天性溶血性黄疸的发生可由红细胞膜的结构异常、细胞内酶缺陷以及血红蛋白异常所引起。例如遗传性球形红细胞增多症时，红细胞的变形能力差而易于溶解；蚕豆病和药物性溶血性贫血的患者，由于其红细胞内葡萄糖－6－磷酸脱氢酶的缺乏，在摄入含有类似氧化剂的物质如蚕豆（G－6－PD 蚕豆病）或具有氧化剂特性的药物如奎宁、磺胺、伯氨喹啉、维生素 K 等物质时可发生溶血；此外，丙酮酸激酶等酶的缺乏也可导致溶血；血红蛋白病以及地中海贫血时，由于珠蛋白分子一级结构的异常，或珠蛋白 α 链和 β 链的合成速率不平衡，可导致异常血红蛋白的产生。这些异常的血红蛋白溶解度较低，使红细胞的变形能力下降，寿命缩短，易于溶解。

后天性溶血性黄疸可由多种原因引起。免疫性因素最为常见，如异型输血后溶血（ABO 血型不合性输血）、自身免疫性贫血、新生儿溶血症（在我国主要由于 ABO 血型不相容）以及机体对某些药物如奎尼丁、奎宁、磺胺类药物过敏等。生物性因素是引起后天性溶血的另一重要原因，如某些细菌性疾病如细菌性心内膜炎、病毒性疾病如病毒性肝炎，寄生虫性疾病如疟疾等；由于机体单核吞噬系统功能活跃和病原体的寄生，使红细胞的破坏增加。此外，被毒蛇咬伤时，蛇毒中的磷脂酶 A2 能水解红细胞膜的磷脂，使卵磷脂降解为溶血卵磷脂，引起红细胞溶解。

一些物理化学性因素也可引起血管内溶血。如高温可以破坏红细胞，所以大面积烧伤时可引起溶血。机械性因素也可导致红细胞的破坏，播散性血管内凝血（DIC）时微血管内形成的纤维蛋白网可切割红细胞导致溶血。此外，体外循环以及人工瓣膜安装不当等也可导致机械性溶血。砷、铅、氯酸钾、苯肼等化学性因素可破坏红细胞引起溶血。

2. 无效造血增强　在发生恶性贫血、地中海贫血、铅中毒和先天性卟啉症等疾病时，由于造血功能紊乱，使得"无效造血"增强，导致旁路性高胆红素血症（shunt heperbiliru-binemia）而出现黄疸。

黄疸患者血清、粪、尿中胆色素变化的特点在临床上有重要诊断意义（见表 12－1）。上述原因引起黄疸时，血液中主要是非酯型胆红素浓度增高。非酯型胆红素与白蛋白结合牢固，不能通过肾小球滤过膜，故尿中一般无胆红素。由于肝细胞对胆红素的摄取、运载、酯化和排泄功能代偿性加强，进入肠内的酯型胆红素增多，肠内胆素原和胆素也随之增多并使粪色加深。同时，胆红素的肠－肝循环亦增强，吸收入血并随尿排出的胆素原也显著增多，使尿液的颜色加深。但严重的溶血性黄疸时，由于红细胞大量破坏引起的贫血、缺氧及释放出的毒性物质，或引起溶血的原因如内毒素等直接损害肝细胞，导致部分酯型胆红素通过受损的肝细胞逆流入血，故血清酯型胆红素也可有一定程度的增高。酯型胆红素为水溶性的，且与白蛋白的亲和力较小，因此有相当一部分未与白蛋白结合的酯型胆红素可通过肾小球随尿排出，致使尿液中出现胆红素。

表 12－1　　　　　溶血性、肝细胞性、梗阻性黄疸时胆色素的变化特点

	血清胆红素（μmol/L）			尿　液			粪　便		
	总胆红素	非酯型胆红素	酯型胆红素	颜色	尿胆素	胆红素	颜色	尿胆素	胆红素
正常人	<17.1	<10.3	<6.8	浅黄	正常	正常	黄色	正常	正常
溶血性黄疸	↑	↑↑	正常或轻度↑	加深	↑	正常	加深	↑	正常
肝细胞性黄疸	↑	↑	↑↑	加深	↑	↑	变浅	↓或正常	↓
梗阻性黄疸	↑	正常或轻度↑	↑↑	加深	↓或消失	↓或消失	变浅或陶土色	↓或消失	↓或消失

注：↑：升高；↓：降低

（二）肝脏清除胆红素功能障碍

肝脏在胆红素的清除过程中发挥主要作用，肝脏对胆红素的摄取、转运、酯化以及排泄障碍均可引起黄疸。

1. 肝细胞摄取、转运胆红素的功能障碍 肝细胞对血中非酯型胆红素的摄入及其与载体蛋白（Y蛋白）的结合，可迅速清除血中非酯型胆红素。当肝细胞摄取或Y蛋白转运非酯型胆红素功能障碍时，可使血中非酯型胆红素增多，引起黄疸。此种情况可见于Gilbert综合征（详见下述）以及某些有机阴离子和某些药物引起的黄疸，如磺溴肽（胆道造影剂）、甲状腺素、脂肪酸、新生霉素等，可与胆红素竞争性地被肝细胞摄取或竞争性地与Y蛋白结合，造成肝细胞摄取、转运胆红素功能障碍而引起黄疸。

2. 肝细胞对胆红素的酯化功能障碍 各种原因引起的肝细胞内BUGT活性不足可使胆红素酯化功能发生障碍，导致非酯型胆红素性黄疸。

（1）先天性BUGT活性不足：主要见于Crigler-Najjar综合征和Gilbert综合征。Crigler-Najjar综合征可分为Ⅰ型和Ⅱ型。Ⅰ型为常染色体隐性遗传病，患者BUGT完全缺乏，即使持续用苯巴比妥也不能诱导出肝细胞内BUGT的活性，因而也不能减轻高胆红素血症。患者病情严重，出生后2~3天开始出现严重的黄疸，多在2周内发生核黄疸。血清非酯型胆红素可高达290.7~820.8μmol/L（170~480mg/L）。Ⅱ型大部分为常染色体隐性遗传病，患者肝脏BUGT活性降低或部分缺乏，约为正常值的1/10。患者于出生后10天左右出现中度至高度黄疸，但也有在出生后数周，甚至7岁左右才发病者。血清非酯型胆红素在85.5~376.2μmol/L（50~220mg/L）范围内，应用酶诱导剂苯巴比妥可诱导BUGT的活性而减轻黄疸，患者很少发生核黄疸，可存活至成年。Gilbert综合征属常染色体显性与隐性混合遗传病。主要病变是肝细胞的BUGT活性降低，部分患者肝细胞对血中非酯型胆红素的摄取能力下降。大部分患者仅出现轻度黄疸，应用酶诱导剂可诱导BUGT的活性减轻黄疸。血清非酯型胆红素常低于51.3μmol/L（30mg/L），无溶血，肝功能及肝活检均正常。

（2）新生儿生理性黄疸：新生儿出生后最初几天，可出现轻度的非酯型胆红素增多性黄疸，血清非酯型胆红素一般不超过205.2μmol/L（120mg/L），在早产儿一般不超过256.5μmol/L（150mg/L），1~2周后逐渐消退。这种黄疸的发生可能与下列因素有关：①肝脏BUGT发育不成熟，使胆红素酯化减少；②肝细胞Y蛋白相对不足，导致胆红素的摄取和转运过程减慢；③一过性红细胞破坏过多，使胆红素的生成增多。最近研究表明，胆红素虽然有毒性，但也具有一定的生理意义。因胆红素易被氧化，是一种抗氧化剂，新生儿一出生即接触高氧环境，胆红素增多似具有抗氧化的保护作用。

（3）BUGT受抑制：主要见于Lucey-Driscoll综合征和人乳黄疸。Lucey-Driscoll综合征又称暂时性家族性新生儿黄疸。该病的发生是由于妊娠末的三个月，母体血中出现了抑制BUGT活性的物质，可能属于类固醇类物质，在临产前母血中的浓度达最高，而分娩后即从母、儿的血浆中迅速消失。患儿血清非酯型胆红素严重升高，可达153.9~1111.5μmol/L（90~650mg/L），易发生核黄疸。人乳黄疸是指少数授乳妇人的乳汁中含有一种能抑制BUGT活性的物质，可能为孕烷-3α，20β-二醇，因而可使受乳婴儿发生非酯型胆红素血症。停止哺乳，黄疸即可减轻至消失。

上述原因引起黄疸时，血中增多的主要是非酯型胆红素。但在某些致病因素的作用下，血中酯型胆红素也可出现一定程度的增高。

3. 肝脏排泄功能障碍　各种原因损害肝细胞，可直接导致肝细胞对胆红素的排泄障碍。另外，肝细胞的损害可引起胆汁排泄障碍，进而导致胆汁流依赖性胆红素排泄障碍。

（1）肝细胞受损：病毒感染、毒物、药物等可导致肝细胞损伤或坏死而使肝细胞功能障碍，从而引起黄疸，称为肝细胞性黄疸。发生肝细胞性黄疸时，肝细胞对胆红素的摄取、转运、酯化和排泄功能均可发生障碍，但尤其以排泄功能障碍为主。因为肝细胞将酯型胆红素排入毛细胆管的过程是载体依赖的耗能过程（见图12-1），最易发生障碍。由于酯型胆红素向毛细胆管的排泄减少，肝细胞内淤滞的胆红素进而通过受损的肝细胞逆流入血，引起黄疸。

（2）肝内胆汁淤滞：肝细胞分泌排泄胆汁是一复杂的耗能过程，一些因素可导致肝细胞对胆汁的排泄障碍，导致肝内毛细胆管直至较大胆管内发生胆汁淤滞，称为肝内胆汁淤滞（intrahepatic cholestasis）。由于胆汁的排泄障碍，进而使酯型胆红素的排泄减少而引起黄疸。根据发病部位，肝内胆汁淤滞可分为细胆管前胆汁淤滞和细胆管后胆汁淤滞。细胆管前胆汁淤滞是由于肝细胞和毛细胆管的病变所致，常见于病毒感染或某些药物如雌激素、红霉素、氯丙嗪、环孢素A、秋水仙碱以及促进蛋白合成的激素等作用时，发病一般较急，其病因和发病学较复杂，很多问题仍未阐明。家族性进行性肝内胆汁综合征是幼儿期发病的进行性胆汁淤滞，学龄期或青春期即可伴发肝硬化，预后不良。此外，完全的胃肠外营养可以引起肝内胆汁淤滞性黄疸，成人及儿童均可发生，尤其在早产儿较为常见。其发生机制可能在于：①婴儿肝细胞摄取和结合胆汁酸的功能不成熟；②长时间禁食不利于肠促胰液素、胰高血糖素及胃泌素的分泌，而上述激素具有促进胆汁分泌的作用；③输入的氨基酸抑制肝细胞对胆汁酸的摄取，阻断胆汁酸依赖性胆汁流而导致肝内胆汁淤滞性黄疸。

（3）遗传缺陷：某些遗传性缺陷也可导致肝细胞对酯型胆红素的排泄障碍：包括Dubin-Johson综合征和Roter综合征。Dubin-Johson综合征为常染色体隐性遗传，其主要发病机制为肝细胞的毛细胆管侧细胞膜上的多耐药性相关蛋白2（multidrug resistance-associated protein 2，MRP2）基因变异及其蛋白缺乏，导致肝细胞对某些阴离子包括酯型胆红素、胆囊造影剂等排泄障碍，而对另一些阴离子如胆汁酸的排泄功能却保持正常。患者表现为慢性良性间歇性黄疸，但体内并无胆汁酸的潴留。一般肝功能检查正常，大部分无症状，但在感冒、疲劳、妊娠等时，黄疸可加重。口服胆囊造影剂时胆囊显影不良。Roter综合征为常染色体隐性遗传，表现为中度的高酯型胆红素血症。肉眼所见的肝组织正常，肝功能检查正常，口服造影剂后近半数者胆囊显影正常。黄疸的主要机制是肝细胞内转运酯型胆红素的Y蛋白活性显著降低。此病临床上几乎没有症状，但由于Y蛋白转运功能低下，有机阴离子类药物在肝脏的摄取及排泄可显著减慢，故用药要慎重。

肝细胞受损及肝内胆汁淤滞的患者发生黄疸时，血清中主要是酯型胆红素增多，其基本机制是酯型胆红素返流入血，具体环节为：①肝细胞对酯型胆红素排泄障碍，酯型胆红素在肝细胞中滞留并返流入血；②相邻肝细胞受损可使毛细胆管破裂，胆汁返流入血；③胆栓阻塞毛细胆管或肿大的肝细胞压迫毛细胆管而导致胆汁返流入血；④毛细胆管通透性增高，胆汁经肝细胞入血。另外，肝细胞受损及肝内胆汁淤滞时，血清中非酯型胆红素也可增多，可能机制为：①酯型胆红素增多可反馈性抑制肝细胞对非酯型胆红素的摄取，抑制 BUGT 酶的活性；②肝细胞受损时，溶酶体释放出 β-葡萄糖苷酸酶，可将酯型胆红素分解为非酯型胆红素。由于酯型胆红素向肠腔排泄减少，肠内胆素原及胆素均减少，故粪便颜色变浅。由于肝细胞功能障碍，肝细胞对肠道吸收入血的胆素原摄取和排泄减少，而使其从尿中排泄增多，故尿液颜色变深。同时，由于酯型胆红素为水溶性的，可通过肾小球滤出，故尿液中可出现胆红素（见表 12-1）。

（三）肝外胆道梗阻

肝外胆道梗阻是指由两侧肝胆管或胆总管完全或不完全阻塞，导致整个胆道系统内压增高，引起胆红素返流入血而引起黄疸，称为梗阻性黄疸。引起胆总管内阻塞的常见疾病有胆石症、胆道蛔虫、胆管壁炎症、癌肿浸润、手术后胆管狭窄等；壶腹周围癌、胰头癌、肝癌、肝门或胆总管周围淋巴结癌肿转移等亦可压迫胆管。

胆红素返流入血的主要原因为胆道内压增高引起连接毛细胆管与细胆管的闰管发生破裂，胆红素直接进入淋巴。胆道内压增高也可引起胆汁排泄障碍，胆红素通过肝细胞的窦面质膜或紧密连接返流入血。

梗阻性黄疸时，血清酯型胆红素增多，尿中可出现胆红素，尿中无胆素原，粪便呈陶土色。如梗阻性黄疸持续一定时间后，由于肝摄取、转运、酯化功能也受到影响，血中也可出现非酯型胆红素增高（见表 12-1）。

第三节　黄疸对机体的影响

一、梗阻性黄疸的影响

1. 对消化系统的影响　梗阻性黄疸时胆汁不能进入肠道，首先引起肠道消化、吸收功能障碍，可导致脂肪痢。其次，由于脂溶性维生素吸收不良，引起脂溶性维生素缺乏而产生相应症状，如维生素 K 缺乏引起多种凝血因子合成不足，从而表现为出凝血功能障碍，甚至发生 DIC；维生素 E 缺乏可引起眼肌麻痹、视网膜变性等。另外，长期的梗阻性黄疸可引起肝细胞受损，可能与胆汁酸的表面活性作用直接损害细胞膜及胆汁酸的非表面活性作用损害肝细胞等有关。

由于胆道内胆汁酸盐减少，对革兰阴性菌的生长抑制作用减弱，革兰阴性菌大量繁殖，内毒素入血增多，从而产生一系列不良影响，如损害肾脏的功能，可促进应激性溃疡的发生，并引起伤口愈合不良。

2. 对心血管系统的影响　梗阻性黄疸引起心血管系统对去甲肾上腺素的反应性降低，对交感神经兴奋的反应性亦降低，因此易出现心动过缓、低血压等，手术后容易出现休克、肾衰等病理变化。

3. 皮肤瘙痒　胆汁淤积性黄疸常有明显的皮肤瘙痒，且持续时间较长；肝细胞性黄疸也可有轻度的瘙痒；溶血性黄疸则无瘙痒。

二、非酯型胆红素的毒性作用——核黄疸

由于非酯型胆红素为脂溶性的，容易透过血脑屏障进入脑内，对脑细胞有较强的毒性作用。当新生儿特别是早产儿血清中非酯型胆红素升高（一般高于 $340\mu mol/L$ 或 $200mg/L$）时，可引起大脑基底核等明显的黄染、变性，甚至坏死，临床上出现肌肉抽搐、全身痉挛、锥体外系运动障碍等神经症状，称为核黄疸（kernicterus）。脑内病变也可不仅仅局限于基底核，而分布于脑内较广泛区域，故又被称为胆红素性脑病（bilirubin encephalopathy）。严重时，脑以外的脏器包括胃肠道、脾脏、肾脏、肾上腺、骨髓、呼吸道等都可发生渐进性坏死。

非酯型胆红素进入脑内增多的原因可能包括以下几方面：①血脑屏障功能障碍：一方面新生儿的血脑屏障不成熟，非酯型胆红素较易穿透而进入脑组织；另外，在某些病理情况下，如缺氧、酸中毒、细胞外高渗等情况下，血脑屏障通透性增高，利于非酯型胆红素穿透。②血浆中非酯型胆红素的浓度增高：某些先天性黄疸引起胆红素在肝细胞的摄取、转运、酯化和排泄障碍，导致血中非酯型胆红素的浓度增高。③非酯型胆红素与白蛋白的结合减少，导致血浆中游离的非酯型胆红素增多，通过血脑屏障而进入脑内，常见原因如下：新生儿白蛋白相对较少，而且与胆红素的亲和力亦较低；缺氧降低非酯型胆红素与白蛋白的亲和力；某些药物（如磺胺类、水杨酸类）能够竞争性地与白蛋白结合。

非酯型胆红素对脑组织的毒性作用机制不清楚，可能通过干扰脑组织能量代谢，改变脑细胞质膜的组成和功能等导致神经细胞损害。

第四节　黄疸的防治原则

一、针对病因治疗

黄疸不是一个独立的疾病，而是许多疾病的一种症状和体征。因此，探寻黄疸的病因，针对病因进行治疗，才能真正奏效。

1. 首先是针对黄疸的病因进行治疗。

2. 另外，可采取适当措施降低体内非酯型胆红素的水平，以减轻其对神经细胞的直接毒性作用。如果黄疸已造成对机体脏器的严重影响，如核黄疸等，还应进行对症治疗。

二、防治胆红素性脑病

胆红素性脑病是黄疸较为严重的后果，可引起新生儿残疾甚至死亡。因此，应采取适当措施降低体内非酯型胆红素的水平，以减轻其对神经细胞的直接毒害作用。临床多采用光疗、换血及白蛋白、苯巴比妥等药物治疗。

第十三章 心功能不全

心脏通过协调舒缩运动提供动力（泵功能），使得血液周而复始地循环流动，不断给组织、细胞提供代谢所需的氧和营养物质并及时带走代谢废物，生命才能得以维持。

若各种病因使心脏泵血功能降低，即为心功能不全（cardiac insufficiency）。轻度心功能不全或心功能不全早期，动用心力储备尚能满足日常代谢对心排出量的需要，属于心功能不全代偿期，此时并无明显临床症状，需要经心功能专项检查方能发现。若致心功能不全的病因严重或持续作用，则导致心力衰竭。心力衰竭（heart failure）又称泵衰竭（pump failure），是指由于心脏收缩和（或）舒张功能障碍，使心输出量绝对或相对减少，以致不能满足机体代谢需要的一种综合征。心力衰竭患者具有明显的临床症状和体征，因此，它属于心功能不全的失代偿阶段。

综上所述，心功能不全包括了心泵功能下降但处于代偿阶段直至失代偿阶段的整个过程，心力衰竭属于其中的一个阶段，二者在本质上是相同的，临床上往往通用。

第一节 心功能不全的原因、诱因和分类

一、心功能不全的原因

凡是影响心室射血或充盈的任何结构性或功能性的病变，均可导致心功能不全。从病理生理角度而言，心功能不全的原因主要包括四个方面的内容，即心肌本身收缩和/或舒张功能异常，心脏的负荷过度，心室充盈障碍及心律失常。

（一）原发性心肌舒缩功能障碍

原发性心肌舒缩功能障碍是引起心力衰竭的重要原因，主要包括以下两方面：

1. 心肌病变 如病变严重、范围广泛的心肌炎、心肌梗死、心肌病和心肌纤维化等，造成心肌细胞的变性、坏死，从而导致心肌舒缩功能下降。

2. 心肌能量代谢障碍 如冠状动脉粥样硬化使心肌缺血，严重贫血和呼吸功能障碍使心肌缺氧，严重维生素 B_1 缺乏通过影响三羧酸循环等也可影响心肌能量代谢，造成心肌舒缩功能障碍。

（二）心脏负荷过重

心脏负荷分为压力负荷和容量负荷，因此，心脏负荷过重分为压力负荷过重和容量负荷过重。

1. 容量负荷过重　亦称前负荷过重，是指心脏舒张末期心室容积增加，使心肌室壁张力过高。主要见于心瓣膜闭锁不全，室间隔缺损及慢性贫血、甲状腺功能亢进、动静脉瘘等引起的全身高动力循环状态。

2. 压力负荷过重　亦称后负荷过重，是指心脏收缩时所承受的负荷增加，使收缩期心腔压力过高。主要见于高血压、肺动脉高压、主动脉和肺动脉瓣狭窄、心室流出道狭窄和阻塞性肺疾患等，均可造成心脏射血阻力增大。

（三）心室充盈障碍

房室瓣狭窄、限制型心肌病等使心室充盈受限；缩窄性心包炎和心包填塞使心脏舒张受限。

（四）心律失常

常见原因包括严重的心动过缓或心动过速、频发性期前收缩、房室传导阻滞、心房或心室颤动等，造成心脏正常规律的舒缩活动紊乱。它们既可以作为诱因诱发或加重心力衰竭，又可以成为心力衰竭的直接原因。

二、心力衰竭的诱因

大多数病因引起的心功能不全经过机体的代偿调节，心功能可维持在无临床症状的代偿期，当再有促使心肌损伤或负荷加重的因素时，便可能发展为心力衰竭。临床上，绝大部分心力衰竭的发生、发展与诱因有关。因此，及时发现和清除诱发因素，对预防和控制心力衰竭，尤其是难治性心力衰竭有重要意义。

临床上心力衰竭的诱发因素很多，主要包括以下几个方面：

（一）感染

以呼吸系统感染最为常见。心内膜感染成为慢性心瓣膜病和某些先天性心脏病如室间隔缺损、动脉导管未闭等心功能恶化的重要原因；女性泌尿系统感染也是诱发心力衰竭不可忽视的因素。感染特别是呼吸系统感染诱发心力衰竭的机制包括：

1. 发热　感染时发热使心率加快，心脏负荷加重，心肌耗氧量增加；同时，心率加快导致心动周期缩短，特别是舒张期缩短，心室充盈不足和冠脉血流量减少，从而诱发心力衰竭。

2. 病原体的直接作用　感染时病原体产生的内、外毒素对心肌有直接的抑制作用而使其收缩力下降。

3. 肺循环高阻力和缺氧　呼吸道感染造成气道黏膜充血、水肿痉挛等，引起呼吸困难，肺循环阻力增加，右心室负荷加重；同时，通过通气、换气障碍和通气血流比例失调等造成心肌缺氧，诱发心力衰竭。

（二）心律失常

既可以作为原因直接引起心力衰竭，也可以作为诱发因素诱发或加重心力衰竭。主要机制为心律失常，尤其是快速型心律失常时，增加心肌耗氧量而减少心肌供血，增加心肌的"氧债"；同时，引起房室之间或心室各部分之间舒缩协调紊乱。

（三）水、电解质和酸碱平衡紊乱

过量、过快输液可使血容量增加，加重心脏负荷；电解质和酸碱平衡紊乱是心力衰竭常见诱因，可以干扰心肌正常离子转运和兴奋收缩偶联，从而诱发心力衰竭。

（四）妊娠与分娩

妊娠和分娩是育龄期妇女发生心力衰竭最常见的诱因，其机制为：

1. 妊娠后期孕妇体内循环血量显著增多，增加心脏前负荷。

2. 分娩引起强烈的应激反应，外周阻力增高和静脉回心血量增加，加重心脏的前后负荷。

3. 妊娠或分娩时心率加快，心肌供血不足而耗氧量增加等。

（五）其他诱因

过度劳累、情绪激动、甲状腺功能亢进、洋地黄中毒、创伤及手术等也是心力衰竭常见诱发因素。

三、心力衰竭的分类

心力衰竭根据分类标准不同有多种分类方法，常见的有以下几种：

（一）按心力衰竭的发生部位分类

1. 左心衰竭　左心室病变发生率较高，故左心衰竭为心力衰竭中最常见的类型。多见于高血压性心脏病、冠心病、风湿性心脏病、心肌病等。左心衰竭的主要临床表现为肺淤血、肺水肿、呼吸困难，以及心输出量减少而致的重要脏器供血不足等表现。

2. 右心衰竭　较少见，常见于阻塞性肺疾患、肺动脉高压、某些先天性心脏病和二尖瓣狭窄等病变，亦可继发于左心衰竭，它们主要通过加重右心室后负荷而导致心力衰竭的发生。右心衰竭的主要临床表现为体循环淤血、静脉压上升、下肢甚至全身水肿等。

3. 全心衰竭　指左、右心功能都衰竭，常见于心脏病晚期，可见于心肌炎和严重贫血或长期左心衰竭使右心室负荷过重并发右心衰竭，最终导致全心衰竭。临床上有左右两侧心力衰竭的表现。

（二）按心力衰竭发生、发展的速度分类

1. 急性心力衰竭　发病急骤，心脏常来不及充分代偿，多见于急性大面积心肌梗死、严重心肌炎，也可见于慢性心力衰竭的急性发作。临床表现为肺水肿、心源性休克、昏迷等。

2. 慢性心力衰竭　发病缓慢，机体有充分时间动员代偿机制，常有心肌肥大、心腔扩张和血容量增加等代偿反应。多由心瓣膜病、高血压病、肺动脉高压等心血管系统病变逐渐加重引起。慢性心力衰竭的临床表现为全身水肿、淤血等。当心力衰竭呈慢性经过，并伴有血容量和组织间液增多及静脉系统严重淤血时，又称充血性心力衰竭（congestive heart failure）。

（三）按心力衰竭时心输出量水平分类

1. 低输出量性心力衰竭　最常见，指发生心力衰竭时心输出量低于静息时的水平。见

于心瓣膜病、冠心病、心肌炎和高血压性心脏病等引起的心力衰竭。

2. 高输出量性心力衰竭 心力衰竭发生时患者的心输出量较发病前有所下降，但心输出量的绝对值仍接近或高于正常人水平，即出现"高动力循环状态"。尽管如此，心输出量仍不能满足患者的代谢需要，因此称为高输出量性心衰。多继发于代谢增强或某些心脏前负荷增加的疾病，如甲亢、严重贫血、维生素 B_1 缺乏和动 - 静脉瘘等。

（四）按心力衰竭时心脏收缩与舒张功能障碍的状态分类

1. 收缩功能障碍型心力衰竭（diastolic heart failure） 为临床常见类型，指各种病因引起心脏收缩功能障碍，使心脏射血量明显降低而舒张功能尚正常。心脏射血分数降低，收缩末期心室容积增大为其主要临床特征。

2. 舒张功能障碍型心力衰竭（systolic heart failure） 各种病因主要使心室顺应性下降、僵硬度增加，导致心肌舒张功能下降，使心室充盈受限，而心肌的收缩性尚无明显降低，可见于冠心病、高血压性心脏病等的早期。心脏射血分数正常和舒张期充盈减少是其主要特征，患者心力衰竭的症状相对较轻。

3. 收缩和舒张功能混合障碍型心力衰竭 心肌舒张和收缩功能均降低。上述两种心力衰竭发展到后期常转化为混合型，重症心力衰竭也多属于此型。

（五）按心功能不全的严重程度分类

现被广泛采用的仍是纽约心脏学会（New York Heart Association，NYHA）1928 年提出，后经多次修订的方案。该方案按患者胜任体力活动的能力结合临床表现，将心功能分为四级，心力衰竭分为三度。

1. 心功能 I 级（心功能代偿期） 有引起心功能障碍的病因存在，但一般日常体力活动不受影响，无心力衰竭的症状。

2. 心功能 II 级（轻度心力衰竭） 患者的体力活动受到轻度限制，一般日常活动会出现疲乏、心悸、呼吸困难等症状，休息后症状消失。

3. 心功能III级（中度心力衰竭） 患者的体力活动明显受限，轻度活动即可出现上述心力衰竭的症状。

4. 心功能IV级（重度心力衰竭） 患者不能从事任何体力活动，休息状态下即出现心力衰竭的症状，轻度活动症状便加重。

第二节 心功能不全时机体的代偿反应

当心肌受损或心脏的负荷加重影响到心脏的泵血功能时，机体可激活一系列代偿机制以防止心输出量减少。但这些代偿调节机制的总体能力有一定限度，同时也存在对机体不利的一面。通过代偿反应，心输出量能满足机体正常活动而暂时不出现心力衰竭临床表现为完全代偿（complete compensation）；若心输出量仅能满足机体轻度体力活动或安静状态下心输出量的需要时称不完全代偿（incomplete compensation）；如果心输出量不能满足安静状态下的需要，而出现明显的心力衰竭则表现为代偿失调（decompensation）。由于急性心力衰竭发展较快，机体往往不能充分代偿；慢性心力衰竭发展缓慢，机体可较充分地发挥代偿功能，在相当长的时间内能维持相对正常的生命活动。

　　心功能不全时激活的机体代偿调节机制，以往认为主要是血流动力学变化；20世纪中叶以来逐渐认识到神经－体液调节机制激活起着重要作用；近年来进一步认识到心肌改建及心室重构是慢性心功能障碍时机体适应代偿的基本机制，同时也是导致心功能障碍进一步发展、演变的基本机制。

一、神经－体液的代偿反应

（一）交感－肾上腺髓质系统兴奋

　　心功能受损时，心输出量显著下降，有效循环血量减少，这对机体是一个强烈的应激信号，使交感－肾上腺髓质系统兴奋，儿茶酚胺分泌增多，可导致心率加快，心肌收缩力加强，心输出量迅速回升，有利于组织灌流的改善。同时，在血流重分布效应中，肾血流减少，肾小球滤过率降低，肾小管重吸收增加，以确保有足够的循环血量。

（二）肾素－血管紧张素－醛固酮系统的激活

　　交感－肾上腺髓质系统的激活可进一步带动其他神经－体液因素的变化，主要是肾素－血管紧张素－醛固酮系统被激活。其中血管紧张素Ⅱ可增强交感－肾上腺髓质系统的心血管效应；血管紧张素Ⅱ又可刺激内皮素的合成和释放，后者具有强烈的缩血管和正性肌力作用；另外，醛固酮可加强对钠和水的重吸收，有利于扩容。

　　心力衰竭的病因如不能及时消除，上述代偿反应长期持续下去，会造成心脏负荷过大，心肌耗氧量增加及水钠潴留而逐渐失去代偿作用。

二、心脏代偿反应

（一）心率加快

　　这是一种快速型代偿反应。当心输出量减少引起动脉血压下降和/或心房及腔静脉压升高时，通过容量及压力感受器反射性激活"交感－肾上腺髓质系统"引起心率加快。在一定范围内心率加快可以提高心输出量，具有代偿作用；但超过一定限度（成人＞180次/分）时，心输出量又会下降。其原因是心率加快，心肌耗氧量增加；同时，舒张期缩短影响冠脉血供和心室充盈，最终影响心输出量，由代偿作用转为失代偿而使心功能进一步恶化。

（二）心脏紧张源性扩张

　　这是心脏病尤其是伴有前负荷增大时，机体增加心搏出量的一种重要代偿方式。根据Frank－Starling定律，心肌收缩力和心搏出量在一定范围内由心肌纤维粗细肌丝相互重叠的状况决定。在一定范围内（肌节长度为$1.7 \sim 2.2\mu m$），随肌节长度增加，收缩力逐渐加大。这种心室扩张、容量加大并伴有收缩力增强的心脏扩张，称为紧张源性扩张，具有代偿作用，主要是由于随着肌节拉长有效横桥数目逐渐增多所致。当肌节长度为$2.2\mu m$时，有效横桥数目最多，心肌产生的收缩力也最大。但当心室扩张肌节长度超过$2.2\mu m$时，其收缩力随着心脏扩张反而下降。这种伴有心肌收缩力下降的心脏扩张称为肌源性扩张，是一种代偿失调后出现的扩张，主要是由于随心脏扩张有效横桥数目逐渐减少造成的。当肌节长度达到 3.65μm 时，粗、细肌丝不能重叠，则肌节弛张，丧失收缩能力。

肌节过度拉长是心脏扩张从代偿走向失代偿的关键因素。除此之外，心腔扩张、心肌耗氧量增多也是引起失代偿的重要因素。

（三）心肌改建与心室重构

持续心室机械负荷刺激过重、神经－体液调节机制过度激活及细胞因子高表达，诱导心肌中多种基因表达改变，使心肌结构、功能发生变化。从心肌细胞水平观察，发生心肌细胞增粗、增长，称为心肌肥大（myocardial hypertrophy）；从心肌组织水平观察，发生心肌质量增加、间质成分增多、毛细血管相对减少等变化，称为心肌改建（myocardial remodeling）；从心脏器官水平观察，发生心壁增厚、心腔容积扩大、心腔形状从椭圆形向球形发展，称为心室重构或重塑（ventricular remodeling）。上述变化是渐进性过程，在心功能不全代偿期即发生，心力衰竭发生后将继续发展。

1. 心肌改建的机制　心肌受损及负荷增大引起的神经－体液变化和细胞因子表达，负荷增大直接引起细胞膜表面的力学感受器分子内应力变化，通过不同的信号转导通路激活相应基因表达改变。目前认为，多种原癌基因都参与了心肌改建，改建过程中心肌基因表达发生多位点动态改变。同时，一类在胚胎发育阶段表达而在出生以后已静止的基因，被诱导重新表达。这些改变决定了心肌改建属于病理性生长，对心泵功能产生代偿效应的同时，也带来许多不利影响。

2. 心室重构的表现　心室负荷分为两类，因此超负荷导致心室重构的类型也有两种。

（1）向心性肥大（concentric hypertrophy）：长期压力超负荷使收缩期的心室壁应力增大，引起心肌肌节的并联性增生，导致的心肌肥大，称为向心性肥大。其特点为心室壁明显增厚而心腔不扩大或仅轻度扩大。

（2）离心性肥大（eccentric hypertrophy）：长期容量超负荷使舒张期的心室壁应力增大，引起心肌肌节的串联性增生，导致的心肌肥大，称为离心性肥大。其特点为心室壁增厚不明显而心腔明显扩大。

3. 心肌改建和心室重构的代偿意义　心肌肥大时，心肌细胞表型发生变化，肌原纤维和线粒体的数量显著增加，细胞体积增大，使肥大心肌的收缩力增加而具有明显的代偿作用。心室重构中伴有不同程度的心壁增厚，在提高心肌承受负荷能力的同时，使心室壁应力尽可能维持正常，具有代偿意义。但是肥大心肌的毛细血管总数相对不足，氧的弥散间距增大，使心肌细胞处于相对缺血缺氧的状态，因此，单位重量肥大心肌的收缩力小于单位重量正常心肌的收缩力。一旦心脏负荷和心肌损害进一步加重，心肌收缩力就会很快下降，从而出现一系列失代偿的表现。

三、心外代偿反应

（一）血容量增加

心输出量减少时，肾血流量减少，引起肾小球滤过率下降；同时，由于肾素－血管紧张素－醛固酮系统激活，醛固酮合成增多，可促进肾小管对钠、水的重吸收，使得血容量增加。血容量增加在一定范围内可提高心输出量和组织的血液灌流量，具有代偿意义。但钠、水潴留过多，不仅会出现水肿，而且会加重心脏前负荷，从而失去代偿作用。

（二）外周血液重新分配

心输出量减少和动脉充盈不足，可引起交感－肾上腺髓质系统兴奋，导致外周阻力增加和血液重分配——皮肤、骨骼肌和腹腔脏器的血供减少，以保证心、脑等重要脏器血供，具有代偿意义。但慢性或严重心力衰竭，由于外周阻力增高，加之钠、水潴留，可使心脏前后负荷都增加。长时间缺血缺氧和局部代谢产物的作用，使外周小血管由收缩转为扩张、淤血，最终使重要器官缺血，失去代偿作用。

（三）红细胞增多

心力衰竭造成低动力性缺氧，刺激肾脏促红细胞生成素（EPO）释放增加。EPO促进骨髓造血，使血红蛋白和红细胞增多，有利于携带氧；但红细胞过多，又会造成血黏度增加。

（四）组织利用氧的能力增强

心力衰竭时，由于血液循环系统对周围组织的供氧减少，组织细胞通过自身功能、结构、代谢的调整来加以代偿，以克服供氧不足带来的不利影响。例如，心力衰竭所致慢性缺氧时，细胞内线粒体数目增加和线粒体生物氧化酶活性增强，提高组织利用氧的能力；肌肉中的肌红蛋白含量增多，可改善肌肉组织对氧的储存和利用。

第三节　心功能不全的发病机制

心功能不全的发病机制常因病因不同而非常复杂，心功能不全发展到不同阶段可有不同水平的机制参与，迄今尚未完全阐明。但是，不管心功能不全的病因及相应的发生机制如何，其基本的发病机制仍然是心脏收缩和/或舒张功能障碍导致心脏射血不能满足机体新陈代谢的需要。

一、正常心肌舒缩的分子基础

为了便于理解心功能不全的发病机制，首先介绍正常心肌舒缩的分子基础。心肌舒缩活动需要下列基本物质的参与：

（一）收缩蛋白

主要由肌球蛋白（myosin）和肌动蛋白（actin）组成。心肌细胞肌原纤维由若干肌节连接而成。肌节是心肌收缩的基本单位，主要由粗细两种肌丝组成。肌球蛋白为粗肌丝的主要成分，呈长杆状，一端游离形成横桥，其顶端呈球形膨大具有ATP酶活性，可分解ATP，为肌丝滑动提供能量。肌动蛋白位于细肌丝上，呈球形，互相串联成双螺旋形的细长纤维。它有特殊的"作用点"，可与肌球蛋白的横桥可逆性地结合。肌球蛋白和肌动蛋白是心肌舒缩活动的物质基础和直接参与者，因此被称为收缩蛋白。

（二）调节蛋白

主要由向肌球蛋白（tropomyosin）和肌钙蛋白（troponin）组成。向肌球蛋白呈杆状，含有两条多肽链，头尾串联并形成螺旋状细长纤维嵌在肌动蛋白双螺旋的沟槽内。每个向肌球蛋白分子附有一个肌钙蛋白复合体，后者由三个亚单位构成，分别是向肌球蛋白亚单位（TnT）、肌球蛋白亚单位（TnC）和抑制亚单位（TnI）。肌钙蛋白通过与 Ca^{2+} 可逆性结合改变分子构象而进一步实现与向肌球蛋白可逆性结合，封闭或开启肌动蛋白上的作用点，实现对心肌舒缩的调节。

（三）ATP

为粗细肌丝的滑动提供能量，ATP 的正常生成和利用是心肌实现正常舒缩的必要条件。

（四）兴奋－收缩偶联

当心肌兴奋时，肌膜除极化，肌浆网大量释放 Ca^{2+}，一部分细胞外 Ca^{2+} 也通过钙通道进入细胞内，导致胞浆内 Ca^{2+} 浓度由 10^{-7}mol/L 上升到 10^{-5}mol/L。此时 Ca^{2+} 便与肌钙蛋白和向肌球蛋白结合形成钙－肌钙蛋白－向肌球蛋白复合体，使肌钙蛋白变构，解除了对肌动蛋白的抑制，同时肌动蛋白的作用点与肌球蛋白的横桥结合。与此同时，Ca^{2+} 又激活肌球蛋白头部的 ATP 酶，水解 ATP 释放能量，启动肌球蛋白定向偏转，使肌动蛋白细肌丝沿着肌球蛋白构成的粗肌丝向肌节中央滑行，结果使肌节缩短，心肌收缩。反之，当心肌收缩后复极化时，肌浆网通过钙泵摄取 Ca^{2+}，同时部分 Ca^{2+} 又转移至细胞外，使胞浆内 Ca^{2+} 浓度迅速降低；当 Ca^{2+} 浓度降至 10^{-7}mol/L 时，Ca^{2+} 与肌钙蛋白解离，细肌丝滑向原位，心肌纤维由收缩转向舒张状态（见图 13－1）。此过程称兴奋－收缩偶联（excitation contraction coupling）。可见，Ca^{2+} 在把兴奋的电信号转化为机械收缩的过程中发挥了极为重要的中介作用，Ca^{2+} 浓度及时适当地升降是兴奋－收缩偶联得以实现的关键。

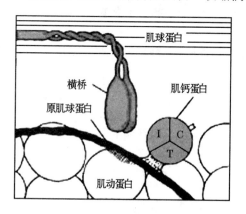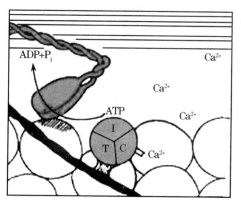

左：舒张；右：Ca^{2+} 通过与肌钙蛋白亚单位 C 结合诱发收缩；

I　抑制亚单位，T　向肌球蛋白亚单位

图 13－1　心肌收缩相关蛋白的结构及舒缩过程示意图

二、心肌的收缩性减弱

心肌在肌膜动作电位的触发下产生张力和缩短的能力称为收缩性（myocardial contractility），它是心肌四大生理特性之一，是决定心输出量的最关键因素，也是血液循环动力最基本的来源，因而心肌收缩性减弱是造成心功能不全最重要的机制。从上述心肌舒缩的分子基础看，决定心肌收缩的基本因素为心肌收缩蛋白、正常的能量代谢和兴奋 - 收缩偶联。当以上任何一个因素发生明显改变时，都可导致心力衰竭。

（一）收缩相关蛋白的减少和排列改变

心脏是工作效率很高，而自我修复能力极差的泵。若心肌中收缩成分相对或绝对减少，或者其正常排列改变，都将导致心肌收缩性减弱。

1. 心肌细胞坏死 坏死是心肌细胞死亡的常见形式。当心肌受到各种严重的损伤性因素，如严重缺血缺氧、感染、中毒等的作用后，心肌细胞发生坏死。坏死细胞由于溶酶体破裂，释放大量溶酶体而发生自溶，与收缩相关的蛋白质也在此过程中被破坏，心肌收缩性能降低。心肌细胞坏死对心功能的影响主要取决于心肌细胞丧失量、坏死发生的速度、坏死部位和分布方式。心肌梗死面积达到左室壁面积的 10%，就可使射血分数降低；达到 20% 就可使心输出量显著降低，引起心力衰竭；超过 40%，即可引起心源性休克。坏死发生速度快则影响大，反之则影响小。坏死如果发生在心脏的传导部位则影响严重。

2. 心肌细胞凋亡 凋亡（apoptosis）是造成心肌细胞死亡的另一种形式。亚致死剂量的致心肌损伤因素，如负荷过重、某些细胞因子（如 TNF）、缺血缺氧及神经内分泌失调都可诱导心肌细胞发生凋亡。过量心肌细胞凋亡必将导致心肌收缩成分减少。对心肌标本的研究证实，心力衰竭病人心肌凋亡指数高达 35.5%。心肌细胞凋亡的机制目前尚不清楚。可能与氧化应激、细胞因子的表达异常、钙稳态失衡以及线粒体功能异常等因素有关。

3. 肥大心肌收缩成分相对减少 由于心肌改建中多种不同调控生长基因的活化程度不同，导致肥大心肌组织各种成分的不均衡生长，使组织结构发生变化。肥大心肌与正常心肌相比，心肌肌原纤维所占比例随心肌肥大程度加重而进行性减少，使收缩成分相对不足，造成心肌收缩性减弱。

4. 心肌排列改变 心肌坏死可造成心肌间质胶原网络结构损伤；心肌改建后期，心肌细胞中肌原纤维生长远超过线粒体的生长，使心肌细胞能量供应发生障碍等，都可造成肌原纤维排列紊乱。上述心肌排列改变也会降低心肌收缩性能。

心肌损伤和改建造成心肌收缩成分绝对或相对减少及心肌排列改变等都将影响到心肌收缩性，而且上述改变往往呈渐进性发展，最终导致心功能不全的发生。

（二）心肌能量代谢障碍

各种原因所致的心肌能量代谢障碍，是导致心功能障碍的重要机制。心肌收缩期横桥的快速交替摆动是直接耗能过程；收缩期胞质 Ca^{2+} 浓度瞬间变化虽不直接耗能，但是消耗舒张期将 Ca^{2+} 移出胞质和储入肌质网所形成的 Ca^{2+} 浓度差势能。因此，能量生成、储存和利用的任何一个环节发生障碍都会影响到心肌的收缩性。临床上最常见的是能量生成和利用障碍引起的心肌收缩性减弱。

1. 心肌能量生成障碍　心脏是机体高耗能器官之一，其所消耗能量主要由有氧代谢提供。缺血性心脏病、严重贫血、休克等造成心肌缺血缺氧，即会影响到心肌的能量生成；维生素 B_1 严重缺乏会造成线粒体中丙酮酸脱氢酶活性降低，乙酰辅酶 A 生成减少，影响三羧酸循环，能量生成减少；线粒体是有氧代谢的场所。因此，严重心肌缺氧、钙超负荷、氧自由基大量生成等造成心肌线粒体损伤，以及肥大心肌中线粒体比例降低、线粒体内氧化酶含量相对降低等都会造成能量生成障碍。

2. 心肌能量利用障碍　肌球蛋白头部的 ATP 酶活性调控肌原纤维将化学能转化为机械能的速率，从而控制着心肌收缩的速度和幅度。临床上，由于能量利用障碍而发生心力衰竭最常见的原因是心肌过度肥大。研究发现，过度肥大的心肌细胞即便是能量生成不少，同样存在心肌收缩性减弱，其原因是肌球蛋白头部 ATP 酶的活性降低，不能正常利用 ATP 所致。酸中毒时，H^+ 抑制肌球蛋白 ATP 酶的活性，是临床常见 ATP 酶活性降低的另一个病因。

（三）心肌兴奋 – 收缩偶联障碍

Ca^{2+} 将心肌兴奋（电活动）和收缩（机械活动）偶联在一起，发挥了极为重要的作用。任何影响 Ca^{2+} 转运、分布的因素都会导致心肌兴奋 – 收缩偶联异常，进而影响心肌的收缩性。心肌胞质 Ca^{2+} 浓度稳态受细胞膜 Ca^{2+} 转运和肌浆网 Ca^{2+} 转运的双重调节。

1. 肌浆网 Ca^{2+} 处理功能障碍　肌浆网通过摄取、储存和释放三个环节来调节细胞内 Ca^{2+} 浓度，心功能障碍时肌浆网钙处理功能紊乱，导致心肌兴奋 – 收缩偶联障碍。

（1）肌浆网 Ca^{2+} 摄取能力减弱：心肌缺血缺氧，ATP 供应不足，肌浆网 Ca^{2+} 泵活性减弱等均可导致肌浆网从胞浆中摄取 Ca^{2+} 的能力下降，使下一次收缩前可释放的 Ca^{2+} 减少。

（2）肌浆网 Ca^{2+} 储存量减少：通过 Ca^{2+} 泵被摄入肌浆网中的 Ca^{2+} 与钙储存蛋白结合，以结合钙的形式被储存在肌浆网的钙池内。舒张期，胞内约有 90% 的钙储存在肌浆网中，心功能不全时钙储存量减少。主要原因是肌浆网 Ca^{2+} 泵的摄取能力下降，而线粒体摄取 Ca^{2+} 增多，以及 Ca^{2+} 外流增多，使胞浆 Ca^{2+} 浓度进一步下降，不利于肌浆网内 Ca^{2+} 的储存。

（3）肌浆网 Ca^{2+} 释放减少：心功能不全时多种因素使肌浆网 Ca^{2+} 释放减少，导致心肌收缩性减弱。例如：Ry – 受体（ryanodine receptor，RyR）是肌浆网上重要的 Ca^{2+} 释放通道，心力衰竭时 Ry – 受体蛋白及其 mRNA 均减少，使肌浆网释放 Ca^{2+} 量下降。细胞内酸中毒时，肌浆网内 Ca^{2+} 与储存蛋白结合紧密，不易解离，使肌浆网释放 Ca^{2+} 减少。

2. 细胞外 Ca^{2+} 内流障碍　心肌收缩时胞浆中的 Ca^{2+} 除大部分来自肌浆网外，尚有一部分来自细胞外，这部分 Ca^{2+} 不但直接使胞浆内 Ca^{2+} 浓度升高，而且可诱发肌浆网释放 Ca^{2+}。

目前认为，Ca^{2+} 内流的一条途径是经过 Ca^{2+} 通道内流。Ca^{2+} 通道又分为"膜电压依赖性钙通道"和"受体操纵性钙通道"，后者受细胞膜上 β – 受体和某些激素调控。当去甲肾上腺素与 β – 受体结合时，可激活腺苷酸环化酶使 ATP 转化为 cAMP。cAMP 使胞膜上的受体依赖性钙通道开放，Ca^{2+} 进入细胞内。重度心肌肥大时，细胞中内源性去甲肾上腺素明显减少，膜上 β - 受体密度和腺苷酸环化酶活性降低；酸中毒时，H^+ 可降低 β - 受体对去甲肾上腺素的敏感性，这些均造成钙通道开放减少，Ca^{2+} 内流受阻。

Ca^{2+} 内流的另一条途径是经 Na^+ - Ca^{2+} 交换体。Na^+ - Ca^{2+} 交换体的工作效率很高，在膜内电位为正时，Na^+ - Ca^{2+} 交换体的方向是 Na^+ 向外，Ca^{2+} 向内转运。细胞外液 K^+ 与 Ca^{2+} 存在竞争作用，当细胞外液高 K^+ 时可阻止 Ca^{2+} 内流，导致细胞内 Ca^{2+} 浓度降低。

3. 肌钙蛋白与 Ca^{2+} 结合障碍　Ca^{2+} 能否与肌钙蛋白结合促使有效横桥形成，一方面取决于胞浆内 Ca^{2+} 浓度，另一方面取决于 Ca^{2+} 与肌钙蛋白结合的能力。心肌缺血、缺氧时，糖酵解加强，发生酸中毒。研究发现，H^+ 与肌钙蛋白的亲和力远高于 Ca^{2+}，当心肌细胞内 H^+ 浓度增高时，可竞争性抑制 Ca^{2+} 与肌钙蛋白结合，从而妨碍兴奋 - 收缩偶联过程。

三、心脏舒张功能和顺应性异常

心脏的射血功能不但取决于心脏的收缩性，还取决于心室的正常舒张功能和良好的顺应性。通过舒张过程实现心室血液充盈，成为心脏射血的前提。临床上约有 30% 的心力衰竭是由于心室舒张功能异常引起的。其发病机制可能与下列因素有关：

（一）心室的舒张功能障碍

1. 钙离子复位延缓　心肌收缩完毕后，产生舒张的首要因素是胞浆内 Ca^{2+} 要迅速降至"舒张阈值"（$10^{-7}mol/L$），这样 Ca^{2+} 才能与肌钙蛋白脱离，使肌钙蛋白恢复原来的构型。当心肌缺血、缺氧时，ATP 供应不足和肌浆网的钙泵活性降低使肌浆网摄取 Ca^{2+} 减少，Ca^{2+} 不能迅速降至与肌钙蛋白分离的水平，最终影响心脏的舒张过程。

2. 肌球 - 肌动蛋白复合体解离障碍　心肌的舒张过程实际上是肌球 - 肌动蛋白复合体解离、分开的过程。它不但需要 Ca^{2+} 从肌钙蛋白解离，而且需要 ATP 的参与。当缺血缺氧等导致 ATP 缺乏时，肌球 - 肌动蛋白复合体不能分离，心肌处于持续收缩状态，严重影响心脏的舒张过程。

3. 心室舒张势能降低　心室收缩后几何构型的改变可产生一种促使心室复位的舒张负荷。心室收缩越好舒张势能越大，对心室的舒张也越有利。因此，所有造成心肌收缩性减弱的因素都会减少心室的舒张负荷。另外，心室舒张期冠状动脉充盈也是促使心脏舒张的一个重要因素。当各种原因造成冠脉灌流不足时，心室舒张势能降低，影响心室的舒张过程。

（二）心室顺应性降低

心室顺应性（ventricular compliance）是指心室在单位压力变化下所引起的容积改变（dv/dp），其倒数（dp/dv）即为心室僵硬度。心肌顺应性取决于心肌被动伸展性能和心室壁厚度。心肌纤维化及心壁增厚，必将导致心肌顺应性降低，使心肌被动扩张的阻力增大，从而降低心肌被动舒张能力；同时，心肌顺应性下降，造成心肌收缩期心肌间质胶原纤维被压缩或/和牵张而产生的弹性势能减小，导致心肌主动舒张动力降低，最终妨碍心室的充盈。

四、心脏各部舒缩活动的不协调

正常的心输出量除主要依靠心肌正常的舒缩功能外，还需要心房和心室规律协调地进行舒缩活动。生理状态下，心室心肌细胞受起搏点调控基本同时收缩，产生指向半月瓣的喷射向力，推动心室内的血液冲入动脉。冠状动脉粥样硬化使部分心壁缺血而收缩性能减弱，部分心壁丧失收缩能力，甚至部分心壁反向运动（见图13-2），这些病理改变造成喷射向力减弱。当各种原因如心肌梗死、心肌炎等病变诱发各种类型的心律失常时，可使心脏各部舒缩活动的协调性遭到破坏，不同部位心壁收缩不同步，破坏心脏舒缩在时间和空间上的协调性，导致心输出量下降。

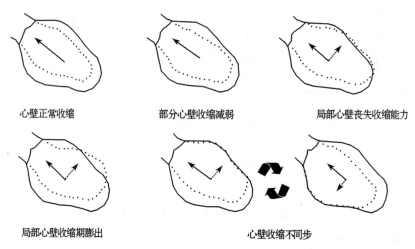

心壁正常收缩 　　部分心壁收缩减弱 　　局部心壁丧失收缩能力

局部心壁收缩期膨出 　　　　　心壁收缩不同步

图13-2　心室壁收缩不协调常见类型

注：实线为舒张末期心腔容积，虚线为收缩末期心腔容积。实线箭头表示心室收缩期指向流出道的射血向量，虚线箭头表示心室收缩期分流的射血向量

第四节　心功能不全时机体的功能代谢变化

心功能不全时机体发生一系列功能代谢变化的根本原因在于心脏泵功能降低，其临床表现从血流动力学角度来看，大致可归为两大类：静脉淤血综合征（又称心脏后向衰竭）和低排出量综合征（又称心脏前向衰竭）。

一、静脉淤血综合征

（一）静脉淤血的发生机制

心输出量减少和循环血量增多是参与静脉淤血的两个主要因素。

1. 心输出量减少　心脏收缩功能障碍造成收缩末期心室内剩余血量增多；舒张功能障碍使充盈速率和幅度减小，二者均导致心输出量减少，舒张末心室内压增高，最终使静脉回流受阻而发生静脉系统淤血。

2. 循环血量增多　心泵功能障碍时，交感神经系统兴奋性增高及肾内肾素-血管紧张素系统激活，导致肾灌流量减少，肾小球滤过率降低；同时，肾内血流重新分配、肾小球滤过分数增高等综合因素造成水钠潴留发生。由于心肌收缩能力降低，循环血量增加所致的前负荷增大不仅不能使每搏输出量成比例增加，反而随着循环血量增多使充盈压进行性升高，进一步促进静脉淤血的发展。

（二）体循环静脉淤血

体循环静脉淤血是全心衰竭或右心衰竭的结果，主要表现为体循环静脉系统过度充盈，压力增高，内脏器官充血水肿等。

1. 静脉淤血、静脉压升高 由于右心衰竭，静脉回流障碍，加之水钠潴留，体循环静脉系统有大量血液淤积。临床主要表现为：颈静脉怒张、臂肺循环时间延长、肝颈静脉反流征阳性等。

2. 水肿 是全心衰竭特别是右心衰竭的主要表现之一。水钠潴留和毛细血管压的升高是心性水肿最主要的发病因素。因下肢受重力作用影响，毛细血管压升高更为明显，故心性水肿以下肢出现早、程度重为特点。心性水肿也可表现为腹水和胸水等形式。

3. 肝肿大、压痛和肝功能异常 95%以上的右心衰竭患者伴有肝肿大，主要是因为右房压升高和静脉系统淤血，使肝静脉压上升，导致肝脏淤血、水肿，肝脏肿大使包膜紧张，引起疼痛和压痛。长时间肝淤血水肿，肝细胞可发生萎缩、变性及坏死，进而出现淤血性肝硬化和肝功能异常。

（三）肺循环淤血

左心衰竭时可引起不同程度的肺循环淤血现象，严重左心衰竭发展为全心衰竭时，由于体循环静脉回流减少，肺淤血反而减轻。肺循环淤血主要表现为各种形式的呼吸困难和肺水肿。肺淤血、肺水肿导致呼吸急促费力，即为呼吸困难（dyspnea）。

1. 左心功能不全呼吸困难的发病机制 目前认为，心功能不全时出现呼吸困难的原因，主要与以下因素有关：

（1）肺顺应性降低：肺淤血、水肿等导致肺泡顺应性降低，使肺泡扩张阻力加大。

（2）气道阻力增大：肺淤血、水肿使支气管黏膜水肿及小气道分泌物增多，导致气道阻力明显加大。

（3）肺毛细血管旁感受器兴奋性增高：肺淤血、水肿刺激肺毛细血管旁感受器，传入冲动经迷走神经传入延髓，引起反射性浅快呼吸。

（4）化学感受器传入冲动增多：各种原因造成的缺氧和H^+浓度增高，都会刺激化学感受器使呼吸中枢兴奋性增高。

2. 呼吸困难的表现形式 根据呼吸困难的严重程度和临床表现不同，将其分为劳力性呼吸困难、夜间阵发性呼吸困难和端坐呼吸。

（1）劳力性呼吸困难（dyspnea on exertion）：指病人因进行体力活动而发生的呼吸困难，休息后症状可减轻或消失。其发生机制为：①体力活动时机体需氧增加，但衰竭的左心不能提供与之相适应的心输出量，机体缺氧加剧，CO_2潴留，刺激呼吸中枢产生"气急"症状；②体力活动时心率加快，舒张期缩短，一方面冠脉灌注不足，加剧心肌缺氧；另一方面，左心室充盈减少加重肺淤血；③体力活动时，回心血量增多，肺淤血加重，肺顺应性降低，通气做功增大，病人感到呼吸困难。

（2）夜间阵发性呼吸困难（paroxysmal nocturnal dyspnea）：患者在熟睡后突然感到胸闷气短而坐起，伴有咳嗽、喘息及哮鸣音称为夜间阵发性呼吸困难，又称心性哮喘（cardiac asthma），是左心衰竭的典型表现。其发生机制为：①病人平卧后，胸腔容积减少，不利于通气；②入睡后，迷走神经相对兴奋，使支气管收缩，气道阻力增大；③睡眠时中枢神经系统处于相对抑制状态，神经反射的敏感性降低，故只有在缺氧严重时，才能刺激呼吸中枢，使患者突感呼吸困难而惊醒。

（3）端坐呼吸（orthopnea）：心力衰竭病人平卧可加重呼吸困难而被迫采取端坐或半卧位以减轻呼吸困难的状态称为端坐呼吸。其发生机制为：①端坐时部分血液因重力关系转移到身体下部，减轻肺部淤血；②端坐时，膈肌位置相对下移，增加胸腔容积、肺活量，而改善通气；③端坐位可减少下肢水肿液的吸收，从而缓解肺淤血，减轻呼吸困难。

3. 肺水肿　是急性左心衰最严重的表现，此时患者可咳出粉红色泡沫样痰。多见于大面积的急性左心室心肌梗死和严重的心律失常患者，亦可见于慢性心力衰竭发生劳力性或夜间阵发性呼吸困难时。其发病机制主要为毛细血管压急剧升高和缺氧导致的毛细血管壁通透性增大。

二、低排出量综合征

心功能不全最根本的血流动力学变化是心输出量绝对或相对减少。临床上出现一系列外周血液灌注不足的症状与体征，严重时会发生心源性休克。

1. 心脏泵血功能降低　心功能不全时心输出量减少，同时射血后心室残余血量增多，反映心脏收缩性能和舒张性能的指标均有明显的降低。

（1）心力贮备降低：包括心搏出量贮备和心输出量贮备，是指心输出量随机体体力活动及代谢需要增加而增高的能力。心功能不全代偿期主要表现为心力贮备降低，使机体耐受负荷能力下降。

（2）评估心泵功能的综合指标：包括心输出量和心脏指数：①心输出量（cardiac output，CO）：在心力衰竭早期，静息状态下心输出量在正常范围还能满足机体的需要；活动情况下则不能满足。在心力衰竭晚期或严重心力衰竭时，静息状态下心输出量在正常范围也不能满足机体的需要。②心脏指数（cardiac index）：心脏指数是单位体表面积的每分输出量。其纠正了个体大小对每分输出量的影响，能够更为精确地反映心泵功能变化的情况。多数心力衰竭患者心脏指数低于正常范围。

（3）反映心肌收缩功能变化的指标：射血分数（ejection fraction，EF），即每搏输出量占心室舒张末容量的比值，是反应心肌收缩性能的良好指标。心肌最大收缩速度和心室压力上升的最大变化速率除了射血分数之外，心肌最大收缩速度和心室压力上升的最大变化速率也是反映心肌收缩功能变化的指标。心力衰竭时上述指标往往降低。

（4）反映心室舒张功能和顺应性变化的指标：心室充盈压升高和心室舒张末期容积增大无论何种疾病引起的慢性心功能障碍，总伴有心室重构。当发展到失代偿阶段时，心肌改建以心肌细胞伸长为主，必伴有心室容积增大和射血分数降低。临床表现为心室充盈压即心室舒张末压（VEDP）升高和心室舒张末期容积（VEDV）增大。心力衰竭早期VEDP和VEDV即明显增大。

（5）心率加快：心功能障碍反射性地使交感神经系统兴奋性增高，心率加快。心肌舒缩功能降低使每搏输出量减少，机体更大程度依赖加快心率维持心输出量。因而静息状态持续过快的心率，既是心功能降低时机体代偿机制启动的标志，也是心功能障碍的临床特征。

2. 皮肤苍白或发绀 由于心输出量不足，加上交感神经兴奋，皮肤血管收缩，血流减少，患者皮肤苍白，皮温降低。严重时，血中还原血红蛋白超过5g/L，则会出现发绀。

3. 疲乏无力、失眠、嗜睡 心力衰竭时身体各部肌肉的血供减少，能量代谢水平降低，不能为肌肉的活动提供充足的能量，因此患者常感疲乏无力。轻度心力衰竭时由于代偿反应，脑血流可保持在正常水平。但当心力衰竭失代偿后，脑血流开始下降，中枢神经系统对缺氧十分敏感，供氧不足会导致脑功能紊乱。病人出现头痛、失眠等症状，严重时则会出现嗜睡，甚至昏迷。

4. 尿量减少 心力衰竭时，由于心输出量下降，加上交感神经兴奋使肾动脉收缩，造成肾脏血液灌流减少，肾小球滤过率下降。同时，肾小管重吸收功能增强，造成尿量减少。

5. 心源性休克 轻度心力衰竭由于代偿作用，心输出量虽有所下降，但动脉血压仍可维持相对正常。急性或严重心力衰竭时，由于心输出量急剧减少，动脉血压也随之下降，组织微循环的灌流量显著减少，机体就会陷入休克状态。心源性休克多见于急性左心衰竭。

第五节 心功能不全的防治原则

虽然心功能不全的类型、程度、发展时程不同，但是，其总的防治原则基本一致。

一、防治基本病因，消除诱因

由于目前对心功能不全尚无根治性的治疗措施，必须重视预防为主的原则。积极治疗引起心功能不全的原发性疾病；同时，积极寻找并消除各种心功能不全的诱因。通过上述处理可以有效减少心力衰竭的发生。

二、改善心脏舒张、收缩功能

一旦心功能不全发展到心力衰竭阶段，根据发病机制和临床表现不同，一般从如下方面来改善心脏的舒缩功能。

（一）增强心脏收缩功能

针对心肌收缩性减弱，可采用各种正性肌力药物，如洋地黄制剂，此外非洋地黄类正性肌力药物如磷酸二酯酶抑制剂（氨联吡啶酮）、拟交感胺类（多巴胺）等的应用也为心力衰竭的治疗开辟了新途径。

（二）增强心脏舒张功能

针对心室顺应性下降，可以改善心脏的舒张性能，相应药物主要有：钙拮抗剂、β受体阻断剂、硝酸酯类等。

（三）减轻心脏负荷，提高心输出量

心力衰竭时交感神经兴奋，缩血管物质增多，外周血管收缩，心脏的后负荷相应增大。通过合理应用扩血管药物，如血管紧张素转换酶抑制剂（ACEI）、钙拮抗剂等可以减轻心脏后负荷，提高心输出量。此外，心脏前负荷也需要保持在适度范围之内，过高和过低都会减少心输出量。前负荷过高时，使用静脉血管扩张剂，如硝酸甘油；反之，前负荷过低时，在中心静脉压或肺动脉楔压的严密检测下，适当补充血容量，有利于心输出量的增加。

（四）控制水肿，处理并发症，纠正酸碱平衡紊乱

水钠潴留是心力衰竭，尤其是慢性心力衰竭代偿过度或代偿失调的结果，限制钠盐摄入，采用利尿剂可排出多余水分，控制水肿；另外，要积极处理心力衰竭并发症，纠正酸碱平衡紊乱。

三、中医药防治原则

心力衰竭的主要临床表现属于中医"心悸"、"怔忡"、"喘症"、"水肿"等病范畴。其基本病机包括痰饮、瘀血、水湿内停、气血阴阳失衡等。治疗应根据其发生发展的临床阶段，通过壮心阳、益脾气、养血、滋肾阴等扶正方法，调整脏腑的不足，使人体在气血阴阳诸方面达到内外的协调统一。

第十四章
呼吸功能不全

呼吸为气体交换的过程，完整的呼吸过程包括外呼吸、内呼吸和气体运输三个环节。呼吸功能不全（respiratory insufficiency）又称呼吸衰竭（respiratory failure），是指由于外呼吸功能的严重障碍，导致肺吸入氧气和/或排出二氧化碳功能不足，出现动脉血氧分压（PaO_2）降低，伴有或不伴有二氧化碳分压（$PaCO_2$）增高的病理过程。通常以 PaO_2 低于 8kPa（60mmHg），$PaCO_2$ 高于 6.67kPa（50mmHg）作为判断呼吸衰竭的标准。

正常人 PaO_2 随年龄、运动及所处海拔高度而异。成年人在海平面静息时 PaO_2 的正常范围是（13.3－0.043×年龄）±0.66kPa。$PaCO_2$ 的正常范围是 5.33kPa±0.67kPa，极少受年龄影响。当吸入气体的氧浓度（FiO_2）不是 20% 时，可将呼吸衰竭指数（respiratory failure index，RFI）作为诊断呼吸衰竭的指标。$RFI = PaO_2/FiO_2$，如 $RFI \leqslant 300$ 可诊断为呼吸衰竭。呼吸衰竭必定有 PaO_2 降低。根据 $PaCO_2$ 是否升高，将呼吸衰竭分为低氧血症型（hypoxemic respiratory failure，Ⅰ型）和高碳酸血症型（hypercapnic respiratory failure，Ⅱ型）；根据发病的缓急，分为慢性和急性呼吸衰竭；根据主要发病机制的不同，分为通气性和换气性；根据原发病变部位不同，分为中枢性和外周性。

呼吸衰竭属中医肺衰等范畴。肺之脏真受伤，气力衰竭，呼吸错乱，百脉不畅，以气息喘促，张口抬肩，昏厥痰壅，口唇青紫，爪甲肢端紫绀为特征。感受外邪、创伤瘀毒、大面积烧伤、烫伤，所致热毒瘀肺或胸部创伤，肺络受损，肺体受伤，肺气虚衰，久患肺胀、哮喘、心脏疾病，痰热久留，水饮内停是其主要病因病机。《备急千金要方》有"肺气衰"记载。《医学衷中参西录》指出："肺主皮毛，皱纹多且深则肺衰矣。"

第一节　呼吸功能不全的病因和发病机制

外呼吸包括肺通气和肺换气两个基本过程。肺通气是指肺泡与外界进行气体交换的过程。肺换气则是指肺泡气体与血液之间的气体交换的过程。当各种病因通过引起肺通气障碍、弥散障碍和肺泡通气与血流比例失调等环节，使通气和/或换气过程发生严重障碍时，均可导致呼吸衰竭。

一、肺通气功能障碍

正常成人静息时肺通气量约为 6L/min，肺泡通气量约为 4L/min。当肺通气功能障碍使肺泡通气不足时可导致呼吸衰竭。肺泡通气障碍的类型和原因如下：

（一）限制性通气不足

吸气时肺泡的扩张受限制所引起的肺泡通气不足称为限制性通气不足（restrictive hypoventilation）。通常，吸气运动是吸气肌收缩引起的主动过程，呼气则是肺泡弹性回缩和肋骨与胸骨借重力作用复位的被动过程。主动过程容易发生障碍，导致肺泡扩张受限。其发生原因有：

1. 呼吸肌活动障碍　中枢或周围神经的器质性病变，如脑血管意外、脑外伤、脑炎、脊髓灰质炎、多发性神经炎等；过量安眠药、镇静药和麻醉药抑制呼吸中枢以及呼吸肌收缩功能障碍，如由长时间呼吸困难和呼吸运动增强引起的呼吸肌疲劳，或由营养不良所致的呼吸肌萎缩；由低血钾症、缺氧等所致的呼吸肌无力等，均可使吸气肌收缩减弱而发生限制性通气不足。

2. 胸廓的顺应性降低　胸膜纤维性增厚、胸廓畸形、胸壁外伤等可限制胸廓的扩张。

3. 肺的顺应性降低　肺泡的弹性回缩力是肺泡间隔中弹性纤维和胶原纤维以及肺泡内层的表面张力所形成的。严重的肺纤维化或肺表面活性物质减少可降低肺的顺应性，使肺泡扩张的弹性阻力增大而引起限制性通气不足。正常时，由肺泡 II 型上皮细胞产生的表面活性物质，覆盖于肺泡、肺泡管和呼吸细支气管液层表面，能降低肺泡表面张力，减低肺泡回缩力，提高肺的顺应性，维持肺泡膨胀的稳定性和保持肺泡干燥。当 II 型上皮细胞受损（成人呼吸窘迫综合征）或发育不全（新生儿呼吸窘迫综合征）时，可使表面活性物质合成与分泌不足；当肺过度通气或肺水肿时，可使表面活性物质大量消耗、稀释和破坏，从而导致表面活性物质减少。

4. 胸腔积液和气胸　胸腔大量积液或张力性气胸压迫肺，使肺扩张受限。

（二）阻塞性通气不足

由气道狭窄或阻塞所引起的肺泡通气障碍称为阻塞性通气不足（obstructive hypoventilation）。气道阻力是通气过程中主要的非弹性阻力，成人气道阻力正常约为 $0.1 \sim 0.3\text{kPa} \cdot \text{s/L}$，呼气时略高于吸气时。其中80%以上发生于直径大于 2mm 的气管与支气管，直径小于 2mm 的外周小气道仅占20%以下。影响气道阻力的因素有气道内径、长度和形态、气流速度和形式（层流、湍流）等，其中最主要的是气道内径。管壁痉挛、肿胀或纤维化，管壁被黏液、渗出物、异物等阻塞，肺组织弹性降低以致对气道管壁的牵引力减弱等，均可使气道内径变窄或不规则而增加气流阻力，从而引起阻塞性通气不足。气道阻塞可分为中央性和外周性：

1. 中央性气道阻塞　是指声门至气管分叉处的气道阻塞。多见于气管内异物、肿瘤、白喉等。如阻塞位于胸外（如声带麻痹、炎症、水肿等），吸气时气体流经病灶引起的压力降低，可使气道内压明显低于大气压，导致气道狭窄加重；呼气时则相反，气道内压高于大气压，气道阻塞减轻，患者可出现明显吸气性呼吸困难（inspiratory dyspnea）（见图14 - 1）。如阻塞位于中央气道的胸内部分，吸气时由于胸内压降低，使气道内压大于胸内压，使阻塞减轻；用力呼气时胸内压升高而压迫气道，使气道狭窄加重，病人表现为呼气性呼吸困难（exspiratory dyspnea）。

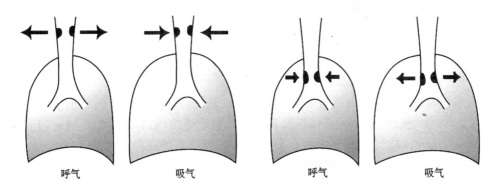

图 14 – 1 不同部位气道阻塞所致呼气与吸气时气道阻力的变化

2. 外周性气道阻塞 是指内径小于 2mm 以下的小气道阻塞。见于慢性阻塞性肺疾患、支气管哮喘等。由于内径小于 2mm 的细支气管无软骨支撑，且管壁薄，又与管周围的肺泡结构紧密相连，可随着吸气与呼气时跨壁压的改变而扩大或缩小。吸气时胸内压降低，肺泡扩张，细支气管受周围弹性组织牵拉而口径变大管道伸长；呼气时则相反，小气道口径变窄缩短。慢性阻塞性肺疾患时，小气道管壁增厚或平滑肌紧张性升高，管壁顺应性降低，同时管腔也可因分泌物潴留而发生狭窄阻塞。此外，由于肺泡壁的损坏，可降低其对细支气管的牵引力，导致管壁狭窄而不规则，使小气道阻力显著增加，患者表现为呼气性呼吸困难。尤其在用力呼气时，由于胸内压的增加，使小气道阻塞更加重甚至闭合，肺泡气体难以呼出。这是由于用力呼气时胸内压大于大气压，此时气道压也是正压，压力由小气道至中央气道逐渐下降，在呼出气道上必然有一部位的气道内压与胸内压相等，称为等压点（equal pressure point）。等压点下游端（通向鼻腔的一端）的气道内压低于胸内压，气道可能被压缩。但正常人的等压点位于软骨性气道，气道不会被压缩，而慢性支气管炎病人由于小气道阻力异常增大，用力呼气时小气道压下降更大，等压点因而上移（移向小气道）；或肺气肿病人由于肺弹性回缩力降低，使胸内压增高，致等压点上移，等压点移至无软骨支撑的膜性气道，引起小气道受压而闭合。

（三）肺泡通气不足时的血气变化

总肺泡通气量不足会使肺泡氧分压（alveolar PO_2，P_AO_2）下降和肺泡二氧化碳分压（alveolar PCO_2，P_ACO_2）升高，因而流经肺泡毛细血管的血液不能被充分动脉化，必然导致 PaO_2 降低和 $PaCO_2$ 升高。$PaCO_2$ 的增加与 PaO_2 降低呈一定比例关系。

二、弥散障碍

弥散障碍（diffusion impairment）是指由于肺泡膜面积减少或肺泡膜异常增厚和弥散时间缩短所引起的气体交换障碍。肺换气是肺泡气与肺泡毛细血管中血液之间进行气体交换的一个物理弥散过程。气体弥散量和速度受肺泡毛细血管膜（肺泡膜）两侧气体的分压差、气体分子量与溶解度、肺泡膜面积和厚度及血液与肺泡膜接触的时间（弥散时间）等因素的影响。

（一）弥散障碍的原因

1. 肺泡膜面积减少　正常成人肺泡总面积约为 $80m^2$。静息时肺泡弥散面积约为 35～40m^2，因其储备量大，只有当它减少一半以上时才会引起换气功能障碍。肺泡面积减少可见于肺实变、肺不张、肺气肿和肺叶切除等。

2. 肺泡膜增厚　肺泡膜由毛细血管内皮细胞、基底膜、毛细血管与肺泡上皮间网状间隙、肺泡上皮、肺泡上皮表面的液体层及表面活性物质等结构组成（见图14-2）。膜的厚度为 0.35～1.0μm，故气体易于弥散，交换很快。当肺水肿、肺透明膜形成、肺纤维化、间质性肺炎等时，可引起肺泡膜厚度增加。肺泡毛细血管扩张或稀血症导致血浆层变厚时，使弥散距离增宽而致弥散速度减慢，气体弥散障碍。

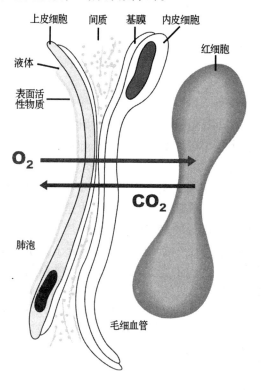

图 14-2　肺泡膜模式

3. 弥散时间缩短　正常静息状态下，血液流经肺泡毛细血管的时间约为 0.7s，由于弥散距离很短，只需 0.25s 血液氧分压就可升至肺泡氧分压水平。肺泡膜面积减少和增厚的病人，虽然弥散速度减慢，一般在静息时气体交换仍可在正常的接触时间（0.75s）内完成气体交换，而不致发生血气的异常。只有在体力负荷增加等使心输出量增加和肺血流加快，血液和肺泡接触时间缩短过多的情况下，才会由于气体交换不充分而发生低氧血症。

（二）弥散障碍时的血气变化

肺泡膜的病变加上肺血流增快只会引起 PaO_2 降低，不会使 $PaCO_2$ 增高。因为 CO_2 虽然分

子量比 O_2 大，但在水中的溶解度却比 O_2 大 24 倍，故 CO_2 的弥散系数比 O_2 大 20 倍，而弥散速度＝弥散系数/分压差，通常 CO_2 比 O_2 大一倍左右，因而血液中的 CO_2 能较快地弥散入肺泡，使 $PaCO_2$ 与 P_ACO_2 取得平衡。如果病人肺泡通气量正常，则 $PaCO_2$ 与 P_ACO_2 正常。如果存在代偿性通气过度，则可使 P_ACO_2 与 $PaCO_2$ 低于正常。

三、肺泡通气与血流比例失调

流经肺脏的血液得以充分换气的另一个重要因素是肺泡通气量与血流量的比例。正常成人在静息状态下，每分钟肺泡通气量（V_A）约为 4L，每分钟肺血流量（Q）约为 5L，两者的比例（V/Q）约为 0.8。肺部发生疾患时，由于肺内病变分布不均和各处病变程度不等，对各部分肺的通气与血流影响也不一，可造成严重的肺泡通气和血流比例失调（ventilation – perfusion imbalance），导致换气功能障碍。

（一）肺通气与血流比例失调的类型和原因

1. 部分肺泡通气不足　部分肺泡失去通气功能或通气不足，但血流量并不相应减少，使 V_A/Q 比率降低，如慢性阻塞性肺疾患、肺炎的肺实变、肺纤维化和肺不张等引起的肺通气障碍。其通气障碍的分布常严重不均匀，病变严重的部位肺泡通气明显减少，但血流并无相应减少，甚至还可因炎性充血而有所增加，使 V_A/Q 显著降低，以致流经该处的静脉血未经充分氧合便掺杂到动脉血内，称为静脉血掺杂（venous admixture）。这种情况类似肺动 – 静脉短路，故又称功能性分流（functional shunt）增加。正常人由于肺内通气分布不均形成的功能分流，仅占肺血流量的 3%，但发生严重阻塞性肺疾患时，功能分流可明显增加至相当于肺血流量的 30% ~50%。故可严重影响换气功能而导致呼吸衰竭。此外，在生理情况下，部分静脉血经由支气管静脉和心肌内最小静脉分别流入肺静脉与左心，称"短路"或"右 – 左分流"，属于解剖分流（anatomic shunt）。这些解剖分流的血流量约占输出量的 2% ~3%。当患有先天性肺动静脉瘘或肺内动 – 静脉短路开放（如休克）等病变时，解剖分流可增加。此时静脉血未经氧合即掺入动脉血中，称"真性静脉血掺杂"。患者亦可出现 V_A/Q 比率降低。

2. 部分肺泡血流不足　部分肺泡血流量减少或停止而通气良好，使 V_A/Q 比率增高。肺动脉分支栓塞、肺毛细血管床减少（如肺气肿）、肺动脉压降低（出血、脱水）、肺血管收缩、肺动脉炎等，都可使部分肺泡因血流量减少而失去换气功能或不能充分换气，因而肺泡内气体成分和气道内气体成分相似，犹如增加了肺泡死腔量。因此，又称为死腔样通气（dead space like ventilation）。正常人的生理死腔（dead space，V_D）约占潮气量（tidal volume，V_T）的 30%，发生疾病时功能性死腔（functional dead space，V_{Df}）可显著增多，使 V_D/V_T 高达 60% ~70%，从而导致呼吸衰竭（见图 14 – 3）。

（二）肺泡通气与血流比例失调时的血气变化

无论是部分肺泡通气不足引起的功能性分流增加，还是部分肺泡血流不足引起的功能性死腔增加，均可导致 PaO_2 降低，而 $PaCO_2$ 可正常或降低，极严重时也可升高。

部分肺泡通气不足时，病变部位肺的 V_A/Q 可低达 0.1 以下，流经此处的静脉血不能充

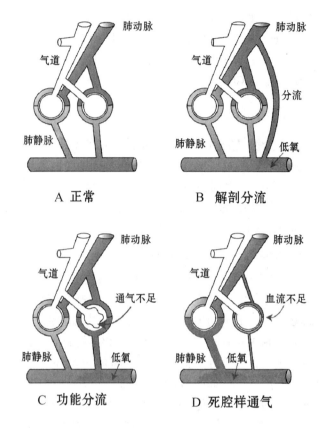

图 14 – 3   肺通气与血流比例失调模式图

分动脉化，其氧分压与氧含量降低而二氧化碳分压与含量则增高。这种血气变化可引起代偿性呼吸运动增强和总通气量增加，主要是使无通气障碍或通气障碍较轻的肺泡通气量增加，以致该部分肺泡的 V_A/Q 显著大于 0.8。流经这部分肺泡的血液 PO_2 异常升高，但氧含量则增加很少（由氧离曲线特性决定），而二氧化碳分压与含量均明显降低（由二氧化碳解离曲线决定）。来自 V_A/Q 降低区与 V_A/Q 增高区的血液混合而成的动脉血的氧含量和氧分压都是降低的，二氧化碳分压和含量则可正常。如代偿性通气增强过度，尚可使 $PaCO_2$ 低于正常。如肺通气障碍的范围较大，加上代偿性通气增强不足，使总的肺泡通气量低于正常，则 $PaCO_2$ 高于正常。

部分肺泡血流不足时，病变区肺泡 V_A/Q 可高达 1.0 以上，流经的血液 PaO_2 显著升高，但其氧含量却增加很少；而健肺却因血流量增加而使其 V_A/Q 低于正常，这部分血液不能充分动脉化，其氧分压与氧含量均显著降低，二氧化碳分压与含量均明显增高。最终混合而成的动脉血 PaO_2 降低，$PaCO_2$ 的变化则取决于全代偿性呼吸增高的程度，可降低、正常或升高。

四、解剖分流增加

生理情况下，肺内也存在解剖分流，即一部分静脉血经支气管静脉和极少的肺内动 – 静脉交通支直接流入肺静脉。这些解剖分流的血流量正常约占心输出量的 2% ~ 3%。支气管扩张症可伴有支气管血管扩张和肺内动 - 静脉短路开放，使解剖分流量增加，静脉血掺杂异常增多，而导致呼吸衰竭。

解剖分流的血液完全未经气体交换过程，故称为真性分流（true shunt）。肺的严重病变，如肺实变和肺不张等，使该部分肺泡完全失去通气功能，但仍有血流，流经的血液完全未进行气体交换而掺入动脉血，类似解剖分流，也称为真性分流。吸入纯氧可有效地提高功能性分流的 PaO_2，而对真性分流的 PaO_2 则无明显作用，用这种方法可鉴别功能性分流与真性分流。

在病人呼吸衰竭的发病机制中，单纯的通气不足、弥散障碍、肺内分流增加或死腔增加等情况较少，往往是几个因素同时存在或相继发生作用。例如急性呼吸窘迫综合征和新生儿呼吸窘迫综合征，既存在肺不张引起的肺内分流，又存在微血栓形成和肺血管收缩引起的死腔样通气，还有由肺水肿引起的气体弥散功能障碍。

（一）急性呼吸窘迫综合征

急性呼吸窘迫综合征（adult respiratory distress syndrome，ARDS）是指机体遭受严重创伤、感染及肺内外严重疾患时出现的一种以进行性呼吸窘迫和低氧血症为特征的急性呼吸衰竭综合征。本病多发生在创伤及休克之后，故又名休克肺或创伤后湿肺。本病是一种急性肺损伤的严重阶段，临床上常和全身多器官功能衰竭同时出现。本病起病急，呼吸窘迫症状常呈进行性且难以控制，并有顽固性低氧血症，预后极差，病死率高达 50% ~ 60%。

本病常继发于严重感染、创伤、休克和肺的直接损伤，如败血症、大面积烧伤、药物中毒、大量输血或输液、毒气、烟雾、体外循环、血液透析及弥漫性肺感染等，这些因素均能引起肺毛细血管和肺泡上皮的严重损伤。肺泡毛细血管内皮细胞的损伤使管壁通透性升高，致使肺泡内及间质水肿和纤维素大量渗出。肺泡上皮，尤其是肺泡 II 型上皮损伤，可导致肺泡表面活性物质缺失，造成肺泡表面透明膜形成及肺萎陷，上述改变均能引起肺泡内氧弥散障碍，通气/血流比例失调而发生低氧血症，出现呼吸窘迫。

ARDS 的发病机制尚未阐明，目前认为肺毛细血管内皮细胞和肺泡上皮的损伤是由白细胞及某些介质（如白细胞介素、细胞因子、氧自由基、补体及花生四烯酸的代谢产物等）所引起的。如由于严重感染而引发的 ARDS 病例，血中细菌内毒素除造成直接损伤外，还能激活巨噬细胞和中性粒细胞并增强肺毛细血管内皮细胞黏附分子的表达。这些黏附于肺毛细血管内皮细胞上的被激活的巨噬细胞和中性粒细胞可释放氧自由基、蛋白水解酶（如胶原酶、弹性蛋白酶等）、血管活性物质（如前列腺素、白三烯、血栓素 A_2 等）和血小板激活因子（PAF）等，这些介质和血管活性物质均可导致肺毛细血管广泛而严重的损伤。此外，其中部分介质尚有收缩血管和血小板凝集作用，将进一步减少肺泡血流灌注，加剧气血交换障碍。病人通常发生 I 型呼吸衰竭；极端严重者，由于肺部病变广泛，肺总通气量减少，可发生 II 型呼吸衰竭（见图 14 - 4）。

ARDS 的病理变化可见双肺肿胀，重量增加，呈暗红色，表面湿润，可有散在出血点或出血斑。切面膨隆，含血量多，弹性降低，可有实变区或萎陷灶。镜下主要表现为肺间质毛细血管扩张、充血，肺泡腔和肺间质内有大量含蛋白质的浆液渗出（肺水肿）。在肺呼吸性

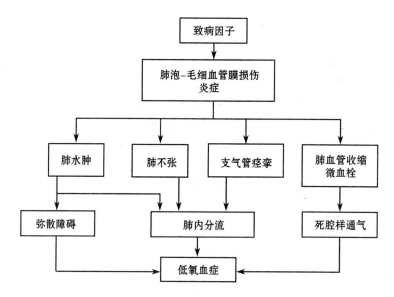

图 14 - 4 ARDS 病人呼吸衰竭的发病机制

细支气管、肺泡管及肺泡的内表面可见薄层红染的膜状物，即透明膜形成。透明膜的成分为血浆蛋白及坏死的肺泡上皮碎屑。间质内可有点状出血和灶状坏死，微血管内常见透明血栓和白细胞栓塞，肺泡上皮弥漫性损伤。电镜下见损伤的Ⅱ型肺泡上皮细胞的线粒体因嵴被破坏而呈空泡变，内质网扩张，板层小体变性、破坏或有排空现象。发病数日后即可见肺泡及肺泡间隔成纤维细胞及Ⅱ型肺泡上皮大量增生，透明膜机化和胶原沉着，导致肺泡和肺间质弥漫性纤维化。患者常在上述病变的基础上并发支气管肺炎而死亡。

（二）新生儿呼吸窘迫综合征

新生儿呼吸窘迫综合征（neonatal respiratory distress syndrome，NRDS）是指新生儿出生后仅出现数分钟至数小时的短暂自然呼吸便发生进行性呼吸困难、发绀等急性呼吸窘迫症状和呼吸衰竭的综合征。多见于早产儿，过低体重儿或过期产儿。NRDS 以患儿肺内形成透明膜为主要病变特征，故又称新生儿肺透明膜病（hyaline membrane disease of newborn）。该病有家族遗传倾向，预后差，病死率高。

新生儿呼吸窘迫综合征的发生主要与肺发育不全、缺乏肺表面活性物质有关。胎龄 22 周至出生时，Ⅱ型肺泡上皮合成肺表面活性物质的能力渐臻完善，分泌量也达最高水平，以保证在胎儿期肺发育的主要阶段肺泡能充分发育和肺容积增大。若在此期间胎儿缺氧或血液中有毒性物质，可引起肺发育不全，Ⅱ型肺泡上皮缺少板层小体，严重影响表面活性物质合成数量、组成成分及其活性，促使肺泡表面张力增加，肺泡处于膨胀不全和不张状态，肺的通气和换气功能障碍，导致缺氧、二氧化碳潴留和呼吸性酸中毒，引起肺血管痉挛及肺血流灌注不足，从而损伤肺毛细血管内皮细胞，使其通透性增高。同时，内皮细胞释放的 TNF - α 促使血浆蛋白渗出。渗出到肺泡腔内的血浆蛋白凝集为透明膜，贴附于呼吸细支气管和肺泡管壁的内表面，加重肺呼吸功能不全和肺的损伤，肺的通气和血流灌注更加减少，更进一步抑制肺表面活性物质的形成，如此形成恶性循环，使病变进行性加重。

对 NRDS 病例进行病理检查发现，肺呈暗红色，质坚实，含气量少，重量和体积改变不明显。显微镜下可见呼吸性细支气管壁、肺泡管和肺泡壁上贴附有一层均匀红染的膜状物（透明膜）。各肺叶均有不同程度肺张开不全和不张，末梢气道中有水肿液（肺水肿）。有些病例肺间质和肺泡腔出血较明显，少数还可见吸入的羊水成分（含鳞状上皮细胞和角化物质）。

第二节 呼吸功能不全时机体功能和代谢的变化

呼吸衰竭时，低氧血症和高碳酸血症可引起机体各系统代谢和功能的改变，首先是引起一系列代偿适应反应，以改善组织的供氧，调节酸碱平衡和改变组织器官的功能代谢，以适应新的内环境。在代偿不全时，则可出现严重的代谢和功能障碍。

一、酸碱平衡及电解质紊乱

外呼吸功能障碍可引起呼吸性酸中毒、代谢性酸中毒、呼吸性碱中毒，也可合并代谢性碱中毒，但临床常见的多为混合性酸碱平衡紊乱。

（一）呼吸性酸中毒

II 型呼吸衰竭时，由于 CO_2 排出受阻，可造成原发性血浆碳酸过多（呼吸性酸中毒）。此时，血液中电解质可发生以下变化：①高血钾症：急性期由于酸中毒可致细胞内 K^+ 外移；慢性期由于肾小管上皮细胞泌 H^+ 增多，$NaHCO_3$ 重吸收增多，而致排 K^+ 减少，造成血钾增高。②低氯血症：由于血浆中 Cl^- 进入红细胞与 HCO_3^- 交换，可导致低血氯及 HCO_3^- 增多。同时，肾小管产生 NH_3 增多及 $NaHCO_3$ 重吸收增多，使尿中有更多 Cl^- 以 NH_4Cl 和 $NaCl$ 形式排出，故血清 Cl^- 降低。

（二）代谢性酸中毒

由于严重缺氧使无氧酵解增加，乳酸等酸性代谢产物增多，可引起代谢性酸中毒。此外，呼吸衰竭时可能会发生功能性肾功能不全，致使肾小管排酸保碱功能降低。导致呼吸衰竭的原发疾病或病理过程，如感染、休克等均可导致代谢性酸中毒。在代谢性酸中毒时，由于 HCO_3^- 降低，可使肾排 Cl^- 减少，故当呼吸性酸中毒合并代谢性酸中毒时，血 Cl^- 可正常。

（三）呼吸性碱中毒

I 型呼吸衰竭的患者如有过度通气，血中 $PaCO_2$ 明显下降，可发生呼吸性碱中毒，此时可引起低钾血症和高氯血症。

二、呼吸系统变化

外呼吸功能障碍造成的低氧血症和高碳酸血症可进一步影响呼吸功能。当 PaO_2 降低时，可刺激颈动脉体与主动脉体化学感受器，反射性使呼吸运动增强，此反应要在 PaO_2 低于 8kPa（60mmHg）时才明显。PaO_2 为 4kPa（30mmHg）时肺通气量最大。$PaCO_2$ 升高主要作用于中枢化学感受器，使呼吸中枢兴奋，引起呼吸加深加快，以增加肺泡通气量。但当 PaO_2 低于 4kPa（30mmHg）时，缺氧对中枢的抑制作用可大于反射性的兴奋作用而使呼吸抑制；当 $PaCO_2$ 高于 10.7kPa（80mmHg）时，同样也不能使呼吸中枢兴奋，反而可抑制呼吸中枢。此时，呼吸运动主要靠动脉血低氧分压对血管化学感受器的刺激来维持。在此情况下，氧疗只能吸入 24%～30% 的氧，以免缺氧完全纠正后反而使呼吸抑制，使高碳酸血症更加重，病情更加恶化。

呼吸衰竭时的呼吸变化，多由原发疾病引起。如阻塞性通气不足，由于气流受阻，可表现为深慢呼吸。上呼吸道不全阻塞时可出现吸气性呼吸困难；下呼吸道阻塞时可发生呼气性呼吸困难。肺顺应性降低的疾病，因牵引感受器或肺毛细血管旁感受器（J 感受器）兴奋而反射性地引起呼吸浅快。中枢性呼吸衰竭或严重缺氧时，呼吸中枢兴奋性降低，可出现呼吸浅而慢、潮式呼吸、间歇呼吸、抽泣样呼吸或叹气样呼吸等呼吸节律紊乱，其中最常见者为潮式呼吸，可能由于呼吸中枢兴奋性过低而引起呼吸暂停，从而使血中 CO_2 逐渐增多，$PaCO_2$ 升高到一定程度使呼吸中枢兴奋，恢复呼吸运动，从而排出 CO_2，使 $PaCO_2$ 降低到一定程度又可导致呼吸暂停，如此形成周期性呼吸运动。

在静息时呼吸运动的耗氧量约占全身耗氧量的 1%～3%。呼吸衰竭时，如存在长时间增强的呼吸运动，使呼吸肌耗氧量增加，加上血氧供应不足，可能导致呼吸肌疲劳，使呼吸肌收缩力减弱，呼吸变浅变快。呼吸浅则肺泡通气量减少，可加重呼吸衰竭。

三、循环系统变化

低氧血症与高碳酸血症对心血管的作用相似，两者具协同作用。

（一）代偿性心率加快，心收缩力增强

一定程度的缺氧和二氧化碳潴留，可反射性地兴奋心血管中枢，使心率加快、心收缩力增强、外周血管收缩，加上呼吸运动增强使静脉回流增加，致心输出量增加。但缺氧和二氧化碳潴留对心血管的直接作用是抑制心脏活动，并使血管扩张（肺血管例外）。一般器官的血管运动通常主要受神经调节，但脑血管和冠状动脉却受局部代谢产物，如腺苷等的调节，直接扩张血管，这种血流分布的改变，有利于保证心、脑的血液供应。严重缺氧和二氧化碳潴留可直接抑制心血管运动中枢，直接抑制心脏活动和扩张血管，导致血压下降、心收缩力减弱、心律失常甚至心跳骤停等严重后果。

（二）慢性右心衰竭

慢性肺疾患时，肺循环阻力增加，肺动脉压升高，可导致右心室肥大和右心衰竭，即肺源性心脏病。其发病机制是：①肺泡缺氧和二氧化碳潴留所致血液 H^+ 浓度过高，均可引起肺小动脉痉挛，使肺动脉压升高，致右心后负荷增加，这是右心受累的主要原因；②肺小动脉长期收缩和缺氧的直接作用，可导致无肌型肺微动脉肌化，肺血管平滑肌细胞和成纤维细胞肥大增生，胶原蛋白与弹性蛋白合成增加，致肺血管壁增厚和血管硬化，管腔变窄，由此

形成持久稳定的慢性肺动脉高压；③肺部炎症或肺气肿等病变，使肺毛细血管床减少，肺小动脉壁炎性增厚或纤维化，增加肺循环阻力，导致肺动脉高压；④长期缺氧引起的代偿性红细胞增多症，使血液黏度增高，从而增加肺血流阻力，加重右心的负担；⑤呼气困难时用力呼气使胸内压升高，心脏受压，影响心脏舒张功能，或吸气困难时，用力吸气使胸内压降低，即心脏外面的负压增大，可增加右心缩的负荷，促使右心衰竭；⑥缺氧、二氧化碳潴留、酸中毒和电解质代谢紊乱，均可损害心脏，降低心肌舒缩功能。

四、中枢神经系统变化

中枢神经系统对缺氧最为敏感，随着缺氧程度的加重，可出现一系列中枢神经系统功能障碍。早期，当 PaO_2 降至 8kPa（60mmHg）时，可出现智力和视力轻度减退。在 PaO_2 迅速降至 5.33～6.67kPa（40～50mmHg）以下时，就会引起一系列神经精神症状，如头痛、欣快感、烦躁不安，逐渐发展为定向和记忆障碍、精神错乱、嗜睡，甚至昏迷。PaO_2 低于2.67kPa（20mmHg）时，几分钟就可造成神经细胞的不可逆损害。慢性呼吸衰竭病人 PaO_2 低至2.67kPa（20mmHg）神志仍可清醒；而急性呼衰病人 PaO_2 达3.53kPa（27mmHg）即可昏迷。二氧化碳潴留使 $PaCO_2$ 超过10.7kPa（80mmHg）时，可引起头痛、头晕、烦躁不安、言语不清、扑翼样震颤、精神错乱、嗜睡、昏迷、抽搐、吸呼抑制等"二氧化碳麻醉"（carbon dioxide narcosis）症状。

由呼吸衰竭引起的以中枢神经系统功能障碍为主要表现的综合征，称为肺性脑病（pulmonary encephalopathy）。Ⅱ型呼吸衰竭患者肺性脑病的发病机制为：

1. 酸中毒和缺氧对脑血管的作用　二氧化碳除对中枢有直接抑制作用外，还可直接使脑血管扩张，$PaCO_2$ 升高1.33kPa（10mmHg），使脑血流量增加50%。缺氧也使脑血管扩张。缺氧和酸中毒还能损伤血管内皮使其通透性增高，引起脑间质水肿。缺氧还可致细胞ATP生成减少，影响 Na^+ - K^+ 泵功能，使细胞内 Na^+ 及水增多，形成脑细胞水肿。脑血管扩张、充血、水肿，使颅内压升高，压迫脑血管，进一步加重脑缺氧，由此形成恶性循环，严重时可导致脑疝形成。

2. 酸中毒和缺氧对脑细胞的作用　呼衰时脑脊液的 pH 值降低，当脑脊液的 pH 值低于7.25 时，脑电波变慢，pH 值低于6.8 时脑电活动完全停止。神经细胞发生酸中毒，一方面可增加脑谷氨酸脱羧酶活性，使 γ - 氨基丁酸生成增多，导致中枢抑制；另一方面可增强磷脂酶活性，使溶酶体水解酶释放，引起神经细胞和组织的损伤。

五、肾功能变化

呼吸衰竭时肾可受累，轻者尿中出现蛋白、红细胞、白细胞及管型等，严重时可发生急性肾功能衰竭，出现少尿、氮质血症和代谢性酸中毒。此时肾结构往往并无明显改变，为功能性肾功能衰竭。其发生是由于缺氧与高碳酸血症反射性地通过交感神经使肾血管收缩，肾血流量严重减少所致。若患者合并心力衰竭、DIC 或休克，则肾的血液循环和肾功能障碍更严重。

六、胃肠结构和功能变化

严重缺氧可使胃壁血管收缩，因而降低胃黏膜的屏障作用，二氧化碳潴留可增强胃壁细胞碳酸酐酶活性，使胃酸分泌增多。故呼吸衰竭时可出现胃黏膜糜烂、坏死、出血及溃疡形成等病变。

第三节　呼吸功能不全的防治原则

一、防治原发病

做部分肺叶切除手术前，应检查病人心脏与肺的功能储备。功能储备不足者切除部分肺后可发生呼吸衰竭、肺动脉高压和肺心病。慢性阻塞性肺疾患患者，如一旦发生呼吸道感染，可诱导呼吸衰竭与右心衰，故应加强预防呼吸道感染并及时采取抗感染治疗。

二、给氧治疗

纠正低氧血症是治疗呼吸衰竭的重要措施，应尽快将 PaO_2 提高到 8kPa（60mmHg）以上。给氧的原则是：①持续低浓度低流量给氧（吸氧浓度不宜超过30%并控制流速），适合于Ⅱ型呼吸衰竭；②对Ⅰ型呼吸衰竭患者可吸入较高浓度的氧（一般不超过50%）。若患者已出现呼吸调节障碍或二氧化碳潴留，则停用高浓度氧而改用持续低浓度、低流量给氧。

三、降低 $PaCO_2$

$PaCO_2$ 增高是由肺总通气量减少所致，故应通过增加肺泡通气量才能降低 $PaCO_2$。增加肺通气的方法有：

1. 解除呼吸道阻塞　如用抗生素治疗气道炎症，用平喘药扩张支气管，用体位引流，必要时用气管插管清除分泌物。

2. 增强呼吸动力　如用呼吸中枢兴奋剂尼可刹米等，对原发于呼吸中枢抑制所致限制性通气障碍是适用的，但对一般慢性呼衰病人用中枢兴奋剂，在增加肺通气的同时也增加呼吸肌耗氧量和加重呼吸肌疲劳，反而得不偿失。

3. 人工辅助通气　以人工呼吸维持必需的肺通气量，同时也可使呼吸肌得到休息，有利呼吸肌功能的恢复。呼吸肌疲劳是Ⅱ型呼衰的重要发病因素，是由呼吸肌过度负荷引起的呼吸肌（主要是膈肌）衰竭，表现为收缩力减弱和收缩与舒张速度减慢，往往出现在 $PaCO_2$ 升高以前。

4. 补充营养　慢性呼衰病人由于呼吸困难影响进食、胃肠消化及吸收功能，常有营养不良而致体重减轻和膈肌萎缩，后者可使收缩无力，更易发生呼吸肌疲劳，故除对呼吸肌给予休息治疗外，还应补充营养以改善呼吸肌功能。

四、改善内环境及重要脏器功能

如纠正酸碱平衡与电解质紊乱，预防和治疗肺心病及肺性脑病等。

五、中医药治疗

多采用中医辨证与辨病相结合方法，在呼吸衰竭的缓解期采用宽胸理气、活血化瘀等方药具有一定临床疗效，急性期可配合西药使用。

第十五章

肝功能不全

第一节　概　述

　　肝脏是人体内最大的腺体，由肝实质细胞（肝细胞）和非实质细胞组成，肝非实质细胞包括肝星形细胞（hepatic stellate cells，HSC）又称贮脂细胞（lipocytes，fat－storing cells）、窦内皮细胞（sinusoidal endothelial cell，SEC）、Kupffer 细胞、pit 细胞等。肝脏具有分泌、排泄、合成、生物转化及免疫等多种功能，是体内单核－巨噬细胞系统的主要器官。肝脏具有很强的代偿储备功能和再生能力。较严重的各种致肝损害因素作用于肝脏，或长期、反复作用于肝脏后，一方面可引起肝脏细胞变性、坏死、纤维化及肝硬化等结构的改变，同时导致上述各项肝功能发生程度不等的障碍，患者会出现黄疸、出血、继发感染、肾功能障碍、顽固性腹水及肝性脑病等一系列临床综合征，这种综合征被称为肝功能不全（hepatic insufficiency）。肝功能衰竭（hepatic failure）是指肝功能不全的晚期阶段，临床上以肝－肾综合征和肝性脑病为主要特征。

　　肝功能不全在临床上根据病情经过可分为急性和慢性肝功能不全两种类型。

　　急性肝功能不全起病急骤（又称为暴发性肝功能衰竭）、进展快、病死率高，发病数小时后出现黄疸，很快进入昏迷状态，有明显的出血倾向并常伴发肾功能衰竭。病毒及药物等所致的急性重症肝炎是急性肝功能不全的常见病因。

　　慢性肝功能不全病程较长，进展缓慢，呈迁延性过程，临床上常因上消化道出血、感染、碱中毒、服用镇静剂等诱因的出现使病情突然恶化，进而发展为肝性脑病，严重时发生昏迷。慢性肝功能不全多见于各种类型肝硬化的失代偿期和部分肝癌的晚期，经合理、及时治疗可获得缓解。

一、肝功能不全的常见病因

（一）感染

1. 肝炎病毒（hepatitis virus）　肝炎病毒传播广泛，容易流行。我国是病毒性肝炎高发区，尤其是乙型病毒性肝炎。目前已发现七种病毒可引起肝炎或与肝脏疾病有关，即甲型肝炎病毒（HAV）、乙型肝炎病毒（HBV）、丙型肝炎病毒（HCV）、丁型肝炎病毒（HDV）、戊型肝炎病毒（HEV）、己型肝炎病毒（HFV）和庚型肝炎病毒（HGV）。其中前五种病毒已明确能引起肝炎，而己型肝炎病毒（HFV）仅在患有肝脏疾病的个体中发现，至于是否能作为肝脏疾病的病因还不清楚。肝细胞被肝炎病毒感染后，可引起机体的细胞免疫和体液免疫反应，既可以杀灭肝炎病毒，也可攻击被感染的肝细胞，造成肝细胞损伤。一般认为，T 细胞介导的细胞免疫反应是引起肝细胞损伤的主要原因。

2. 其他　除肝炎病毒外，某些细菌及阿米巴滋养体可引起肝脓肿；某些寄生虫如肝吸虫、血吸虫等可累及肝脏，造成不同程度的肝损害。

（二）药物

肝脏在药物代谢中起着十分重要的作用，大多数药物在肝内经生物转化后被排出体外。许多药物本身或其代谢产物对肝脏具有明显的毒性作用，可造成肝脏的损害和病变。应指出，临床上以正常剂量应用某一种药物时，一般不会引起肝脏损害，但两种或两种以上药物合用时，常可引起肝脏病变，甚至造成严重的后果。药物引起的肝损害一般有以下三种类型：

1. 肝细胞毒损害　许多药物可引起肝实质细胞坏死、脂肪变性，如异烟肼、氟烷、醋氨酚等造成的肝细胞坏死；而氨甲蝶呤、四环素等可引起脂肪肝，其原因可能与其抑制肝内蛋白质合成，使极低密度脂蛋白减少，肝脏分泌甘油三酯受阻有关。

2. 肝内胆汁淤积　肝细胞对胆汁的排泌有赖于胞膜运载胆盐受体、细胞内转运过程、$Na^+ - K^+ - ATP$ 酶、离子交换、细胞膜结构及功能等的正常。许多药物及其代谢产物，如氯丙嗪可对上述多个环节产生毒性作用，引起肝内胆汁淤积。可分为肝细胞 - 毛细胆管型胆汁淤积和毛细胆管型胆汁淤积。

3. 混合性肝损害　兼有肝细胞毒损害和胆汁淤积的双重特点。

（三）酒精

酒精性肝病在一些发达国家是中、青年人死亡的主要原因之一，其死亡率同恶性肿瘤、心血管系统疾病相近。在我国，随着生活水平的不断提高，酒精性肝病的发病率近年来呈上升趋势，应引起高度重视。

肝脏是酒精的主要代谢器官，进入体内的酒精被肝细胞线粒体和细胞液中的乙醇脱氢酶系统氧化为乙醛，部分酒精也可被微粒体中乙醇氧化酶系统氧化为乙醛，乙醛再经肝细胞线粒体内的乙醛脱氢酶氧化为乙酸。酒精及其衍生物均能导致肝脏损伤，尤其是乙醛对肝细胞具有很强的毒性作用，引起肝脏严重的代谢障碍和结构改建，主要表现为：影响线粒体的正常结构和功能，使三羧酸循环障碍；抑制蛋白质的合成与分泌；抑制脂酸在线粒体内的氧化，而使脂酸堆积，从而形成脂肪肝；刺激肝脏细胞外基质的合成，促进肝纤维化的形成，最终可发展为肝硬化。

（四）遗传代谢障碍

遗传代谢障碍性肝病通常是指遗传性酶缺陷所致物质代谢紊乱引起的疾病，主要表现有肝脏结构和功能的改变，常伴有其他脏器的损害。遗传代谢障碍性肝病的种类较多，按物质代谢类别可分为糖代谢病、脂类代谢病、氨基酸代谢病、金属元素代谢病、肝卟啉代谢病、胆红素代谢病及血浆蛋白酶代谢病等类型，它们能引起肝炎、脂肪肝和肝硬化。

二、肝功能不全的主要表现

（一）物质代谢障碍

肝是体内的物质代谢中心，其功能障碍首先引起体内各种物质代谢障碍。

1. 糖代谢障碍 肝脏通过调节糖原的合成与分解、糖酵解与糖异生和糖类的转化来维持血糖浓度的相对稳定。肝功能不全时，由于糖原合成障碍、糖异生能力下降及因肝细胞坏死，使肝糖原储备减少，患者空腹时易发生低血糖。另外，因糖原合成障碍，患者在饱餐后可出现持续时间较长的血糖升高，即糖耐量降低。80%以上的肝硬化患者有糖耐量降低，其发生的主要原因是：肝内糖代谢限速酶葡萄糖激酶活性降低，致使肝内糖利用发生障碍；因肝功能障碍使激素灭活减缓，血中生长激素、胰高血糖素等胰岛素对抗物维持较高浓度，使糖原的合成和糖的利用速度减慢。

2. 脂类代谢障碍 肝脏在脂类的消化、吸收、运输、分解与合成等过程中均发挥重要的作用。胆汁酸盐有助于脂类的消化与吸收。肝功能不全时，由于胆汁分泌减少引起脂类吸收障碍，患者可出现脂肪泻、厌油腻食物等临床表现。

肝脏通过合成极低密度脂蛋白和高密度脂蛋白，将其合成的甘油三酯、磷脂及胆固醇分泌入血。当肝功能障碍时，由于磷脂及脂蛋白的合成减少使肝内脂肪输出障碍而出现脂肪肝。肝脏对胆固醇的形成、酯化及排泄起重要作用，胆固醇经肝脏合成的卵磷脂–胆固醇脂酰转移酶的催化，生成胆固醇酯，从而提高胆固醇的转运能力。在肝功能不全时，因胆固醇脂化发生障碍，往往使血浆胆固醇酯/胆固醇的比值下降；同时由于肝脏将胆固醇转化为胆汁酸的能力下降，使血浆胆固醇总量升高。

3. 蛋白质代谢障碍 肝脏是合成蛋白质的主要场所，除合成它本身的结构蛋白质外，还合成多种蛋白质分泌到血浆中而发挥不同的作用。

在肝功能不全时，特别是亚急性或慢性肝功能障碍，较长时间的蛋白合成障碍可导致一系列血浆蛋白浓度的异常。如血浆白蛋白浓度的下降，出现血浆胶体渗透压的降低，导致腹水形成；由于缺少造血原料导致贫血；凝血因子合成减少，会造成出血倾向；应激时由于急性期反应蛋白的产生不足，使机体的防御功能下降。

4. 维生素代谢障碍 肝脏在维生素的吸收、储存和转化方面均起着重要的作用。脂溶性维生素的吸收需要有胆汁酸盐的协助；维生素 A、D、E、K 等主要储存在肝脏；肝脏还参与多种维生素的代谢过程（如胡萝卜素转化为维生素 A，维生素 D_3 的 C_{25} 位羟化等）。因此，维生素代谢障碍在肝功能不全时较为常见，尤其是维生素 A、K、D 的吸收、储存及转化异常，造成其体内缺乏，患者分别出现暗适应障碍（夜盲症）、出血倾向及骨质疏松等变化。

（二）激素代谢障碍

肝脏是许多激素代谢的主要场所。当肝功能不全时，必定造成内分泌功能紊乱，会出现一系列临床表现。如胰岛素是经肝脏产生的由特异性谷胱甘肽胰岛素转氢酶水解而灭活的，故肝细胞损伤，使胰岛素降解障碍，引起高胰岛素血症，从而影响糖代谢，造成低血糖及糖耐量降低。性激素主要是在肝脏灭活的，其中雄性激素在肝脏有两个主要代谢途径：①约有60%～70%的睾酮在肝脏降解后经尿排出；②睾酮经还原酶作用被还原为双氢睾酮，经芳香化酶作用转变为雌激素。因此，当肝功能不全时，性激素灭活障碍，又因外周芳香化酶活性增高，使雄激素向雌激素转化增多，从而导致体内雌激素水平明显升高。此时，女性患者可出现月经失调、闭经、不孕等；男性患者常有性欲减退、睾丸萎缩、乳房发育等表现。另外，雌激素过多引起小动脉扩张，患者可出现蜘蛛痣、肝掌。肝功能障碍使醛固酮及抗利尿激素灭活减弱，促使钠水潴留，对腹水的形成及加重起重要的作用。

（三）胆红素及胆汁代谢障碍

肝脏是处理胆红素的主要器官，同时肝细胞不断生成和分泌胆汁进入肠道。肝功能不全时，可引起高胆红素血症和肝内胆汁淤积。

1. 高胆红素血症（hyperbilirubinemia）　胆红素是一种脂溶性的有毒物质，对脂溶性物质有很强的亲和力，容易透过细胞膜对细胞造成损伤，尤其对富含脂类物质的神经组织危害更大，可严重干扰神经系统的功能。肝脏对胆红素具有强大的处理能力，不仅表现在它有很强的摄取和经胆汁排出的能力，还体现在其具有将非葡萄糖醛酸胆红素与葡萄糖醛酸或硫酸等结合的能力，从而降低胆红素的脂溶性。肝功能不全时，肝细胞对胆红素的摄取、酯化及排泄功能发生障碍，其中排泄障碍最为突出，出现高胆红素血症，血中以酯性胆红素增多为主，患者常伴有皮肤、黏膜及内脏器官等黄染的临床表现，称为黄疸（jaundice）（详见"黄疸"）。

2. 肝内胆汁淤积（intrahepatic cholestasis）　肝内胆汁淤积是指肝细胞对胆汁酸的摄取、转运和排泄功能障碍，以致胆汁成分（胆盐和胆红素）淤积肝内并反流入血，临床上常有黄疸、瘙痒等表现。由于胆汁分泌减少，使小肠内胆盐浓度下降，可引起脂肪和脂溶性维生素吸收不良；进入肠腔具有抑制肠菌的胆汁减少，肠菌繁殖加快，使肠源性内毒素的吸收增多，发生内毒素血症等变化。肝内胆汁淤积的发生与肝细胞对胆汁酸的摄取，胆汁在肝细胞内的转运，胆小管的通透性，胆小管内微胶粒的形成等多个胆汁代谢环节的功能障碍有关。

（四）凝血功能障碍

因肝病引起的凝血功能障碍十分常见，临床上常表现为自发性出血，如鼻衄、皮下出血等。其发生原因可能与以下因素有关。

1. 凝血因子合成下降　绝大多数凝血因子是在肝脏合成的，如 I、II、VII、IX、X、XI、VIII，其中 II、VII、IX、X 为维生素 K 依赖性凝血因子。当肝功能不全时，因维生素 K 的吸收、储存障碍使维生素 K 依赖的凝血因子明显减少。

2. 抗凝血因子减少　血管内壁上存在两种抗凝血酶的主要机制，即以蛋白 C 为主体的蛋白酶类凝血抑制机制和以抗凝血酶 - III 为首的蛋白酶抑制物类抑制机制。蛋白 C、凝血酶 - III 等抗凝血因子主要在肝脏合成，肝功能障碍可使这些抗凝物质明显减少，导致凝血与抗凝血平衡失调。因此，急性肝功能衰竭和少数失代偿性肝硬化时，易发生 DIC。

3. 纤溶蛋白溶解功能异常　肝病病人纤溶亢进发生机制可能是由于 α_2 抗纤溶酶生成减

少及肝脏作为单核吞噬细胞系统，清除纤溶酶原激活物的功能减退所致。

4. 血小板数量及功能异常　临床上许多肝功能不全患者血小板数目明显减少，同时常伴有血小板功能障碍。其发生机制较为复杂，一般认为血小板减少的主要原因是骨髓抑制使其生成减少；脾功能亢进使其破坏加快；发生出血使其消耗过多。血小板功能异常主要表现为释放障碍、聚集性缺陷和收缩不良。

（五）生物转化功能障碍

体内生物活性物质（激素、神经递质等）生成与灭活的动态平衡，以及对代谢中生成或进入体内的毒性物质（代谢产物、肠源性毒素、药物等）的及时清除，是维持机体自稳态的重要机制。这些物质在排出体外之前，常需要对其进行生物转化，使它们转变为无毒或毒性小而溶解度较高的水溶性物质，以便于从胆汁或尿中排出体外。肝脏是体内生物转化过程的主要场所。肝功能不全时，由于其生物转化功能障碍，可造成上述物质在体内蓄积，从而影响机体的正常生理功能，如对胆红素的转化障碍会出现黄疸；若从肠道吸收的氨、胺类、γ-氨基丁酸等毒性代谢产物不能在肝脏进行生物转化而蓄积于体内，可引起中枢神经系统功能障碍，甚至发生肝性脑病；许多药物是在肝脏代谢的，因此肝病患者血中药物的半衰期会延长，易发生药物中毒。

（六）免疫功能障碍

肝脏具有重要的细胞和体液免疫功能，尤其作为消化系统的第二道防线，可清除经肠道进入体内的细菌、内毒素等有害物质，从而维持机体的内环境稳定。当肝功能不全时，由于Kupffer细胞功能障碍及补体（complement，C）水平下降，故常常伴有免疫功能低下，易发生肠道细菌移位、内毒素血症及感染等。

（七）水、电解质及酸碱平衡紊乱

1. 水肿　严重肝功能不全患者常有体液的异常积聚，被称为肝性水肿（hepatic edema）。早期主要表现为腹水形成，随着病情的进一步加重，可出现尿量减少，下肢浮肿。肝性水肿的发生机制主要与下列因素有关：①假小叶形成使肝静脉回流受阻，肝血窦内压升高，导致门脉系统淤血，使组织间液生成增多，当超过淋巴回流的代偿能力时，组织间液便从肝脏浆膜及肠道浆膜表面渗入腹腔形成腹水；②低蛋白血症使血浆胶体渗透压下降，导致组织液的生成增多；③醛固酮和抗利尿激素增多，可引起钠水潴留；④若肝功不全患者一旦形成肝肾综合征，会加重钠水潴留。

2. 低钠血症　肝功能不全时虽然伴有高醛固酮血症，但低钠血症仍较常见，往往是病情危重的表现，若血钠浓度低于125mmol/L，则提示预后不良。其发生原因可能如下：长期进限盐饮食，钠摄入不足；抗利尿激素活性增加使肾小管及集合管对水重吸收增多；长期使用利尿药或大量放腹水导致钠丢失过多。

3. 低钾血症　重症肝功能不全患者易发生低钾血症，主要是由于食欲不振、厌食等导致钾摄入不足及因醛固酮增多，经尿排钾增加所引起的。血钾降低，使细胞外氢离子进入细胞内，引起假性代谢性碱中毒，从而促进氨在肠道的吸收，可诱发或加重肝性脑病。

4. 碱中毒　肝功能不全时可发生各种酸碱平衡紊乱，其中最常见的是呼吸性碱中毒，其次是代谢性碱中毒。肝功能不全时常合并低氧血症、贫血及高氨血症，这些因素均可导致过度换气，从而引起呼吸性碱中毒。代谢性碱中毒发生的原因主要与尿素合成障碍使血氨升高，以及利尿药应用不当、低钾血症没有得到及时纠正等医源性因素有关。

（八）器官功能障碍

肝功能不全时，除引起上述复杂的多种代谢紊乱外，还常伴有全身各系统功能障碍的症状，其中中枢神经系统（肝性脑病，详见本章第二节）和泌尿系统（肝肾综合征，详见本章第三节）的并发症最严重，成为肝功能衰竭的临床指征。

第二节　肝性脑病

一、肝性脑病的概念、分类与分期

（一）概念

肝性脑病（hepatic encephalopathy）是由于严重急性或慢性肝功能不全，使大量中枢神经毒性代谢产物在体内聚集，经血液循环入脑，引起严重的中枢神经功能障碍，临床上出现以意识障碍为主的一系列神经精神症状，最终出现昏迷。这种继发于严重肝病的神经精神综合征，称为肝性脑病。

（二）分类

按毒性物质的来源将肝性脑病分为两大类，即内源性肝性脑病和外源性肝性脑病，两者之间的区别见表15－1。

表15－1　　　　　内源性和外源性肝性脑病的区别

特征	内源性肝性脑病	外源性肝性脑病
常见病因	暴发性肝损伤	有门－体分流的肝硬化
病情经过	多为急性	慢性复发性
毒物入血途径	毒物入肝不能有效地被清除	未经肝脏处理经分流入体循环
诱因	无明显诱因	多数能找到明显诱因
预后	极差	稍好，可复发

（三）分期

临床上根据肝性脑病的主要症状，即意识障碍程度、神经系统症状和脑电图的变化，将肝性脑病分为四期，各期的主要特点见表15－2。

表 15 - 2 肝性脑病各期特点

各期名称	精神症状	神经症状	脑电图
一期（前驱期）	性格改变：抑郁或欣快 行为改变：无意识动作 睡眠时间：昼夜颠倒	扑翼样震颤（+） 病理反射（-） 生理反射（+）	对称性 θ 慢波 （每秒 4 ~ 7 次）
二期（昏迷前期）	一期症状加重，对时间、 地点、人的概念混乱， 语言、书写障碍	扑翼样震颤（+） 病理反射（-）生理反射（+） 肌张力增强	同上
三期（昏睡期）	终日昏睡但可唤醒 语无伦次 明显精神错乱	扑翼样震颤（+） 病理反射（-）生理反射（+） 肌张力明显增强	同上
四期（昏迷期）	完全昏迷 一切反应消失 可有阵发性抽搐	扑翼样震颤（-） 生理反射（-） 病理反射（±）	极慢 δ 波 （每秒 1.5 ~ 3 次）

二、肝性脑病的发病机制

普遍认为，严重肝功能障碍和门 - 体静脉之间有侧支循环形成和/或手术分流是发生肝性脑病的病理生理基础。由于肝功能衰竭，尤其是暴发性病毒性肝炎或中毒性肝炎引起大面积肝细胞坏死所致的肝性脑病，因大量肝细胞死亡，残存肝细胞不能代偿而致代谢失衡或代谢毒物不能有效地被清除，导致中枢神经系统的功能紊乱。另外，门 - 体静脉之间存在分流。从肠道吸收入门脉系统的中枢神经毒性物质，通过分流绕过肝脏进入体循环血流而入脑，引起大脑功能障碍。肝性脑病时体内的功能、代谢紊乱是多方面的，肝性脑病的发生也是多种因素综合作用的结果，其发病机制迄今尚未完全明了，目前提出多种学说解释肝性脑病的发病机制，现简述如下。

（一）氨中毒学说

临床上 60% ~ 80% 的肝硬化和肝性脑病患者可检测到血氨增高，经降血氨治疗后，其肝性脑病的症状明显得到缓解，表明血氨增高对肝性脑病的发生发展起十分重要的作用。正常人体内氨的生成和清除保持着动态平衡。严重肝脏疾病时，由于氨的生成增多而清除不足，引起血氨增高及氨中毒（ammonia）。增多的血氨可通过血脑屏障进入脑内，干扰脑细胞的代谢功能，导致肝性脑病。

1. 血氨增高的原因 血氨增高主要是由于氨生成过多或清除不足所致，其中肝脏清除血氨功能发生障碍是血氨明显增高的重要原因。

（1）血氨清除不足：肝内鸟氨酸循环合成尿素是机体清除氨的主要代谢途径，每生成 1mol 尿素能清除 2mol 的氨，消耗 3mol 的 ATP（见图 15 - 1）。肝功能严重障碍时，由于肝细胞的能量代谢障碍，供给鸟氨酸循环的 ATP 不足，催化鸟氨酸循环的有关酶的活性降低，鸟氨酸循环所需底物的严重缺乏，以及肠道吸收的氨经门 - 体分流直接进入体循环等多个环节共同作用，使血氨清除发生障碍，成为血氨增高的重要机制。

（2）血氨生成增多：肝功能障碍时，许多因素可引起血氨生成增多，其中以肠道产氨

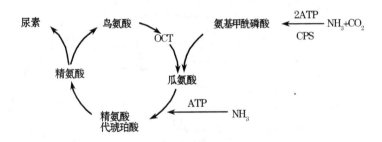

图 15 - 1　肝脏合成尿素的鸟氨酸循环

OCT：鸟氨酸氨基甲酰转移酶

CPS：氨基甲酰磷酸合成酶

增多为主。肝硬化时由于门脉高压，使肠黏膜淤血、水肿，或由于胆汁分泌减少，食物的消化、吸收和排空均发生障碍；同时因胆汁分泌减少使胆汁酸盐的抑菌作用降低，造成细菌繁殖旺盛。肠菌分泌的氨基酸氧化酶和尿素酶增多，作用于肠道积存的蛋白质及尿素，使氨的产生明显增多，特别是在高蛋白饮食或上消化道出血后更是如此。此外，慢性肝病晚期，常伴有肾功能减退，血液中的尿素等非蛋白氮含量高于正常，经肠壁弥散入肠腔内的尿素显著增加，经肠菌分解使产氨增多。此外，临床上肝性脑病患者，可出现躁动不安、震颤等肌肉活动增强的症状，因此肌肉中的腺苷酸分解代谢增强，也是血氨产生增多的原因之一。

除了上述因素影响血氨的水平外，肠道和尿液中 pH 值的变化也是导致血氨增高的重要原因之一。当尿液中的 pH 值偏低时，则进入肾小管腔内的 NH_3 与 H^+ 结合以 NH_4^+ 盐的形式随尿排除体外。由于肝功能障碍时常常伴有呼吸性碱中毒，使肾小管上皮向管腔分泌的 H^+ 减少，这样，随尿排出 NH_4^+ 的量明显降低，而肾小管上皮 NH_3 弥散入血增多。肠道中 NH_3 的吸收也与肠道中 pH 值的高低有关。当肠道中的 pH 值较低时，NH_3 与 H^+ 结合成不易被吸收的 NH_4^+ 随粪便排出体外。根据这一特性，临床上常给患者口服不被小肠双糖酶水解的乳果糖，在肠腔内被细菌分解为乳酸和醋酸，酸化肠道，从而减少氨的吸收。

2. 氨对脑的毒性作用

（1）干扰脑细胞的能量代谢：氨主要干扰脑细胞的葡萄糖生物氧化过程，可能包括以下几个环节：氨可抑制丙酮酸脱羧酶的活性，使乙酰辅酶 A 生成减少，从而影响三羧酸循环的正常进行；氨与三羧酸循环的中间代谢产物 α-酮戊二酸结合，生成谷氨酸，同时又使还原型辅酶Ⅰ（NADH）转变为 NAD^+，因而消耗了大量 α-酮戊二酸和还原型辅酶Ⅰ（NADH），造成 ATP 产生不足；氨与谷氨酸结合生成谷氨酰胺的过程中又消耗了大量的 ATP（见图 15-2）。

（2）脑内兴奋与抑制神经递质平衡紊乱：大量实验证实，血氨增高在引起脑能量代谢障碍的同时也引起脑内谷氨酸、乙酰胆碱等兴奋性神经递质减少，而谷氨酰胺、γ-氨基丁酸等抑制性神经递质增多，从而造成中枢神经系统功能障碍（见图 14-2）。

（3）对神经细胞膜有抑制作用：有学者认为，血氨增高可能通过以下两个环节影响脑神经细胞膜的功能：① NH_3 干扰神经细胞膜上的 $Na^+ - K^+ - ATP$ 酶的活性，使复极后膜的

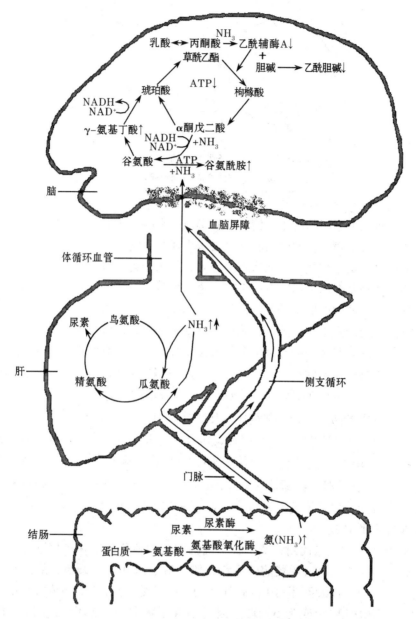

图 15 - 2　血氨增高引起肝性脑病的机制

离子转运障碍，导致膜电位改变和兴奋性异常；②NH₃ 与 K⁺ 有竞争作用，以致影响 Na⁺、K⁺ 在神经细胞膜上的正常分布，从而干扰神经传导活动。

（二）假性神经递质学说

　　氨中毒在肝性脑病发生中的作用还存在许多难以解释的事实，如约有 20% 肝昏迷患者血氨是正常的；暴发性肝炎病人血氨水平与临床表现无相关性，降氨疗法无效等。为此，有学者认为发生严重肝病时，假性神经递质在脑干网状结构中堆积，使神经冲动的传递发生障碍，引起神经系统的功能障碍。

1. 假性神经递质的形成过程 食物中的芳香族氨基酸如苯丙氨酸及酪氨酸，在肠道细菌氨基酸脱羧酶的作用下分别生成苯乙胺和酪胺，吸收入肝，经单胺氧化酶分解。严重肝功能障碍时，由于肝细胞单胺氧化酶的活性降低，这些胺类不能有效地被分解，而进入体循环，和/或经门-体分流直接进入体循环，并通过血脑屏障进入脑组织。苯乙胺和酪胺在脑细胞非特异性 β-羟化酶的作用下，经羟化分别生成苯乙醇胺（phenylethanolamine）和羟苯乙醇胺（octopamine），这两种物质的化学结构与脑干网状结构中的真正神经递质去甲肾上腺素和多巴胺极为相似（见图 15-3），但生理作用却远较去甲肾上腺素和多巴胺弱，因此，将苯乙醇胺和羟苯乙醇胺称为假性神经递质（false neurotransmitter）。

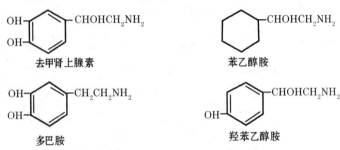

图 15-3 正常及假性神经递质的结构

2. 假性神经递质的致病作用 去甲肾上腺素和多巴胺是脑干网状结构中上行激活系统的重要神经递质，对维持大脑皮质的兴奋性，即机体处于清醒状态起着十分重要的作用。当脑干网状结构中假性神经递质增多时，则竞争性地取代上述两种正常神经递质而被神经元摄取、储存、释放，但其释放后的生理作用较正常神经递质弱得多，从而导致网状结构上行激活系统的功能障碍，使机体处于昏睡乃至昏迷状态。脑内的多巴胺主要由黑质产生，是调节肢体精细运动的椎体外系的主要神经递质。当假性神经递质取代多巴胺时，肢体运动发生协调性障碍，出现扑翼性震颤（见图 15-4）。外周交感神经末梢递质的去甲肾上腺素被取代时，可引起小动脉扩张，外周阻力降低，使肾脏特别是肾皮质血流量减少，导致功能性肾功能不全（见第三节）。

（三）氨基酸失衡学说

1. 氨基酸失衡的原因 正常情况下，血浆中支链氨基酸（branched-chain amino acids，BCAA）（缬氨酸、亮氨酸、异亮氨酸等）与芳香族氨基酸（aromatic amino acids，AAA）（苯丙氨酸、酪氨酸、色氨酸等）的比值接近 3~3.5。肝功能障碍时，两者比值可降至 0.6~1.2，其主要原因是肝功能障碍或有门-体分流时肝脏对胰岛素和胰高血糖素的灭活减弱导致两种激素含量升高，但以胰高血糖素升高更为显著，故胰岛素与胰高血糖素的比值下降，使机体（肌肉和肝脏）分解代谢增强，大量芳香族氨基酸释放入血，而肝脏对其分解能力降低，致使血浆中芳香族氨基酸含量增高。另外，胰岛素可促进肌肉和脂肪组织对支链氨基酸的摄取和利用，使血浆中支链氨基酸含量下降。

2. 芳香族氨基酸增多的毒性作用 芳香族氨基酸和支链氨基酸均为电中性氨基酸，两

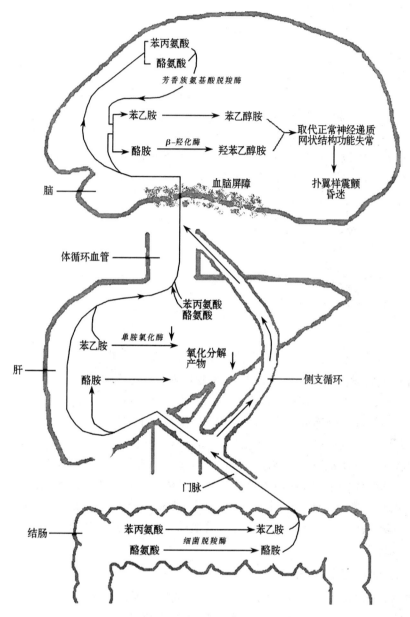

图 15－4　假性神经递质的来源与引起肝性脑病的机制

者借助同一种载体通过血脑屏障。当血浆中 BCAA/AAA 比值下降时，则 AAA 竞争性进入脑组织增多，其中以苯丙氨酸、酪氨酸、色氨酸增多为主。苯丙氨酸、酪氨酸在脑内经脱羧酶和 β－羟化酶的作用下，分别生成苯乙醇胺和羟苯乙醇胺，造成脑内这些假性神经递质明显增多，从而干扰正常神经递质的功能。进入脑内的色氨酸在羟化酶和脱羧酶的作用下，生成大量的 5－羟色胺（5－HT）。5－HT 是中枢神经系统中重要的抑制性神经递质，能抑制酪氨酸转变为多巴胺；同时 5－HT 也可作为假性神经递质被肾上腺素能神经元摄取、储存、释放，从而干扰脑细胞的功能。

如此可见，氨基酸失衡学说，实际上是假性神经递质学说的补充和发展。

（四）γ-氨基丁酸学说

1. γ-氨基丁酸增高的原因 血中 γ-氨基丁酸（γ-aminobutyric acid，GABA）主要来源于肠道，由谷氨酸经肠道细菌脱羧酶催化形成，被肠壁吸收经门静脉入肝，被肝脏摄取、清除。肝功能障碍时，肝脏对 GABA 的清除能力下降，导致血中 GABA 含量增加，同时严重肝功能障碍所致的内环境紊乱使血脑屏障对 GABA 的通透性明显增高，致使进入脑内的 GABA 增多。

2. GABA 的受体增多 发生肝性脑病时，不仅有 GABA 水平升高，中枢神经系统中的 GABA 受体也发生变化。有学者在对发生肝性脑病的动物及死于肝性脑病的病人脑突触后 GABA 受体的研究中发现，GABA 受体结合位点的亲和力不变，但受体的数量明显增加。

3. GABA 毒性作用 GABA 是中枢神经系统中的主要抑制性神经递质，与突触后神经元的特异性受体结合。突触后神经膜表面上的 GABA 受体是由超分子复合物组成的，包括 GABA 受体、苯二氮䓬（benzediazepine，BZ）受体、巴比妥类受体和氯离子转运通道（见图 15-5）。三种受体的配体，即 GABA、BZ（如安定）、巴比妥类与相应的受体结合时，引起氯离子通道开放，增加氯离子内流，从而发挥其生物学效应。三种配体彼此有协同性非竞争性结合位点，已证实 GABA 可引起 BZ 和巴比妥类药物的催眠作用，而安定和巴比妥类药物则能增强 GABA 的效应，由此可以解释临床上应用安定和巴比妥类药能诱发肝性脑病的原因。当脑内 GABA 增多时，与突触后神经元的特异性 GABA 受体结合，引起氯离子通道开放，氯离子进入神经细胞内增多，使神经细胞膜的静息电位处于超极化状态，从而引起突触后的抑制作用，产生肝性脑病。

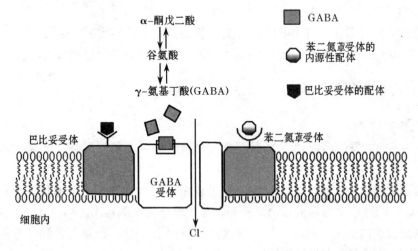

图 15-5 突触后膜 GABA 氯离子复合体

除上述因素在肝性脑病发病中起重要作用外，许多蛋白质和脂肪的代谢产物如硫醇、短链脂肪酸、酚等对肝性脑病的发生、发展也有一定作用。总之，目前还没有一种机制能完满地解释临床上所有肝性脑病的发生机制，可能是多种毒物共同作用的结果，其确切机制有待于进一步研究。

三、肝性脑病的诱发因素

凡能增加体内中枢毒性物质生成和/或加重脑代谢、功能障碍的因素，都可成为肝性脑病的诱发因素。

1. 消化道出血　肝硬化患者由于食管下端和胃底部静脉曲张，最易发生食道曲张静脉破裂，引起上消化道出血，也是肝性脑病的重要诱因。上消化道大出血时除有大量血液吐出外，会有很多血液流入胃肠道。每100ml血含有15～20g蛋白质，故消化道出血可导致血氨及其他有毒物质明显增高；加之出血造成低血容量、低血压、低血氧，可加重肝脏损害和脑功能障碍，从而诱发肝性脑病。

2. 碱中毒　肝功能不全时，体内易发生呼吸性和代谢性碱中毒，碱中毒可促进氨的生成与吸收，引起血氨增高，诱发肝性脑病。

3. 感染　肝功能不全时，由于肝脏巨噬细胞功能减弱，常常伴发严重感染及内毒素血症，如自发性细菌性腹膜炎、败血症以及各系统细菌感染等。严重感染诱发肝性脑病的主要原因为：细菌及其毒素加重肝实质损伤；体内分解代谢增强导致产氨增多及血浆氨基酸失衡。

4. 肾功能障碍　肝功能不全晚期常伴发肝肾综合征，一旦发生，则使经肾脏排出的尿素等毒性物质减少，导致血中有毒物质增多，诱发肝性脑病。

5. 高蛋白饮食　肝功能不全时，尤其是伴有门－体分流的慢性肝病患者，肠道对蛋白质的消化吸收功能降低，若一次摄入较多蛋白质食物，蛋白被肠道细菌分解，产生大量氨及有毒物质，吸收入血增多，从而诱发肝性脑病。

6. 镇静剂　如前所述，安定及巴比妥类镇静药是突出后神经膜表面上受体超分子复合物的配基，应用此类药能增强GABA的抑制效应，促进或加重肝性脑病的发生。

四、肝性脑病的防治原则

（一）消除诱因

慢性肝性脑病的发生多有诱发因素，清除和预防诱因是防治肝性脑病易行而有效的措施。

1. 防治消化道出血　避免进食粗糙、坚锐或刺激性食物，预防上消化道出血，一旦出血应及时止血，同时给予泻药或行清洁灌肠，使积血迅速全部排出。

2. 控制蛋白质的摄入　控制与调整饮食中的蛋白质含量，是减少肠源性毒性物质产生的重要措施，昏迷时需进无蛋白流质饮食。

3. 纠正碱中毒　由于碱中毒可促进氨的生成与吸收，因此，临床上对肝功能不全患者要经常检测体内酸碱度的变化，一旦出现碱中毒，应及时纠正，避免诱发肝性脑病。

4. 防治便秘　以减少肠道有毒物质吸收入血。

（二）针对肝性脑病发病机制的治疗

1. 降低血氨 ①应用肠道不吸收或很少吸收的抗生素，以抑制肠道菌群繁殖；②采用口服乳果糖来酸化肠道，以减少肠道产氨并有利于铵盐随粪便排出体外；③应用谷氨酸和精氨酸降低血氨浓度。

2. 应用左旋多巴 左旋多巴能透过血脑屏障进入脑内，经脱羧酶作用生成多巴胺，取代假性神经递质，使神经系统功能恢复正常。

3. 支链氨基酸 口服或肌注以支链氨基酸为主的氨基酸混合液，纠正氨基酸失衡。

4. 应用苯二氮䓬受体拮抗剂 此类药物可阻断 GABA 的毒性作用。

第三节 肝肾综合征

一、肝肾综合征的概念及分类

严重急、慢性肝功不全患者，在缺乏其他已知肾功能衰竭病因的临床、实验室及形态学证据情况下，可发生一种原因不明的肾功能衰竭。表现为少尿、无尿、氮质血症等，将这种继发于严重肝功能障碍的肾功能衰竭称为肝肾综合征（hepatorenal syndrome）。肝肾综合征是肝功能不全独特的综合征，亦是一种极为严重的并发症，其发生率较高。

根据肾损害和功能障碍的特点将肝肾综合征分为功能性肝肾综合征（functional hepatorenal syndrome）和器质性肝肾综合征（parenchymal hepatorenal syndrome）。功能性肝肾综合征以严重的肾脏低灌流为特征，临床表现为少尿、低钠尿、高渗透压尿、氮质血症等。肾脏仍保留一些浓缩功能，尿几乎不含钠是其特点。一旦肾灌流量恢复，则肾功能迅速恢复。若功能性肝肾综合征得不到及时治疗或病情进一步发展，可发生器质性肝肾综合征，其主要病理变化是肾小管坏死，发生机制可能与内毒素血症有关。

二、肝肾综合征的发生机制

肝肾综合征的发病机制较为复杂，随着近年来对肝功能不全的研究进展，逐渐揭示了门脉高压、腹水、消化道出血、感染及血管活性物质平衡紊乱等在肝肾综合征的发病中起着重要的作用。

（一）有效循环血量减少

严重肝功能不全患者，常合并门脉高压、腹水、消化道出血、感染等，使有效循环血量下降，肾灌注量减少，肾小球毛细血管血压降低，导致肾小球有效滤过压减小而发生少尿。

（二）血管活性物质的作用

肝功能不全时，由于有效血容量减少，使平均动脉压降低，导致肾血流减少，其结果是引起血管活性物质的变化，作用于肾血管使肾血流发生重新分布，即皮质肾单位的血流明显减少，而较大量的血流转入近髓肾单位，最终造成肾小球滤过率下降，肾小管对钠、水的重吸收增加。这可能是发生功能性肝肾综合征的重要原因。

1. 交感神经系统活动增强 肝功能不全时，由于有效血容量减少，反射性使交感神经系统兴奋，由此可继发肾交感神经活动增强。交感神经系统活动增强不仅造成肾灌流减少使肾小球滤过率降低，同时引起肾内血流重分配使肾小球滤过分数增加，导致近曲小管对钠、水的重吸收增多；而肾交感神经的活化，会造成肾血流减少及肾血流的重新分布，进一步加重钠、水潴留。

2. 肾素－血管紧张素－醛固酮系统活性增强 有效血容量下降、肾血流减少及交感神经兴奋等均可激活肾素－血管紧张素－醛固酮系统，使醛固酮分泌增多，加之肝功能障碍对醛固酮的灭活减少，而加重醛固酮在体内蓄积。Ang Ⅱ增高促进肾血管收缩，肾小球滤过率降低；高醛固酮血症则促进钠、水潴留。

3. 激肽释放酶－激肽系统活性降低 激肽原经激肽释放酶水解为缓激肽，缓激肽具有明显的拮抗 Ang Ⅱ 对肾血管的收缩作用。由于肝功能不全时激肽释放酶的生成减少，使肾内缓激肽及其他激肽类等肾内扩血管物质相对缺乏，成为使缩血管物质效应明显增强的另一因素。

4. 前列腺素类与血栓素 A_2 平衡失调 肾脏是产生前列腺素类物质（prostaglandins，PGs）的主要器官，其代谢产物 PGE_2 和前列环素 I_2（prostacyclin I_2，PGI_2）具有强烈的扩血管作用，并可使血小板解聚。血栓素 A_2（thromboxane A_2，TXA_2）主要在血小板内合成，具有强烈的缩血管作用及促使血小板聚集的作用。正常情况下，PGs 及 TXA_2 的产生和释放处于动态平衡，以维持血管张力和血小板的功能。当肝功能不全时，肾缺血使肾脏合成 PGs减少；而血小板易发生聚集反应，释放 TXA_2增多，导致肾内缩血管因素占优势，使肾血管收缩，加重肾缺血。

5. 假性神经递质蓄积 当严重肝功能不全时，会有假性神经递质在外周神经系统蓄积，并取代外周神经末梢的正常神经递质——去甲肾上腺素，引起皮肤、肌肉等组织内的小动脉扩张，从而加重肾缺血，诱发肝肾综合征。

6. 内毒素血症 发生肝功能性障碍时，因肝脏清除内毒素功能障碍而发生内毒素血症，内毒素血症在功能性和器质性肝肾综合征的发生发展中起重要的作用。其作用机制可能是：内毒素使交感神经兴奋，儿茶酚胺释放增加，肾动脉发生强烈收缩，导致肾缺血；内毒素损伤血管内皮细胞并促进血小板释放凝血因子，造成肾微血管内凝血，引起肾功能障碍及肾小管坏死等。

三、肝肾综合征的防治原则

（一）改善肾血流

1. 应用扩血管药物 山莨菪碱（654－2）具有拮抗儿茶酚胺，抑制 TXA_2合成的作用，所以应用此药可使肾血管扩张，改善肾血流，增加肾小球滤过率。酚妥拉明为 α 受体阻断剂，可使肾血管扩张，同时还能降低门静脉压力，改善微循环，增加肾血流。

2. 应用抑制肾素分泌药 卡托普利是血管紧张素 Ⅰ 转化酶抑制剂，不仅可使 Ang Ⅱ 生成减少，还可反馈性地降低肾素水平，使肾血管阻力降低。

3. 应用八肽升压素 该药能激活血管舒缓素及激肽系统，抑制内皮因子释放，改善肾内血液分流，从而增加肾小球滤过率。

4. 抗内毒素治疗 口服乳果糖可以预防或减轻肠源性内毒素血症，其作用原理为乳果糖能酸化肠道，减少和改变肠内菌群，从而降低可被吸收的内毒素的量，也有人认为它具有直接的抗内毒素作用。大量的试验研究和临床观察证实，应用大黄、丹参等中药防治内毒素血症具有一定的优势。

（二）肾功能障碍的治疗

积极纠正水、电解质和酸碱平衡紊乱。当有氮质血症、高钾血症和酸中毒发生时，通常以高热量、高维生素、低盐、高糖饮食为宜，严格控制蛋白质摄入量。病情严重者应用人工透析治疗。

第十六章　肾功能不全

第一节　急性肾功能不全

急性肾功能不全（acute renal insufficiency，ARI）是指各种原因引起双侧肾脏在短期内（数小时或数天）泌尿功能急剧下降，以致机体内环境发生严重紊乱的病理过程。患者常常出现少尿、无尿、氮质血症、高钾血症和代谢性酸中毒。部分 ARI 的患者尿量不少，称为非少尿型急性肾功能不全。ARI 患者病情重，病死率高。近年来，虽较 20 世纪 40 年代的病死率（90%）有所下降，但仍占 60% ~ 70%。部分 ARI 患者，如处理恰当，可完全康复。

一、急性肾功能不全的病因和分类

引起急性肾功能不全的原因多种多样，一般根据解剖部位和发病环节分为肾前性、肾性、肾后性三类。

（一）肾前性急性肾功能不全

肾前性急性肾功能不全（acute prerenal insufficiency），由肾脏血液灌流量急剧减少所引起，常见于失血、失液（脱水）、烧伤、感染、急性心力衰竭等各种原因所引起的休克早期。

休克早期肾血液灌流量减少是由于：①有效循环血量的减少和血压降低可直接导致肾血流量减少；②交感 - 肾上腺髓质系统兴奋，血中儿茶酚胺含量增多，肾血管收缩；③肾素 - 血管紧张素分泌增多。肾血液灌流量减少的结果是肾小球有效滤过压（肾小球毛细血管血压减血浆胶体渗透压与囊内压之和）与肾小球滤过率（GFR）即单位时间（每分钟）内两肾生成的超滤液量急剧减少。休克早期，肾小管的功能尚属正常，对钠、水重吸收增多。肾小管重吸收增多加之 GFR 减少，因而尿量显著减少。

肾前性 ARI 由于肾脏缺血时间不久，肾实质尚无器质性病变，尿沉渣检查除可见少数透明管型外，无其他病理性成分，因而是一种"功能性急性肾功能不全"。若能及时恢复肾脏血液灌流，肾功能即可恢复正常。但持续肾缺血时间过久，则导致肾小管坏死而引起器质性的肾性 ARI。

（二）肾后性急性肾功能不全

肾后性急性肾功能不全（acute postrenal insufficiency）多系尿路（从肾盏到尿道口）梗阻所致。引起尿路梗阻的原因有：①结石、血块、肿瘤或坏死组织引起的输尿管内梗阻；②

肿瘤压迫、粘连及纤维化病变引起的输尿管外梗阻；③前列腺肥大、盆腔肿瘤等引起的下尿路梗阻等。尿路梗阻的后果是梗阻上方的压力升高，导致肾盂积水使肾实质受压。肾小囊内压增高致肾小球有效滤过压降低而引起 GFR 降低，导致少尿，因而也可发生氮质血症和代谢性酸中毒。但在梗阻的早期，肾实质多无器质性损害，因而只要及时解除梗阻，泌尿功能和内环境即可恢复正常。因此，对这类病人应及早明确诊断，予以适当处理。否则，梗阻持续过久，肾实质也将因受挤压而遭破坏。

（三）肾性急性肾功能不全

肾性急性肾功能不全（acute intrarenal insufficiency，ARI）是由肾脏的器质性病变所引起的，临床最为多见，也较严重。多由下述病因引起：

1. 肾小球、肾间质和肾血管疾病　如急性肾小球肾炎、狼疮性肾炎、恶性高血压等可引起急性弥漫性肾小球损害；急性肾盂肾炎可引起肾间质损害；两侧肾动脉血栓形成或栓塞可使大量肾单位血液供应断绝等，都能导致 ARI。

2. 急性肾小管坏死　急性肾小管坏死（acute tubular necrosis，ATN）是临床上引起 ARI 的最常见、也是最重要的原因，约占肾性急性肾功能不全的 80% 左右。引起 ATN 的因素主要有以下两类：

（1）持续的肾缺血和再灌注损伤：各种原因引起的休克如在早期未能得到及时抢救，而使肾缺血持续时间过久，就可引起肾小管坏死，而休克复苏后的再灌注损伤，也是引起急性肾小管坏死的重要原因。

（2）肾毒物：重金属（汞、铅、锑、铋、铜等）、药物（磺胺、先锋霉素、两性霉素 B、多黏菌素 B、庆大霉素、卡那霉素、新霉素等）、有机毒物（四氯化碳、四氯乙烯、氯仿、甲苯、酚等）、生物性毒物（蛇毒、蕈毒、生鱼胆、血红蛋白、肌红蛋白）等随肾小球超滤液流经肾小管时，由于肾小管浓缩毒物，因此容易引起肾小管损害。

事实上，肾缺血和肾毒性物质对肾脏的影响不能截然分开，肾毒性物质可引起血管痉挛而造成肾缺血。肾缺血也常伴有毒性物质堆积而损害肾小管上皮细胞。多数临床病例显示，肾缺血和肾毒物对 ATN 的发生都起一定的作用。例如，在严重的挤压综合征（crushsyndrome）时，创伤性休克所引起的肾缺血以及从损伤的肌肉释出的大量肌红蛋白对肾小管的损害，都在 ATN 的发生中起着重要的作用。急性肾小管坏死病情虽然严重，但及时治疗常可使其完全恢复。因为坏死发生后三、四天修复过程就已开始，坏死的肾小管上皮细胞逐渐被再生的肾小管上皮细胞所取代，肾功能和内环境也可望逐渐恢复正常。

根据起病时的尿量，可将 ATN 分为少尿型和非少尿型。前者较常见，起病时可表现为少尿或无尿，后者尿量并不减少，甚至略为增多。

二、急性肾功能不全的发病机制

各种原因引起的 ARI，其发病机制亦各不相同。但不管何种原因引起急性肾功能不全，其中心环节是 GFR 降低。以下主要以 ATN 为例将发病机制归纳如下：

（一）肾血液灌流量减少

对急性肾功能不全患者以及肾缺血或肾毒物引起的急性肾功能不全，实验动物的观察均发现，肾脏血液灌流量减少，而且一般约减少45%～60%之多，其中以肾皮质血流量减少最为明显。肾血液灌流减少与肾血管收缩、肾血管内皮细胞肿胀、肾血管内凝血有关。

1. 灌注压降低　当动脉血压低于50～70mmHg时，肾血管失去自身调节，GFR降低。

2. 血管收缩　主要表现为肾皮质血管收缩，造成肾皮质缺血。原因有：①体内儿茶酚胺增多：休克和肾毒物等强烈刺激机体而致交感 - 肾上腺髓质系统兴奋、血中儿茶酚胺增多。肾皮质外1/3肾小球的入球小动脉因交感神经末梢分布较多，血管壁上α受体密度也较高，故此处血管收缩较强。②肾素 - 血管紧张素系统激活：肾缺血或肾毒物使近曲小管受损时，致密斑的钠负荷增加，刺激近球细胞释放更多的肾素，致血浆肾素及血管紧张素Ⅱ的含量增高。与此同时，肾内的血管紧张素Ⅱ也增多。二者都可加重肾血管收缩，导致肾缺血。③内皮素合成增加：肾血管内皮细胞、肾小管内皮细胞和肾系膜细胞合成和释放内皮素，引起肾血管收缩。④NO、激肽和前列腺素合成减少。

3. 血管阻塞　①肾血管内皮细胞肿胀：ATN时，缺血使肾脏细胞线粒体肿胀、嵴突消失、功能受损，造成细胞内氧化磷酸化过程障碍、ATP生成减少，可使$Na^+ - K^+$泵运转受阻，钠水潴留、细胞水肿。如肾血管内皮细胞肿胀，管腔狭窄，血管阻力增加，导致肾血流减少。如肾实质细胞肿胀压迫，进一步加重肾内血液淤滞和肾缺血。②肾内微血栓形成：部分ATN患者，死后解剖可见肾小球毛细血管内有微血栓形成，而生前又有血小板计数减少，凝血酶原时间延长和血、尿中纤维蛋白原降解产物增多，多见于败血症、休克和严重烧伤等原因引起的ATN。

（二）肾小球滤过膜功能障碍

滤过膜面积减少和滤过膜通透性改变引起肾小球超滤系数（kf）降低，导致GFR降低和少尿。见于急性肾小球肾炎、狼疮性肾炎等引起的肾小球滤过膜受累。而在急性肾功能衰竭动物模型中，用扫描电子显微镜观察，发现肾小囊脏层上皮细胞融合在一起，正常的滤过缝隙消失。

（三）肾小管阻塞

肾缺血、肾毒物引起肾小管坏死时的细胞脱落碎片，异型输血、挤压综合征等肌红蛋白、血红蛋白所形成的管型阻塞肾小管腔，使原尿不易通过，引起少尿。阻塞发生后，阻塞上段的肾小管扩张，管内压升高，进而引起囊内压升高，使肾小球有效滤过压降低，引起GFR减少。缺血性ATN亦可见到广泛的肾小管阻塞现象。然而也有人认为，管型阻塞是肾小管内原尿流量减少的结果，而不是GFR减少的原因。

（四）肾小管原尿反流

肾小管坏死后，原尿可经坏死部位向肾间质反漏，除直接造成尿量减少外，也可引起肾间质水肿、肾间质压升高，从而压迫肾小管和肾小管周围的毛细血管。这不仅妨碍原尿在肾小管内通过，使GFR进一步降低，也可加重肾损害。

值得提出的是，ATN是以肾小管细胞损伤为主的病理过程，但是其他细胞（内皮细胞、系膜细胞）受损也参与ATN的发病。而细胞的代谢、功能及形态结构改变是GFR持续降低和内环境紊乱的基本机制。髓袢升支粗段是细胞色素氧化酶减少的重要部位，易受缺氧的影响。缺氧使细胞内 ATP 耗竭，胞内钾减少，钠、钙增高，以及磷脂酶活化，进而破坏膜结构，损害细胞器，例如线粒体肿胀、嵴突消失等。总之，急性肾功能衰竭的发病机制是复杂的。

目前对发病机制的认识许多来自动物实验资料，这些研究成果对解释人类急性肾功衰竭发病机制是有意义的。当 GFR 减少、少尿、无尿等发生时，机体内环境也必然发生紊乱。如果 ATN 患者得到及时、正确的治疗，又可使肾脏的血液供应和 GFR 逐渐恢复，坏死的肾小管上皮逐渐被新生的肾小管上皮细胞所取代，从而泌尿功能和内环境也将随之逐渐恢复正常。

三、急性肾功能不全的功能和代谢变化

少尿型急性肾功能不全按其病程演变，一般可分为少尿期、多尿期和恢复期。各期功能代谢变化有所不同。

（一）少尿期

尿量减少并伴有严重的内环境紊乱是此期的特点。少尿期一般持续 5 ~ 7 天，长则 10 ~ 14 天，少数病例也有达 3 ~ 4 周者。历时愈短，预后愈好。这一期是病程中最危险的阶段，主要的功能代谢变化如下：

1. 尿的变化

（1）尿量的变化：ATN 患者尿量迅速减少，出现少尿（24h 尿量少于 400ml）、无尿（24h 尿量少于 100ml）。尿量减少是由于肾血流减少、肾小球滤过膜功能障碍、肾小管阻塞和原尿反漏入肾间质等因素的综合作用所致。

（2）尿比重变化：正常尿比重波动在 1.003 ~ 1.035 之间，尿渗透压波动在 30 ~ 145mOsm/L 之间。ATN 时尿比重降低（<1.015）、渗透压降低（<250mOsm/L）是由于肾小管上皮细胞重吸收功能障碍，尿液浓缩功能降低所致。

（3）尿钠：急性肾功能不全时尿钠含量高于 40mmol/L，可达 400mmol/L（正常低于 20mmol/L），这是 ATN 的临床特征之一。是由于肾小管损害，滤出的钠重吸收减少所致。

（4）尿蛋白和尿沉渣检查：ATN 病人尿蛋白一般为 + ~ + + + + ，这与蛋白从肾小球滤过增多、肾小管对其重吸收减少以及肾小管上皮细胞坏死脱落有关。尿中还可见较多的红、白细胞及各种管型。

急性肾小管坏死少尿期尿液的变化与功能性急性肾功能衰竭的尿液变化有明显差别，总结于表 16 - 1。

表 16 - 1　　　　　　　　　　功能性与器质性 ARF 少尿期尿液变化的比较

检测项目	功能性肾衰	急性肾小管坏死（器质性肾衰）
尿比重	>1.020	<1.015
尿渗透压（mOsm/L）	>500	<350
尿钠含量（mmol/L）	<20	>40
尿蛋白含量	阴性或微量	+ ~ + + + +
尿/血肌酐比值	>40∶1	<10∶1
尿沉渣检查	基本正常	各种管型、红细胞、白细胞变性坏死的上皮细胞

2. 水中毒　ATN 患者可出现细胞外液增多，渗透压下降，并引起细胞水肿。临床上表现有低钠血症及脑水肿、肺水肿的症状和体征时，即出现了水中毒。主要原因有：①肾脏排尿量显著减少；②体内分解代谢加强所致的内生水增多；③输入葡萄糖溶液过多引起体内水潴留和稀释性低钠血症。此时，滞留于细胞外的水分可向细胞内转移而导致细胞水肿。严重时可发生脑、肺水肿和心力衰竭。因此，对急性肾功能衰竭患者，应严密观察和记录出入水量，严格控制补液速度和补液量。

3. 高钾血症　这是急性肾功能衰竭患者最危险的变化。高钾血症发生的主要原因有：①尿量减少和肾小管功能受损致钾随尿排出减少；②组织损伤、细胞分解代谢加强，释放大量钾至细胞外液；③酸中毒时，H^+ 从细胞外液进入细胞，而 K^+ 则从细胞内转移至细胞外；④摄入含钾量高的饮食或应用含钾或保钾药物、输入含高浓度钾的库存血等。高钾血症可引起心律失常，严重时可因心室纤维颤动或心脏停搏而危及生命。

4. 代谢性酸中毒　ATN 患者发生代谢性酸中毒是由于：①GFR 严重降低致体内酸性产物（硫酸、磷酸、氧化不全的有机酸）蓄积；②肾小管泌 H^+、NH_3 功能障碍使碳酸氢钠重吸收减少；③发热、感染和组织细胞分解代谢增强，体内酸性产物增多等。一旦代谢性酸中毒发生，可引起心血管系统及中枢神经系统的功能紊乱，使回心血量减少、外周阻力降低、心输出量减少，出现疲乏、嗜睡甚至昏迷等临床表现，并可促使高钾血症的发生。

5. 氮质血症　当血中尿素、肌酐、尿酸等非蛋白氮物质的含量超过正常时，称为氮质血症（azotemia）。发生的原因与 GFR 降低使该类物质不能从肾脏充分排出有关。若伴有感染、中毒、组织破坏，则因分解代谢加强使血中非蛋白氮进一步升高。ATN 少尿期还可出现高镁血症和尿毒症。

（二）多尿期

指尿量逐渐增加以至超过正常量的时期。ATN 患者经过少尿期后，当尿量增加到 400ml/d 以上，显示肾功能开始恢复时，则示进入了多尿期。3～5 天后达 3000～4000ml/d。本期历时 2 周左右。

多尿的发生机制是：①肾小球滤过功能逐渐恢复；②肾间质水肿消退，部分肾小管内管型被冲走，肾小管阻塞解除；③新生的肾小管上皮细胞功能尚不完善，重吸收钠、水的功能仍然低下，原尿不能被充分浓缩；④少尿期潴留在血中的尿素等代谢产物经肾小球代偿性大量滤出，从而增高了原尿的渗透压，引起渗透性利尿。

多尿期之初，GFR 仍然低于正常，因而氮质血症、高钾血症和代谢性酸中毒尚不能立即得到改善，这些异常的改变需到多尿期的后期才会逐渐消失。但应注意的是，在多尿期后期，由于肾小管的功能仍未完全恢复正常，可因多尿而导致脱水、低钠血症、低钾血症，应予及时纠正。在多尿期中，病人还可因长期消耗，以致机体抵抗力低下，而易发生全身感染，甚至导致死亡。

（三）恢复期

ATN 患者在多尿期之后，肾功能恢复正常约需 3 个月到 1 年。尤其是浓缩功能恢复更慢，甚至有报道长达 15 年才恢复正常者。少数患者可因肾小管上皮细胞和基底膜破坏严重，再生和修复不全而转变为慢性肾功能衰竭。

四、非少尿型急性肾功能不全

近年来有人报告，非少尿型 ARI 可占 ARI 的 30% ~ 60%，该类患者尿量在 600 ~ 1000ml/d 左右。非少尿型 ARI 临床症状较轻，病程相对较短，严重并发症少，病死率低，预后较好。其主要表现为尿浓缩功能的障碍，所以尿量相对较多，尿钠含量和尿比重也低，尿沉渣中病理成分也较少。但本型患者 GFR 的减少仍足以引起氮质血症。

五、急性肾功能不全的防治原则

目前尚无特异的治疗急性肾小管坏死的有效措施，因此，预防其发生十分重要。

1. 合理、慎重应用对肾脏有损害的药物。

2. 积极防治休克，并应随时观察病情，鉴别休克早期发生的"功能性 ARF"和晚期发生的 ATN，采用不同的处理原则。

3. 患者病程不同时期的处理原则各异：

（1）少尿期是 ATN 最危险的时期。对少尿期病人的处理要注意：①防止水中毒，严格控制出入液量；②控制高钾血症；③控制代谢性酸中毒；④控制氮质血症。

（2）多尿期初患者仍存在高钾血症、高镁血症、氮质血症和酸中毒，应做相应处理，必要时可做透析治疗。后期应防治因尿量过多而出现的脱水、低钾血症、低钠血症等。

（3）恢复期要加强营养，增强活动，使患者逐渐恢复劳动能力并应定期复查肾功能。

4. 积极防治感染，但应避免使用对肾脏有毒副作用的药物。

5. 中医药的应用：对于急性肾功能不全，中医药也有较好的治疗方法。近年来大黄的作用受到关注。目前已知，大黄能改善 ARI 肾血流、肾微循环，减轻肾间质水肿的肾小管坏死，并可改善肾小球滤过率，修复近曲小管转运功能；临床及动物实验均观察到大黄有降低血 BUN 和 Cr 的作用。其作用机制包括以下方面：①使肠道减少吸收合成尿素的原料氨基酸；②使谷氨酸合成亢进，从而导致尿素合成原料减少；③升高血中必需氨基酸浓度，并利用其分解氨合成蛋白质，进而使肝肾组织合成尿素减少；④抑制体内蛋白质分解，从而降低体内的尿素、肌酐含量；⑤促进尿素、肌酐从肾脏排出。

第二节　慢性肾功能不全

各种原因造成慢性进行性肾单位损害，以致残存的有功能的肾单位不能充分排出代谢废物以维持内环境稳定，导致泌尿功能障碍和内环境紊乱（包括代谢废物和毒性物质的滞留，水、电解质和酸碱平衡紊乱，以及内分泌功能障碍），患者出现了一系列复杂的临床表现，称之为慢性肾功能不全（chronic renal insufficiency，CRI）。

因为肾单位的破坏是逐渐发生的，加之肾脏有强大的代偿功能，故慢性肾功能不全常常存在隐蔽的、渐进的过程，病程可迁延数月、数年或更久。病情复杂，常以尿毒症为最后结局而导致死亡。

一、慢性肾功能不全的病因

凡能引起肾单位逐渐破坏的疾病，都可以引起慢性肾功能不全。我国慢性肾功能不全原发疾病主要为慢性肾炎，占 64.6%，其次为慢性间质性肾炎、高血压肾小动脉硬化、先天性多囊肾、狼疮性肾炎、梗阻性肾病等。美国近年报告，糖尿病与高血压是慢性肾功能不全常见的原发疾病，分别占 30% 和 26%，慢性肾炎位居第三，占 14.4%。近年来，糖尿病和高血压引起的慢性肾损害在我国亦呈上升趋势。此外，肾动脉狭窄、结节性动脉周围炎、肾结核、全身代谢性疾病如痛风、淀粉样变性等也可引起 CRI。

二、慢性肾功能不全的发展过程

临床上根据病变发展及肾功能损害的程度，将慢性肾功能不全分为四期（见图 16 – 1）：

1. 肾功能储备降低期（代偿期）　肾单位破坏尚不严重，通过健存肾单位的代偿，内生肌酐清除率（代表肾小球滤过率）为正常值（90 ~ 140ml/min）的 30%（40ml/min）以上，机体的内环境维持在稳定状态，无临床症状（可有原发病的症状），血液生化指标无异常。但在应激状态下，如钠、水负荷突然加大或感染时，则会出现内环境的异常。

2. 肾功能不全期　内生肌酐清除率下降至正常值的 25% ~ 30%，出现轻度氮质血症、贫血、夜尿、多尿等症状。

3. 肾功能衰竭期　内生肌酐清除率已降至正常值的 20% ~ 25%，有较重的氮质血症，非蛋白氮在 42.84mmol/L（60mg/dl）以上，一般会出现酸中毒、高磷血症、低钙血症、重度贫血、头痛、恶心、呕吐、全身乏力等症状。

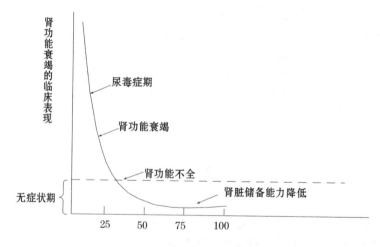

图 16 – 1　慢性肾功能不全的临床表现与肾功能的关系

4. 终末尿毒症期　内生肌酐清除率下降至正常值的 20% 以下时，血液非蛋白氮在 57.12 ~ 71.4mmol/L（80 ~ 100mg/dl）以上，有明显的水、电解质和酸碱平衡紊乱及多种器官功能障碍。常依靠透析治疗维持生命。

三、慢性肾功能不全的发病机制

慢性肾功能不全是目前一种常见的临床综合征。它是在各种慢性肾实质性疾病的基础上缓慢发生的，所以慢性肾功能不全的发病机制相当复杂，迄今不甚明了，主要有以下学说：

（一）健存肾单位学说

健存肾单位学说 1960 年由 Bricker 提出。慢性肾脏疾病时，肾单位不断破坏而丧失功能。肾脏中残余的一部分肾单位轻度受损或仍属正常，称为健存肾单位。这些健存肾单位在代偿过程中发生肾小球体积增大，肾小球内血管丛扩张，肾小球细胞（系膜细胞和上皮细胞）增生和肥大，肾小球毛细血管滤过面积增加；肾小管也发生长度伸展、宽度增大（以近曲小管为甚）；血浆流量和肾小球滤过压增加，单个肾单位内肾小球滤过率增高，其增高值随毁损肾单位多少而变化。肾小管的重吸收和分泌能力也都相应增强。由于健存肾单位的加倍工作，内环境仍能保持稳定，临床上也无症状。但随着疾病的发展，健存的肾单位日益减少，无法代偿时，必然会出现肾功能衰竭及尿毒症的临床表现。

（二）肾小球过度滤过学说

近年来的实验与临床观察提示，部分肾单位毁损后，健存肾单位的高灌注、高压力与高滤过使小动脉壁增厚和毛细血管壁张力增加，引起肾小球内皮细胞增生、肾小球体积增大。经过一段时间后，可见肾小球上皮细胞空泡化和足突融合，以后发展成系膜区扩大，内皮细胞及上皮细胞与肾小球基底膜间有灶性分离。随着系膜进行性增大，肾小球毛细血管腔萎陷、闭塞，逐步出现局灶节段性肾小球硬化。随后，硬化性损害继续加重，形成肾小球小叶性硬化，肾单位渐被毁损。在此过程中还出现滤过膜通透性改变，膜表面负电位降低，膜孔径增大和蛋白质被大量滤出形成蛋白尿等，从而可加速肾小球硬化进程。此外，肾小球内皮细胞的损伤，既可引起血小板聚集、微血栓形成，也可加速肾小球硬化。肾小球硬化使健存肾单位数目进一步减少，导致进行性肾功能恶化，并最终酿成尿毒症。低血钾、代谢性酸中毒、高蛋白饮食、接受甲状腺素、糖皮质激素治疗等可加重单个肾单位的高滤过。这一理论为临床设计减慢肾功能恶化的治疗方案提供了理论基础。

（三）矫枉失衡学说

1972 年 Bricker 在健存肾单位学说的基础上又提出矫枉失衡学说（trade - off hypothesis）。肾功能衰竭时机体呈现不平衡状态，为矫正这种不平衡，则出现某些代偿性变化过程，特别是引起体内某些物质增加以矫正这种不平衡。但这些代偿性变化却又导致新的不平衡，并由此产生一系列临床症状。例如，当 GFR 因肾脏疾患而降低时，尿磷排出减少，出现血磷增高、血钙降低；机体为矫正这种情况，增加甲状旁腺激素（PTH）的分泌。由于 PTH 能抑制近曲小管对磷酸盐的重吸收，使肾排磷增多，而血磷、钙遂恢复正常，使不平衡得以矫正。故 CRI 患者在很长一段时间中，不发生高磷血症，此时的 PTH 适应性分泌增多具有稳定内环境的意义。然而，随着肾单位和 GFR 的进一步减少，为维持血磷、钙正常，PTH 分泌进一步增多（继发性甲状旁腺功能亢进）。此时非但不能纠正血磷升高、血钙降低的现象，反而引起肾性骨营养不良、周围神经病变、皮肤瘙痒等中毒症状。

综上所述，上述诸种学说是逐渐发展，并相互补充的。上述理论均从一些侧面解释慢性肾功能衰竭和尿毒症发生、发展的机理，但实际情况要复杂得多。

四、慢性肾功能不全的功能和代谢变化

（一）泌尿功能的改变

1. 尿量变化　CRF 的早期常出现夜尿（nocturia）、多尿（polyuria）；晚期出现少尿。

（1）夜尿：正常成年人，两肾每天由肾小球滤出的原尿约有 180～200L，排出 1～2L 终尿（平均为 1.5L），夜间尿量只占 1/3。CRI 患者于病变早期表现为夜间排尿增多，接近、甚至超过白天尿量。夜尿发生机理尚不清楚。

（2）多尿：24h 尿量超过 2000ml 时，称为多尿。机制：①原尿流速增快：部分肾单位毁损后，残存有功能的肾单位进行代偿。肾脏的血流则集中到这些肾单位，使每个肾单位的肾小球滤过率增加，原尿形成增多，通过肾小管时流速加快，与肾小管接触时间缩短，以致肾小管上皮细胞来不及重吸收，可使终尿量多于正常。②渗透性利尿：代谢产物集中由残存的有功能的肾单位排出，滤出的原尿中，溶质（尤其是尿素）含量高，可以引起渗透性利尿。③肾浓缩功能降低：肾脏病变引起肾髓质充血、炎症所致组织破坏或是肾小管重吸收功能发生障碍时，影响髓质高渗环境的形成，导致水分在集合管的重吸收减少，促使多尿发生。

（3）少尿：慢性肾功能不全晚期，肾单位由于毁损而极度减少，GFR 严重降低。此时，尽管残存的有功能的肾单位生成尿液仍多，但总尿量少于 400ml/d。

2. 尿比重变化

（1）低比重尿：CRF 早期，肾浓缩功能减退而稀释功能正常，则出现低比重尿或低渗尿（hyposthenuria）。这时尿比重最高只能达到 1.020，尿渗透压最高只达到 750mOsm/L。临床测定尿的渗透压较为困难，故常以测尿比重来代替。

（2）等比重尿：正常人尿比重波动在 1.003～1.035 之间，尿渗透压波动在 30～1400mOsm/L。CRI 病人随着病情的进展，肾脏浓缩与稀释功能几尽丧失，终尿的渗透压接近血浆渗透压（300mOsm/L），尿比重多固定在 1.008～1.012，称为等比重尿或等渗尿（isosthenuria）。

3. 尿液成分的改变　CRI 患者可出现蛋白尿和管型尿，尿中也可见少量红细胞和白细胞。蛋白尿可能直接造成肾小管上皮细胞和肾间质损害加重，引起肾功能衰竭，是进行性肾功能丧失的最后共同通路。

（二）水、电解质及酸碱平衡失调

1. 水代谢失调　CRI 患者对水代谢的调节能力减退，不能适应水负荷的突然变化。当水的摄入量增加时，病人因为不能相应地增加水的排泄而发生水的潴留、水肿甚至心力衰竭。当严格限制水的摄入时，则又因不能减少水的排泄，而发生血容量减少、脱水。

2. 钠代谢失调　CRI 的患者，尿钠排出量较高。这时，如过度限制钠的摄入，易引起低钠血症。尿钠排出量增高可能与下列因素有关：①健存肾单位内原尿量多，排出速度快，

原尿与肾小管上皮细胞接触时间短，加之原尿中溶质（如尿素）增多，可引起渗透性利尿，不利于肾小管对 Na^+ 的重吸收；②利钠激素释放增多，抑制肾小管对 Na^+ 的重吸收，增加尿 Na^+ 排出；③甲基胍等毒性物质蓄积，抑制肾小管对 Na^+ 的重吸收。低钠血症发生时，患者可有软弱无力、血压偏低、肌肉痉挛、嗜睡、昏迷等症状，可能被误认为是尿毒症症状。另一方面，CRI 患者如钠盐摄取过多，可加重钠、水潴留，导致血容量过高、水肿、高血压、心力衰竭等不良后果。故临床上仍应对多数 CRI 患者限制钠的摄入。

3. 钾代谢失调 CRI 患者多出现 GFR 减少，如果尿量不减少，血钾可长期维持在正常水平。但当病人因厌食而使钾摄入不足，因呕吐、腹泻丢失钾过多，或者因为多尿、长期应用利尿剂，使钾随尿排出增多时，可发生低钾血症。CRI 患者在终末阶段，可因尿量过少使钾排出减少而出现高钾血症。另外，水摄入不足致尿量过少、含钾饮食或含钾药物摄入增多、保钾利尿剂的不当使用、酸中毒及感染、发热时分解代谢增强、溶血等因素存在时，也会导致高钾血症的发生。高钾血症和低钾血症均可影响神经肌肉的兴奋性，并可引起严重的心律失常。

4. 钙磷代谢失调

（1）高磷血症：血清磷 > 1.6mmol/L，称为高磷血症。慢性肾功能不全时，因 GFR 降低，肾脏排磷减少，可引起磷酸盐潴留和血磷暂时性升高。血液中钙、磷浓度之间有一定比例关系。当血磷浓度升高时，血钙浓度就会下降，此时继发性 PTH 分泌增多。PTH 能抑制近曲小管对磷酸盐的重吸收，故可使尿磷排出增多，从而使血磷降至正常水平。因此，慢性肾功能衰竭患者在很长一段时间内不发生血磷过高。然而在 CRI 晚期，GFR 和血磷的滤过因肾单位的进行性毁损而显著减少。此时，由于残存肾单位太少，继发性 PTH 分泌增多已不能维持磷的排出，故血磷水平显著升高。PTH 增多又可引起以下后果：过量的 PTH 可加强已有的破骨细胞的活动而增强骨盐溶解；也可促进未分化的间质细胞及骨细胞转变为破骨细胞；并阻止破骨细胞转化为成骨细胞及抑制成骨细胞的活动。骨盐溶解增强后，骨磷释放增多，血磷升高，从而形成恶性循环。当溶骨活性增加时，骨组织脱钙严重引起肾性骨营养不良。

（2）低钙血症：血清钙 < 2.25mmol/L 时，称为低钙血症。慢性肾功能不全时血钙降低，其原因是：①血磷升高：血液中钙、磷浓度之间有一定比例关系，当血磷浓度升高时，血钙浓度就会下降。此外，血磷升高时，磷酸根从肠道排出增多，肠道磷与食物中的钙结合成难溶解的磷酸钙随粪便排出，也可引起肠内钙吸收减少。②1, 25 (OH)$_2$VD$_3$ 减少：肾实质破坏，1, 25 (OH)$_2$VD$_3$ 的生成不足，肠钙吸收减少。③CRI 时血中滞留的某些毒性物质可使小肠黏膜受损而干扰肠内钙的吸收。

5. 镁代谢紊乱 由食物摄取的镁，主要由肾脏排出以维持体内镁的动态平衡。CRI 伴有少尿时，可因尿镁排出障碍而引起高镁血症。部分 CRI 患者因高血压采用硫酸镁静脉内注射，可引起严重的高镁血症。高镁血症对神经肌肉有抑制作用。

6. 酸碱平衡紊乱 代谢性酸中毒在 CRI 患者中较为多见。这是由于 CRI 时肾小管上皮细胞泌 NH_3 减少，导致 H^+ 排出障碍；近曲小管对碳酸氢盐的重吸收降低，造成碳酸氢盐丢失；肾小球滤过率下降时体内酸性代谢产物如硫酸根、磷酸根及有机酸根是由肾小球滤出减少而在体内潴留等多种原因造成的。

（三）氮质血症

慢性肾功能不全时，由于肾单位大量破坏和 GFR 降低，可出现氮质血症。这些非蛋白氮包括尿素、尿酸、肌酐等。血中尿素氮（BUN）的浓度与 GFR 的降低、外源性（蛋白质摄入量）及内源性（如感染、发热致蛋白分解加强或胃肠道出血等）尿素负荷的大小有关。血浆肌酐与蛋白质摄入量无关，仅与磷酸肌酸的分解及肾脏排泄肌酐的功能有关。因此血浆肌酐浓度的改变与 BUN 比较而言，更能反映 GFR 的变化，GFR 每减少 50%，血清肌酐浓度可增加 1 倍。但在 GFR 减少的早期，血中肌酐浓度的改变与 BUN 一样，也不明显。临床上常用肌酐清除率（尿中肌酐浓度/血浆肌酐浓度×每分钟尿量）来判断病情的严重程度。因为它与 GFR 的变化呈平行关系。CRI 时，血浆尿酸氮浓度虽有一定程度的增高，但较尿素、肌酐为轻。这主要与肾脏远曲小管分泌尿酸增多和肠道尿酸分解增强有关。

（四）肾性高血压

肾发生疾患时出现的高血压称肾性高血压（renal hypertension）。肾脏疾病是继发性高血压最常见的病因，高血压则是肾脏疾病最常见的临床表现之一。同时，高血压是导致肾实质疾病进展的高危因素，也是导致慢性肾衰患者心血管疾病高发生率的主要因素。因此，高血压是慢性肾功能不全常见的症状，也是治疗的关键。CRI 患者约有 80% 可出现高血压，其发生机制为：

1. 钠、水潴留　由于大量肾单位毁损，排水、排钠能力丧失，而残余肾单位又不能充分代偿，结果导致钠水潴留、血容量增加和心输出量增大，从而导致血压升高。

2. 肾素－血管紧张素系统活性增高　慢性肾小球肾炎、肾动脉粥样硬化、肾动脉先天发育不良时，可引起肾动脉狭窄和阻塞。由于肾脏缺血促进肾素分泌，肾内肾素－血管紧张素系统（RAS）活化，血液中血管紧张素Ⅱ形成增多。血管紧张素Ⅱ可直接引起小动脉收缩，导致外周阻力增加而使血压升高；另外，血管紧张素Ⅱ也可促使醛固酮分泌，导致钠水潴留引起血压升高。

3. 减压物质生成减少　肾髓质间质细胞可分泌多种减压物质，如 PGA_2、PGE_2。这些物质都具有排钠、扩血管和降低交感神经反应性的作用。非不对称性二甲基精氨酸（ADMA）等可以抑制 NO 合成，CRI 患者 ADMA 在体内积聚可抑制 NO 合成而升高血压。当肾脏疾病致肾髓质受到破坏其间质细胞产生减压物质减少（或被抑制）时，由于收缩血管物质与减压物质失去平衡，即可引起血压升高。

4. 交感神经系统活性增强　临床与实验研究认为，终末期肾脏病患者（ESRD）高血压的发生与病变肾脏传入信号触发交感神经兴奋有关。CRF 患者交感神经活性增高，血浆去甲肾上腺素水平升高。

总之，CRI 高血压是多种致病机制共同作用的结果。

（五）肾性贫血

贫血是慢性肾功能不全常见并发症，严重影响患者的生活质量和预后。其发生机制可能有：

1. 肾实质破坏，促红细胞生成素产生减少，从而使骨髓干细胞形成红细胞受到抑制，红细胞生成减少。

2. 血液中潴留的毒物（如甲基胍）对骨髓造血有抑制作用。

3. 体内潴留的毒物作用于红细胞膜，使膜上的 ATP 酶活性下降，钠泵功能障碍，以致红细胞内 Na^+ 增加，细胞含水量和红细胞脆性亦随之增加，因而易于破坏，发生溶血。

4. 患者常伴有尿道、胃肠道及皮肤出血。失血可致红细胞减少而引起贫血。

5. 消化系统功能紊乱导致铁吸收障碍，造成铁的丢失，影响红细胞生成。

（六）出血倾向

慢性肾功能不全患者常有淤斑、鼻出血、胃肠道出血、妇女月经过多等出血现象。一般认为，CRI 病人血小板数量基本正常或略减少，其寿命也正常，而血小板功能异常被认为是出血的主要原因。血小板功能异常表现为：①血小板第 3 因子的释放受到抑制，因而凝血酶原激活物生成减少；②血小板的黏着和聚集功能减弱，因而出血时间延长。血小板功能异常可能与毒性物质如尿素、胍基琥珀酸、酚类化合物增多有关。

（七）肾性骨营养不良

肾性骨营养不良（renal osteodystrophy）指慢性肾功能不全，尤其是尿毒症时所合并的骨病。其中包括儿童的肾性佝偻病和成人的骨软化病、纤维性骨炎、骨质疏松和骨硬化。其发生机制如下：

1. 钙磷代谢障碍和继发性甲状旁腺功能亢进　血磷升高，血钙降低，刺激甲状旁腺，引起继发性 PTH 分泌增多，溶骨活性增加，使骨质脱钙，导致骨质疏松。骨的纤维化导致纤维性骨炎、骨硬化，更严重者骨质可液化成囊肿，引起所谓骨囊性纤维化。

2. 维生素 D 代谢障碍　皮质肾小管细胞内磷增加，严重抑制 $1,25-(OH)_2VD_3$ 的合成。$1,25-(OH)_2VD_3$ 具有促进骨盐沉着及肠吸收钙的作用。故它合成减少时，会因骨盐沉着障碍、肠吸收钙减少、胶原蛋白合成减少、血钙降低导致纤维性骨炎、骨软化症等。

3. 酸中毒　CRI 时，多伴有长时间持续的代谢性酸中毒，酸中毒可促使骨盐溶解，干扰 $1,25-(OH)_2VD_3$ 的合成，干扰肠吸收钙，进而促使肾性骨营养不良的发生。

第三节　尿毒症

尿毒症（uremia）是急性或慢性肾功能不全发展到最严重阶段时，除水、电解质和酸碱平衡紊乱以及肾脏内分泌功能失调外，代谢产物和内源性毒素在体内蓄积，可引起一系列自体中毒症状。

一、尿毒症的主要临床表现

（一）神经系统

1. 尿毒症性脑病　初期有淡漠、疲乏、记忆力减退等。病情加重时可出现记忆力、判断力和计算能力障碍，并常出现欣快感、抑郁、妄想和幻觉，最后可出现嗜睡、昏迷。尿毒症性脑病的神经体征，主要有扑翼样震颤、癫痫样肌痉挛、惊厥和手足抽搐等。脑病的发生是尿毒症毒性物质蓄积，脑循环与代谢障碍，水、电解质平衡失调以及代谢性酸中毒等多因素共同作用的结果。病理检查可见脑组织水肿、神经细胞变性、坏死等。

2. 周围神经病变　常表现为下肢疼痛、灼痛和痛觉过敏。也可出现足部发麻，腱反射减弱或消失等。这些症状可能与毒性物质的作用（如 PTH 和胍基琥珀酸）有关。

（二）心血管系统

心血管系统的并发症是患者死亡的重要原因之一。常见有充血性心力衰竭、心律失常、心包炎及高血压等。这与钠水潴留、贫血和毒性物质蓄积有关。其他如高钾血症、酸中毒、高脂血症等在心血管并发症的发生中也起着一定的作用。约有 50% 的尿毒症患者发生心包炎。患者可出现心前区疼痛；听诊可闻及心包摩擦音。过去，曾将心包摩擦音称为尿毒症患者的"丧钟"，因为一旦出现此体征，预示很快死亡。但自开展透析疗法以来，多数患者可于透析后 4～15 天消失。尿毒症心包炎多为纤维素性心包炎，可能是尿毒症毒性物质尤其是尿酸直接刺激心包所致。

（三）呼吸系统

尿毒症时可因酸中毒出现深而慢的呼吸，严重者可见 Kussmaul 呼吸。患者呼出的气体有异味，它与细菌分解唾液中的尿素后生成氨有关。患者常发生肺水肿，可能与心力衰竭、钠水潴留毒性物质使肺毛细血管通透性增高和低蛋白血症等有关。肺水肿发生时，患者可出现呼吸困难、咳泡沫样痰、两肺湿啰音等临床征象。大约有 20% 的患者有纤维素性胸膜炎，可能与尿素的刺激有关。此外，临床上还可见到尿毒症性喉炎、支气管炎。

（四）消化系统

消化系统的症状是尿毒症患者最早出现和最突出的症状。初期为食欲不振，继之出现厌食、恶心、呕吐、口腔黏膜溃疡、胃肠道出血等。死后解剖可见从咽部到直肠黏膜有不同程度的充血、水肿、溃疡、出血和组织坏死。消化道病变是由于氮质血症时，弥散至口腔或肠道的尿素经消化道中细菌尿素酶的作用而生成氨，氨刺激消化道黏膜引起假膜性炎或溃疡性炎。此外，溃疡的形成也与血中胃泌素含量增多有关，PTH 刺激胃泌素释放增多，肾实质的破坏使胃泌素降解减少，导致血中胃泌素含量增多，从而刺激胃酸分泌，促使溃疡形成。中枢神经系统的功能障碍也与患者出现的恶心、呕吐症状有关。而血小板功能异常可能是胃肠道出血的原因之一。

（五）内分泌功能

尿毒症时除了出现肾素、醛固酮、1，25 -（OH)$_2$VD$_3$、甲状旁腺激素等物质变化以外，女性患者还可出现月经不调及受孕后自然流产。男性病人常有阳痿、精子生成减少或精子活动能力下降、血浆睾丸酮水平降低等。血胰高血糖素增多引起葡萄糖耐量降低也是常见的内分泌功能紊乱。

（六）皮肤变化

无明显特点的皮肤瘙痒是尿毒症患者常见并发症，它的出现与尿毒症毒素沉积于皮肤，或因继发性甲状旁腺机能亢进引起钙沉着于皮肤，刺激皮肤感受器有关。由于汗液中含有较高浓度的尿素，水分蒸发后，尿素的白色结晶可沉着于皮肤表面，称为尿素霜。

（七）免疫功能障碍

尿毒症患者外周血中淋巴细胞数减少，血中中性粒细胞吞噬和杀菌能力减弱。因此，尿毒症患者极易发生感染，而感染又是其主要死亡原因之一。细胞免疫受损较体液免疫明显。患者的迟发变态反应抑制，体外淋巴细胞转化试验反应减弱。晚期 T 淋巴细胞数下降。B 淋巴细胞受损较少。血中免疫球蛋白水平下降虽不明显，但抗体对某些刺激的反应性有所降低。研究表明，$1，25 - (OH)_2VD_3$ 可以调节淋巴细胞和单核细胞的增生、分化及其免疫功能。尿毒症患者免疫功能受损与 $1，25 - (OH)_2VD_3$ 水平降低有关。

（八）代谢紊乱

1. 糖代谢　大约有 70% 的尿毒症患者糖耐量降低，但空腹血糖大多正常而餐后血糖水平升高，注射胰岛素并不能纠正这种糖耐量的异常。一些实验和观察提示患者血中存在有胰岛素拮抗物质。

2. 蛋白代谢障碍　主要表现为负氮平衡及由此引起的消瘦、恶病质和低白蛋白血症。引起负氮平衡的原因有：①病人摄入蛋白减少；②甲基胍等尿毒症毒素使组织蛋白分解代谢加强；③合并感染时可致蛋白分解增强；④因出血或随尿排出而致蛋白丢失。

3. 脂肪代谢　尿毒症患者血清甘油三酯增高及其在肝脏合成增加与脂蛋白脂酶活性下降使甘油三酯清除减少有关。长期血清甘油三酯增高，可促使动脉粥样硬化加重。

二、尿毒症的发病机制

尿毒症的许多临床表现与水、电解质代谢和酸碱平衡紊乱有关，但尿毒症患者血中可发现有不同分子大小的毒素存在，这些毒素与尿毒症症状密切相关。如将尿毒症患者的血清注射给动物，动物也可以出现中毒症状。目前已知，尿毒症毒素具有以下作用：

（一）尿素

尿素是体内最主要的含氮代谢产物。血中尿素浓度持续高达 107.1mmol/L（300mg/dl）时，才引起厌食、头痛、恶心、呕吐、糖耐量降低和出血倾向等症状及体征。给正常志愿者投以尿素，使之达到与慢性肾功能不全患者相同的血尿素水平仅引起口渴和少尿。临床资料也显示，尿毒症患者的症状并不一定与血中尿素水平一致。近年来，又进一步证实尿素的毒性作用与其代谢产物——氰酸盐有关。氰酸盐可使蛋白质发生氨基甲酰化而产生氨基甲酰衍生物，当其在血液中浓度升高时，则可抑制酶的活性。细胞中氰酸盐不易扩散至细胞外，长期蓄积，可导致一系列中毒症状的出现。

（二）胍类化合物

胍类（guanidlne）是某些氨基酸和肌酐的代谢产物。主要包括甲基胍、胍基琥珀酸和肌酐。甲基胍是一种小分子毒素，在胍类中毒性最强。正常人血浆中甲基胍含量甚微，约为 $8\mu g/dl$，尿毒症时可上升达 $600\mu g/dl$，约为正常值的 80 倍。甲基胍可使红细胞的寿命缩短，且有溶血作用。此外，亦可引起厌食、呕吐、肌肉抽搐、嗜睡等。胍基琥珀酸毒性较甲基胍作用弱。正常人血浆中胍基琥珀酸的浓度约为 $0.03mg/dl$，而在尿毒症时可高达 $8.3mg/dl$。若给动物体内注入胍基琥珀酸，可引起抽搐、心动过速、溶血及血小板减少，并抑制血小板第 3 因子，引起出血。此外，胍基琥珀酸还可抑制脑组织中转酮醇酶的活性，从而影响脑细胞功能，引起脑病变。肌酐可导致溶血和嗜睡等。

（三）胺类

包括脂肪族胺（甲胺、胺基乙醇等）、芳香族胺（苯丙胺、酪胺）、多胺（精胺、尸胺、腐胺）。它们是蛋氨酸、赖氨酸、鸟氨酸等的代谢产物，属小分子毒素。高浓度多胺可引起厌食、恶心、呕吐和蛋白尿，并能促进红细胞溶解，抑制促红素的生成和 $Na^+ - K^+ - ATP$ 酶的活性，增加微血管通透性，促进尿毒症时肺水肿、腹水和脑水肿的发生。而脂肪族胺可引起感觉迟钝、精神异常、扑翼样震颤等。芳香族胺影响脑能量代谢和神经递质。

（四）甲状旁腺激素（PTH）

1977 年 Massry 指出，PTH 应被认为是尿毒症毒素之一。现已知该激素水平增高除可引起肾性骨营养不良外，还可产生以下影响：①脑内钙沉积、铝沉积、脑电图异常、周围神经病变及某些神经症状；②增加红细胞脆性，抑制红细胞生成；③皮肤瘙痒、软组织钙化、软组织坏死。次全切除甲状旁腺后，上述症状可得到改善。

（五）其他

酚类（酚和酚酸），抑制脑的能量代谢，引起中枢神经抑制；肌醇具有神经毒性，参与尿毒症神经病变。

三、慢性肾功能不全和尿毒症的防治原则

（一）治疗原发病

如肾结石、肾结核、狼疮性肾炎、肾盂肾炎等，当其病变处于活动期时均可引起或加重肾功能衰竭。若此时给予及时恰当的治疗，肾功能将会有所改善，甚至恢复至代偿期。因此治疗尿毒症的根本疾病，是治疗尿毒症非常重要的环节。

（二）去除使慢性肾功能衰竭和尿毒症加重的因素

慢性肾功能衰竭及尿毒症患者的肾功能主要依靠残存的有功能的肾单位来维持。任何加重肾脏负荷的因素，均可加重肾功能衰竭，故应消除诱发肾功能恶化的有害因素。例如，血容量不足、水、电解质和酸碱平衡失调、感染、尿路梗阻、血压增高、心力衰竭、严重心律失常、肾毒性药物、急性应激（创伤、大手术等）。

（三）饮食疗法

采用低蛋白、低磷、高必需氨基酸、高热量、适量矿物质、适量微量元素和维生素的饮食。酮酸－氨基酸混合物比必需氨基酸混合物保护 GFR 更有效，认为酮酸在体内可以转化为必需氨基酸，而且代谢产物不含氮，因而更有利于保护肾脏。

（四）防止肾小球硬化的发展

肾小球硬化是肾小球损伤后出现的共同转归。控制肾小球硬化的主要措施有：①低蛋白

饮食；②控制高血压；③血管紧张素转换酶抑制剂（ACEI）的应用；④血管紧张素受体拮抗剂的应用。

（五）综合治疗

积极治疗贫血，包括应用促红细胞生成素，补充铁剂、叶酸、维生素等造血原料。鉴于脂代谢紊乱也是 CRI 进展中的重要因素，可采用限制碳水化合物及热量输入量、使用不饱和脂肪酸降脂药等方法治疗高脂血症。

（六）透析疗法及肾移植

肾透析疗法是治疗肾功能衰竭非常有效的方法，可以减轻尿毒症的症状，提高患者生活质量，延长其寿命。肾移植是治疗慢性肾功能衰竭和尿毒症最根本的方法，许多慢性肾衰病人通过肾移植可获得新生并重返工作岗位。

（七）中医治疗

中医中药在缓解 CRI 症状、保护残余肾功能、延缓病程进展、推迟透析和肾移植时间等方面取得了瞩目的成就，大大提高了 CRI 患者的生存质量。CRI 的中医治疗包括辨证论治、专方治疗、单味药治疗及整体排毒治疗（中药灌肠、药浴、外敷、隔药灸）等方法。临床及动物实验证明，大黄、黄芪、冬虫夏草等中药具有防治慢性肾功能不全和尿毒症的作用。

综上所述，对于慢性肾功能不全的病人主张中西医结合治疗。在 CRI 的初、中期采用包括饮食疗法、利尿降压、维持水电解质酸碱平衡、祛除可逆因素等中西医治疗措施，以期降低 BUN、Cr，保护肾功能，有效延缓 CRI 自身进展速度；在 CRI 的终末期则采取以西医替代疗法为主、以中医药整体调理为辅的方法进行治疗，目的在于提高终末期肾衰患者的生存质量。总之，在 CRI 治疗中应充分发挥中医、西医各自的优势，取长补短，优化组合，从而提高临床疗效。

第十七章

多器官功能障碍综合征

随着医学理论和医疗技术的进步，创伤外科和危重症病人的死亡原因发生了明显的变化。第一次世界大战期间，战伤后的首要致死因素是低血容量性休克和创伤性休克引起的循环衰竭；第二次世界大战后期，战伤后的首要致死因素是创伤后急性肾功能衰竭（休克肾）；越战期间则是创伤后急性呼吸功能衰竭（休克肺）；到 20 世纪 70 年代，随着复苏技术的进步、各种抗生素的使用及器官支持疗法的发展，危重病人包括休克肾、休克肺病人的存活时间明显延长，但是，病情相对平稳后的患者，却可随即同时或相继发生多个器官系统的衰竭，形成"70 年代综合征"。80 年代以来，由于临床检测技术的进步，发现这类病人共同的特征性变化是血浆中炎症介质增多。机体炎症介质瀑布样连锁放大反应是感染或创伤导致的多器官衰竭的共同途径，成为危重症病人死亡的一个主要原因，引起了国际医学界的共同瞩目。

对多器官功能障碍综合征概念的认识经历了以下过程。1973 年 Tilney 等描述了一组腹主动脉瘤破裂患者在术后并发肺及肾功能衰竭，并率先提出序贯性系统功能衰竭（sequential system failure，SSF）的概念；1977 年 Eiseman 提出了多器官功能衰竭（multiple organ failure，MOF）的概念；Border 提出了多系统器官功能衰竭（multiple system organ failure，MSOF）。由于 MSOF 及 MOF 作为器官功能损害的终末期概念过于强调器官衰竭的终点，未能反映衰竭以前器官从功能异常（或障碍）发展到功能衰竭的动态变化过程，否认了器官功能损害的可逆性，不利于早期 MOF 的诊断和治疗。1991 年美国胸科医师学会（American College of Chest Physicians，ACCP）与危重病医学会（Society of Critical Care Medicine，SCCM）建议将"多器官衰竭"改为"多器官功能障碍综合征（multiple organ dysfunction syndrome，MODS）"。用 MODS 这一具有动态含义的概念取代 MOF，以求取得更为主动和积极的治疗。

多器官功能障碍综合征（multiple organ dysfuction syndrome，MODS）是指在严重创伤、感染、休克等急性危重病时，患者两个或两个以上原无功能障碍的器官系统同时或短期内相继发生功能障碍。

MODS 和 MSOF 没有本质区别，只是程度不同。MODS 虽然尚未出现器官衰竭，但是此时机体的内环境稳定要靠临床干预才能维持。如能得到及时治疗，可以逆转；如果病情进一步加重，可以转变为 MSOF。MODS 主要表现在急性的危重临床病人中，而对原患有某些器官衰竭的慢性病患者以后继发引起另一器官衰竭（如肺源性心脏病、肺性脑病、慢性心衰引起肾衰、肝肾综合征和肝性脑病等）则不属于 MODS。

第一节　多器官功能障碍综合征（MODS）的病因与分型

一、MODS 的病因

通常 MODS 的病因分为感染因素与非感染因素两大类。

（一）感染性病因

百分之七十左右的 MODS 可由感染引起。青壮年病人以腹腔脓肿或肺部侵袭性感染后 MODS 的发生率高。老年人以肺部感染作为原发病因者居多。细菌、真菌、病毒及原虫等各种病原微生物的严重感染均可引起 MODS。细菌及其毒素不仅可来自外源性的感染，还可来自屏障功能降低的肠道，即肠道细菌移位（bacterial translocation from intestinal tract）。

（二）非感染性病因

大手术、严重创伤和休克之后并未伴发或继发严重感染者，也会发生 MODS。研究表明，所有损伤到一定程度均可作为致炎因素，触发大量炎症介质和细胞因子产生和释放，从而产生全身炎症瀑布反应，发生 MODS。

二、MODS 的分型

根据 MODS 的临床发病形式，可分为以下两种类型，其发病机制不尽相同。

（一）速发单相型（rapid single – phase）

也称为原发型 MODS。该型 MODS 由损伤因素直接引起，如多发性创伤直接引起两个以上的器官功能障碍，或原发损伤先引起一个器官功能障碍，随后又导致其他器官功能障碍，如重度休克引起急性肾功能衰竭后又引起尿毒症性消化道功能障碍。该型 MODS 病情发展较快，只有一个时相，损伤只有一个高峰。这类病人的多器官功能障碍在原发病变后迅速发生，短期内恢复或者死亡。从发病机制上看，这型 MODS 是由原发损伤直接引起的。

（二）迟发双相型（delayed two – phase）

也称为继发型 MODS。此型患者常在创伤、失血、严重感染和休克等原发病因作用（称为"第一次打击"）一定时间后，甚至在经休克复苏、出现一个较稳定的缓解期以后，又受到感染、失液等导致的致炎因子的所谓"第二次打击"（second hit）而发生的多器官功能障碍。病情发展呈双相性，即病程中出现两个高峰。第一次打击可能是较轻的、可以恢复的，而第二次打击常导致明显的器官损伤。例如休克复苏后出现的休克肺（shock lung）、休克肾（shock kidney）等，其病情较重，可能有致死的危险。"第二次打击"可以是手术、失液、感染等，最常见的是感染。这类病人常在原发病变进行处理后有 1~2 天的缓解期，3~5 天后首先出现脓毒症，继而发生多器官功能障碍。这型 MODS 不是由原发病变损伤直接引起的，而是继发于脓毒症。本章讨论的就是继发型 MODS。

第二节　多器官功能障碍综合征的发生机制

MODS 发生机制十分复杂，至今尚未完全阐明，不能用单一理论加以解释，与循环、代谢障碍和各种促炎介质释放等多环节有关。

一、全身炎症反应综合征

（一）概念

1991 年 ACCP/SCCM 的会议提出了全身炎症反应综合征（systemic inflammatory response syndrome，SIRS）的概念，作为机体在各种严重感染、创伤、烧伤、缺氧及再灌注损伤等感染与非感染因素刺激产生的一种失控的全身炎症反应的统称，废除"败血症"、"菌血症"等容易造成概念模糊的名词，仍保留"脓毒症"（sepsis）一词，以特指具有细菌学证据的 SIRS。

全身炎症反应综合征是指严重创伤、感染、休克、烧伤等急性危重病时发生的一种难以控制的全身性瀑布式炎症反应。SIRS 发病急，进展快，重者可导致 MODS 及死亡。

有学者指出，SIRS 和 MODS 是同一病理过程的不同发展阶段，SIRS 是 MODS 的早期表现。SIRS 和 MODS 是一动态的联系体。联系体的启动扳机是感染、创伤和重大手术，起点是 SIRS，最终以 MODS 结束，而且 SIRS 贯穿于 MODS 的全过程。

（二）病因

所有损伤如严重创伤、大手术后、重症感染和严重代谢障碍等发展到一定程度，无论有无细菌感染，都可触发大量炎性介质和细胞因子产生和释放，从而产生全身炎症瀑布反应。因此，任何可引起大量炎症细胞活化的因素都有可能引起 SIRS。

1. 感染因素　感染是引起 SIRS 的最重要因素。其中以革兰阴性细菌及其内毒素的严重感染最为常见。在重病监护病房（critical care unit，ICU）的 SIRS 病人中，以腹腔内严重感染、胆道严重感染和创面严重感染多见。

2. 非感染因素　严重创伤、缺血 - 再灌注损伤、休克和急性胰腺炎等可通过变性坏死的组织细胞及其产物、缺氧和免疫复合物等活化炎细胞引起 SIRS 的发生。（见表 17 - 1）。

表 17 - 1　　　　　　　　　　　SIRS 的非感染因素

非感染因素	常见原因
组织损伤	手术、创伤、血肿、静脉血栓、心肌及肺梗死、胰腺炎
代谢因素	甲状腺危象、急性肾上腺功能不全
药物及相关因素	血液代谢产物、细胞因子（如粒细胞巨噬细胞克隆刺激因子）、麻醉药引起的恶性高热
恶性肿瘤	肾上腺样瘤、淋巴瘤
神经源性因素	蛛网膜下腔出血

（三）分期

SIRS 的本质是机体对严重创伤、休克、感染等的一种强烈应激反应。这种反应原本也包含了清除异物、坏死组织及病原体，增强机体抵抗力等。但由于机体反应过度，引起炎症因子的泛滥而导致机体代谢紊乱、微血管通透性增加、组织血液灌注不足、血液凝固性升高等病理变化，最终导致 MODS 及死亡。

典型的 SIRS 发病过程分为三个时期：

1. 局限性炎症反应阶段　感染与非感染因子作用于局部诱发炎症细胞活化、趋化及在局部聚集，产生炎症介质、溶酶体酶和氧自由基等，一方面引起炎性水肿和细胞变性坏死，另一方面有助于清除异物、坏死组织及病原体，促进组织修复。同时，通过终止炎细胞活化及产生抗炎介质，打断炎症瀑布，防止炎症扩散。

2. 有限性全身炎症反应阶段　当感染、创伤等致病因素十分强烈或持续作用时，局限性炎症反应不足以将其彻底清除，导致病程继续发展，炎症反应扩展至全身。此时，单核－巨噬细胞、中性粒细胞、淋巴细胞及其他实质细胞均处于活化状态，释放大量炎症介质，TNF－α、IFN、IL－1 和 IL－6 等促炎介质持续作用及炎细胞反应性的异常，使机体出现 SIRS 的典型表现。此时，为了防止炎症过度失控而造成损害，机体的抗炎机制发挥作用，包括活化的炎细胞迅速失活，炎细胞产生抗炎介质及全身反应对炎症的调节（例如糖皮质激素抑制许多炎症介质的产生）。IL－4、IL－10 和 IL－13 等抗炎介质可抑制巨噬细胞产生细胞因子，调控炎症介质不至于产生过多而泛滥，并引起自限过程，以控制炎症。若促炎与抗炎两方面力量相当，则机体在出现典型 SIRS 的病理状态下达到暂时平衡，SIRS 的进展受限。此时，采取积极干预措施，SIRS 可向有利于机体方向发展。

3. SIRS/CARS 失衡阶段　若病因持续存在或无法控制，播散性炎症细胞过度活化，通过瀑布式级联放大效应，导致促炎介质泛滥（over flow），引起机体代谢紊乱、微血管通透性增加、组织血液灌注不足、血液凝固性升高和免疫功能失调等全身组织的损伤。同时，抗炎介质产生过量并泛滥入血，引起代偿性抗炎反应综合征（compensatory anti－inflammatory response syndrome，CARS）。抗炎介质的过度表达和释放可引起免疫功能的过度抑制，并增加感染的易感性，诱发或加重全身性感染。

如果 CARS < SIRS，可导致休克、细胞凋亡和多器官功能障碍；如果 CARS > SIRS，可导致免疫功能全面抑制。当 SIRS 与 CARS 并存又互相加强时，导致炎症反应和免疫功能发生更严重障碍，称为混合性拮抗反应综合征（mixed antagonist response syndrome，MARS）。而 SIRS、CARS 与 MARS 均可导致全身组织器官的损伤而产生 MODS。

参与 SIRS/CARS 的主要促炎介质和抗炎介质及其作用见表 17－2。

表 17 – 2 参与 SIRS/CARS 的主要促炎介质和抗炎介质及其作用

介质类型	介质名称	来源	主要作用
促炎介质	TNF – α	巨噬细胞、淋巴细胞	活化内皮细胞、中性粒细胞及巨噬细胞，致热
	IL – 1	巨噬细胞	活化内皮细胞、巨噬细胞，致热
	IL – 2	淋巴细胞	活化 T 淋巴细胞、巨噬细胞
	IL – 6	巨噬细胞	活化内皮细胞、巨噬细胞
	IL – 8	巨噬细胞	中性粒细胞趋化、释放整合素（CD_{11}/CD_{18}）
	IFN	巨噬细胞、淋巴细胞	活化巨噬细胞，抗病原微生物
	LTB_4	中性粒细胞	中性粒细胞趋化
	$LTC_4D_4E_4$	中性粒细胞	平滑肌收缩
	血小板激活因子	白细胞、血小板、巨噬细胞、内皮细胞	活化血小板、中性粒细胞、巨噬细胞、内皮细胞
	黏附分子	白细胞、内皮细胞、血小板	促进白细胞、血小板与内皮细胞黏附
	活性氧	内皮细胞、中性粒细胞、吞噬细胞	损伤血管内皮细胞，杀灭病原微生物
	溶酶体酶	中性粒细胞、巨噬细胞	损伤弹性纤维、胶原纤维
	组织因子	内皮细胞、单核细胞、吞噬细胞	促进凝血
	TXA_2	血小板、巨噬细胞	血小板聚集和活化，血管收缩
抗炎介质	可溶性 TNF 受体（sTNFR）	巨噬细胞	TNF 受体解离后入血，可降低血中 TNF 浓度
	IL – 1 受体拮抗剂（IL – 1ra）	巨噬细胞	与 IL – 1 同源，但无活性，可占据 IL – 1 受体位置
	IL – 4	Th_2 淋巴细胞	抑制巨噬细胞产生细胞因子
	IL – 10	Th_2 淋巴细胞、巨噬细胞	抑制巨噬细胞和中性粒细胞产生细胞因子
	IL – 13	Th_2 淋巴细胞、巨噬细胞	抑制巨噬细胞产生 TNF，IL – 1
	PGI_2、PGE_2	内皮细胞等	刺激 IL – 10，对抗 TXA_2
	脂氧素（Lipoxin）	中性粒细胞	由十五脂加氧酶产生，抑制 LTB
	NO	内皮细胞、巨噬细胞	与氧自由基结合成过氧亚硝酸盐，扩血管
	膜联蛋白 – 1（Annexin – 1）	细胞膜	抑制磷脂酶 A_2 活性，抑制巨噬细胞活化

（四）发生机制

1. 炎症细胞活化 在创伤及感染等刺激因素作用下，白细胞、单核巨噬细胞、血管内皮细胞及血小板等炎症细胞被活化，表现为分泌炎症介质、溶酶体酶或凝血因子；细胞变形伴有脱颗粒改变；细胞表面表达的整合素（integrin）等黏附分子增加或黏附分子活化以及收缩血管内皮细胞，增加管壁通透性，收缩血管和其他部位的平滑肌等。

中性粒细胞及单核细胞等炎症细胞经历"滚动 – 牢固黏附 – 穿出血管进入组织"的激活过程。激活的炎症细胞所分泌的多种促炎介质，又可通过增加细胞内钙浓度，进一步激活炎症细胞，形成炎症瀑布。

在局限性炎症反应阶段，炎症细胞活化只限于创伤或感染局部，释放的炎症介质一般在炎症局部发挥作用。而在全身性炎症反应阶段，炎症细胞活化可发生于远隔部位或被血液循环带至远隔部位，如肝 kupffer 细胞和滞留在肺的中性粒细胞，因此又称为播散性炎症细胞活化（disseminated activation of inflammatory cell），此时常伴有远隔部位的小血管内白细胞黏附和聚集，组织细胞变性坏死。

大量的炎症细胞活化，分泌的炎症介质溢出到血浆中，致血浆中炎症介质增多。泛滥入血的促炎介质越多，持续时间越长，MODS 的死亡率越高。

2. 炎症因子表达调控机制紊乱　感染时所释放的毒素及活化的炎症细胞释放的炎症介质作用于炎症细胞，通过激活细胞内多条信号转导通路，激活多种炎症相关的转录因子而使炎症因子的表达调控机制发生紊乱，从而导致炎症因子泛滥。

（1）内毒素的信号转导作用：细菌脂多糖（1ipopolysacchadde，LPS）是最常见的诱导失控性炎症反应的主要因素之一。单核细胞 – 巨噬细胞表面 LPS 相关受体是机体识别并启动炎症反应失控的关键环节之一，其中清道夫受体（SR）、CD_{14}、Toll 样受体 4（Toll – like receptor4，TLR_4）为高亲和力或敏感性受体。革兰阴性菌感染时产生的内毒素脂多糖释放入血，与循环血液中的脂多糖结合蛋白（LPS binding protein，LBP）结合，运转至单核 – 巨噬细胞及中性粒细胞表面，与其膜上的脂多糖受体 CD_{14} 结合后，激活具有信号转导功能的 TLR_4，经过一系列级联信号传递，激活丝裂原活化蛋白激酶（MAPK）等细胞内信号转导通路，继而启动 $TNF\alpha$、IL – 1、IL – 6、IL – 8 等促炎细胞因子和黏附分子等基因的转录。由炎症细胞激活而分泌的炎症介质又进一步促进炎症细胞的激活，二者互为因果，形成炎症瀑布（inflammatory cascade），造成炎症介质泛滥。

（2）核因子 NF – κB 的致炎作用：NF – κB 是控制炎症和免疫的主要核转录因子，与抑制蛋白 IκBα 相连。许多炎性刺激，通过不同信号转导通路，活化 IκB 激酶，降解 IκB。NFκB 跨核膜进入核内，激活和免疫有关的基因。胞浆内 NF – κB 是炎症介质基因转录的启动关键，多种致炎物质均可解除其抑制而被激活。

（五）临床特征

SIRS 的临床特征是继发于上述各种严重的感染或非感染因素后的持续高代谢、高动力循环状态及过度的炎症反应。根据 1991 年 ACCP/SCCM 会议的建议，在下述四项指标中，达到两项或两项以上者即可诊断为 SIRS：体温 >38℃或 <36℃；心率 >90 次/分钟；呼吸频率 >20 次/分钟或动脉血二氧化碳分压（$PaCO_2$） <32mmHg（4.3kPa）；外周血白细胞 >12×10^9/L 或 <4×10^9/L，或未成熟粒细胞 >10%。

事实上，几乎所有 ICU 的病人都满足上述诊断标准。为了弥补诊断指标过于宽松这一缺点，2001 年 12 月，代表欧美 5 个相关学会的三十多位专家聚会于美国华盛顿，重新评价了 ACCP/SCCM 提出的脓毒症，MODS 及其相关术语的定义和诊断标准等问题，修正了 SIRS

的诊断要点。除了以前的指标，还增加了 C - 反应蛋白与前降钙素的炎症指标和高排低阻的血流动力学指标。

二、器官微循环灌注障碍

创伤、感染、休克等可造成重要器官微循环灌注减少，导致组织缺血、缺氧。引起血管外组织水肿，使毛细血管到实质器官细胞内线粒体的距离增加，引起氧弥散障碍，导致线粒体氧分压降低，线粒体氧化磷酸化功能障碍，ATP 生成减少，从而导致细胞功能障碍。

三、缺血 - 再灌注损伤

各种损伤导致的休克和复苏引起的器官微循环缺血和再灌注过程，是 MODS 发生的重要环节。再灌注通过氧自由基增多、钙超载、白细胞浸润等方式，损伤细胞而引起器官功能障碍。如胃肠道缺血缺氧促使肠上皮细胞内大量的黄嘌呤脱氢酶转化成黄嘌呤氧化酶，而再灌注后，黄嘌呤氧化酶在催化次黄嘌呤变成黄嘌呤排出体外的过程中，同时催化氧分子形成大量氧自由基，后者损伤细胞。

四、高代谢状态

交感 - 肾上腺髓质系统高度兴奋，导致患者发生静息时全身耗氧量增加的高代谢状态。创伤后的高代谢本质上是一种防御性应激反应。若代偿功能健全，可通过增加氧供或提高氧摄取率来代偿组织器官耗氧量的增加。但若合并器官微循环灌注障碍，则组织细胞摄氧减少，导致缺氧，进一步加重细胞损伤和代谢障碍。若高代谢过度，加之同时伴有的高动力循环，则又可加重心肺负担，使能量消耗加剧。

五、肠屏障功能损伤及肠道细菌移位

大量的动物实验和临床研究表明，机体遭受严重创伤等应激刺激后，体内的内毒素含量增加，早期即可形成内毒素血症。这主要是因为创伤或休克引起肠缺血 - 再灌注损伤，导致肠黏膜屏障的破坏，继而发生肠道内毒素和细菌移位，引发 SIRS。内毒素移位可单独存在发挥作用，也可与细菌移位并存协同作用，在创伤后 7 ~ 12 小时和 3 ~ 4 天形成两个高峰，与 MODS 的发生和预后相关。

第三节　多器官功能障碍综合征的功能代谢变化

MODS 几乎可以累及全身各个重要的系统和器官。

一、肺功能障碍

肺是 MODS 中最常累及的器官。据统计，MSOF 时肺功能障碍的发生率可高达 83% ~ 100% 。损伤较轻者称为急性肺损伤（acute lung injury，ALI），病情进一步发展则导致急性呼吸窘迫综合征（acute respiratory distress syndrome，ARDS）。由于 SIRS 时肺往往是最先受累的器官，因此可将 ALI 视为发生 MODS 的先兆。

（一）发生机制

1. 肺脏过滤作用　肺是全身静脉血液的滤器。从全身各器官组织来源的许多代谢产物、活性物质、血中的异物和活化的炎症细胞都要经过肺，有的被扣留在肺，有的被肺吞噬、灭活和转化。尤其是活化的粒细胞和单核巨噬细胞释放活性氧、溶酶体酶及其他炎症介质，容易引起肺损伤。

2. 肺巨噬细胞的作用　肺含丰富的巨噬细胞，SIRS 时，可以被血液中促炎介质激活，巨噬细胞活化后释放许多促炎因子，并产生级联放大，引起炎症反应，导致肺损伤。

（二）病理变化

ARDS 的主要病理变化为急性呼吸膜（肺泡－毛细血管膜）损伤导致的肺泡微萎陷、透明膜形成、肺泡内毛细血管 DIC 形成和肺水肿。ARDS 的主要病理生理变化为肺通气/血流比值严重失调，气体弥散障碍，肺顺应性降低，引起进行性低氧血症。

（三）临床表现

临床出现以进行性呼吸困难、进行性低氧血症、发绀、肺水肿和肺顺应性降低为特征的急性呼吸衰竭。

（四）临床分级

肺功能障碍按轻重程度临床分为三级：

Ⅰ级：呼吸窘迫，但是 $PaO_2 > 60mmHg$；$PaCO_2 < 33mmHg$；

Ⅱ级：$PaO_2 < 60mmHg$，发绀；

Ⅲ级：$PaO_2 < 50mmHg$，或吸入 50% 以上的氧，才能使 $PaO_2 > 50mmHg$；借助人工呼吸机机械通气维持 5 天以上，$PaCO_2$ 升高。

二、肝功能障碍

由于肝脏的解剖部位和组织学特征，SIRS 时肝功能障碍发生率也很高，据统计可高达 95% 左右。由于肝脏有强大的代偿功能，肝性脑病的发生率并不高。

（一）发生机制

1. 内源性内毒素入血直接损害肝脏　由肠道细菌移位吸收入血的细菌和毒素，通过门脉循环后首先作用于肝脏，并直接损伤肝细胞；并可激活其他细胞释放炎性介质影响肝脏微循环功能而致病。

2. 肝 kupffer 细胞激活　肝脏的 kupffer 细胞占全身组织巨噬细胞总量的 85% 左右，肝 kupffer 细胞活化分泌的 IL-8 引起 PMN 趋化和黏附，分泌的 TNF、IL-1、表达的组织因子和产生的氧自由基可损伤相邻的肝细胞，引起微血栓形成，导致微循环障碍。

3. 氧自由基释放　肝脏富含黄嘌呤氧化酶，在肝脏缺血－再灌注损伤时可释出大量氧自由基，损伤肝细胞。

（二）病理变化

肝细胞变性，肝窦内中性粒细胞滞留，肝脏线粒体氧化功能发生障碍。

（三）临床表现

1. 血胆红素增高，大于 $177\mu mol/L$（$2.0mg/dl$），病人往往 5 天左右出现黄疸。

2. 血清谷丙转氨酶、谷草转氨酶、乳酸脱氢酶和碱性磷酸酶等均超过正常上限数值的 2 倍。

（四）临床分级

按照血胆红素增加程度分为三级：

Ⅰ级：血胆红素 $>177\mu mol/L$（$2.0mg/dl$）；

Ⅱ级：血胆红素 $>354\mu mol/L$（$4.0mg/dl$）；

Ⅲ级：血胆红素 $>707\mu mol/L$（$8.0mg/dl$）。

三、肾功能障碍

MODS 易发生急性肾功能障碍，即休克肾（shock kidney）。其发生率约为 $40\% \sim 55\%$，仅次于肺和肝。继发于 SIRS 的急性肾衰常发生在感染 5 天以后，患者一般经临床治疗、脓毒症病情稳定甚至有所好转后再次恶化而出现急性肾衰，属迟发双相型。这不同于休克引起的急性肾衰，后者多发生在休克后 $1\sim5$ 天内，属于速发单相型。MODS 时，如发生急性肾功能衰竭多数导致死亡，而没有肾功能衰竭的患者即使有三个器官功能发生障碍也可存活，说明肾功能衰竭在决定 MODS 的预后上起着关键性的作用。

（一）发生机制

1. 交感－肾上腺髓质系统以及肾素－血管紧张素系统激活，导致肾血管收缩，造成肾血液灌注不足。

2. 持续缺血和肾毒性物质使肾小管损伤，细菌毒素则进一步加重损伤。

（二）病理变化

出现肾小管坏死。

（三）临床表现

出现急性肾功能衰竭，其临床表现为少尿、氮质血症、水电解质和酸碱平衡紊乱。但由于临床上非少尿型急性肾衰的发生有增多趋势，少尿并不是肾衰的关键表现。

（四）临床分级

肾功能障碍程度按血浆肌酐（plasma creatinine，Pcr）的浓度可分为三级：

Ⅰ级：Pcr $>1.8mg/dl$；

Ⅱ级：Pcr $>2.5mg/dl$；

Ⅲ级：Pcr $>5.0mg/dl$，并需用人工肾透析维持。

四、胃肠道功能障碍

MSOF 时常引起胃肠道黏膜损伤。

（一）发生机制

1. 应激反应　严重创伤、感染、休克时的应激反应引起胃肠道缺血。

2. 氧自由基的作用　胃肠道富含黄嘌呤氧化酶，易发生缺血再灌注损伤，产生大量氧自由基，损伤胃肠道黏膜。

3. 炎症介质泛滥　SIRS 产生的炎症介质过多泛滥入血。

4. 胃肠道黏膜萎缩，屏障功能障碍　长期静脉给予高营养，引起胃肠黏膜萎缩，屏障功能障碍。各种因素所致的糜烂、溃疡、萎缩、坏死及凋亡等导致肠黏膜通透性增高，肠道屏障功能障碍，引起细菌移位或内毒素移位（endotoxin translocation）。即肠道中的细菌及内毒素越过被破坏的肠道屏障进入门脉系统，激活肝脏 Kupffer 细胞或作用于全身，促使 SIRS 及 MODS 恶性循环的形成。因此，MODS 时如有胃肠黏膜损害，则内毒素血症、败血症的发生率很高。肠道细菌和内毒素激活肝脏 Kupffer 细胞，释放炎性介质，进一步损伤胃肠道黏膜。

（二）病理变化

出现胃肠道黏膜损伤（糜烂或溃疡和出血）、应激性溃疡、肠道缺血。

（三）临床表现

胃肠出血（内窥镜证实）、腹痛、消化不良、呕血和黑便等。通常还伴有麻痹性肠梗阻，表现为高度腹部胀气，肠鸣音减弱甚至消失。

（四）胃肠道功能障碍指征

胃肠出血 24h > 600ml。

五、心功能障碍

MODS 时，心功能障碍发生率为 10% ~23%。

（一）发生机制

1. 心肌血液供需矛盾　由于高代谢、高心输出量，增加了心脏的负担，与此同时心肌和其他组织一样摄取氧的能力降低，心肌高代谢率和高耗氧量与冠脉供血不足形成矛盾，使心肌能量代谢障碍。心肌细胞缺氧，导致心收缩功能降低。

2. 内毒素等直接损伤心肌　脂多糖、TNF-α 等对心肌的抑制作用及血浆中的 IL-1 和 TNF-α 的协同作用可引起心功能障碍。

3. 酸中毒和高血钾对心肌的损害　危重病人多伴有水电平衡紊乱，如低血钙、低血镁和血钾的变化等，影响心率和心收缩力。

4. MODS 时的肺损伤　肺循环阻力增加以及呼吸机的使用，失去了胸腔内负压对静脉回流的促进作用，因此容易发生右心室功能障碍。

（二）病理变化

可发生心肌局灶性坏死，线粒体减少，心内膜下出血。

（三）临床表现

心功能障碍的表现与心力衰竭相似，尤其是心输出量、心脏指数下降。心指数 $< 3.0L/mn \cdot m^2$，需正性肌力药物的支持。患者表现为低血压，平均动脉压低于 60mmHg（8.0KPa），心排血指数可低于 $2L/min \cdot m^2$，对正性肌力药物不起反应。还可见心动过速、心跳缓慢甚至心跳骤停，血浆心肌酶学指标可升高。

（四）临床分级

按照心脏指数下降程度，将心功能障碍分为三级：

Ⅰ级：$CI < 3.0L/min \cdot m^2$；

Ⅱ级：$CI < 2.0L/min \cdot m^2$；

Ⅲ级：$CI < 1.5L/min \cdot m^2$。

六、其他

（一）免疫系统功能障碍

MODS 早期，免疫系统被激活。病人血浆补体 C_{3a} 和 C_{5a} 水平升高。C_{3a} 和 C_{5a} 可影响微血管通透性，激活白细胞和组织细胞。此外，G^- 菌产生的内毒素具有抗原性，能形成免疫复合物（immune complex，IC），激活补体，产生过敏毒素等一系列血管活性物质。IC 可沉积于多个器官微血管内皮细胞上，吸引多形核白细胞，释放多种毒素，从而导致细胞变性坏死及器官功能障碍。

MODS 晚期，机体免疫系统处于全面抑制状态，体内中性粒细胞的吞噬和杀菌功能下降，单核巨噬细胞功能受抑制，辅助性 T 细胞/抑制性 T 细胞比例降低，B 淋巴细胞分泌抗体能力减弱，炎症反应无法局限化，感染容易扩散。

（二）凝血功能障碍

血小板计数进行性下降，凝血时间及凝血酶原时间均延长，纤维蛋白原小于 200mg/dl，并有纤维蛋白降解产物增多，出现 DIC 的临床表现。

（三）中枢神经系统功能障碍

当血压降低到 50mmHg 以下时，中枢神经系统血流失去自我调控。如脑血管内出现 DIC，可加重脑组织缺血缺氧，导致中枢神经系统功能障碍。患者表现为反应迟钝，意识和定向力障碍，甚至出现昏迷。

第四节　多器官功能障碍综合征的防治原则

MODS 作为严重感染、创伤和休克等病变的严重并发症，是各科危重病人主要死亡原因之一。MODS 一旦发生，治疗十分困难，死亡率显著提高。阻断 SIRS 向 MODS 进展是降低外科危重病病死率的关键。目前临床上尚没有一种方法能有效阻断这一过程。因此，MODS 的治疗重在预防。而一旦发生 MODS，多采用对证治疗和器官支持性治疗。

一、防治原发病

积极防治引起 MODS 的原发病，及时止血、清创和抗感染等。

二、支持疗法

（一）一般支持疗法

应用各种支持治疗，减轻应激反应；给予高营养，提高氧供以适应高代谢状态；维持体温；肠道内、外营养保证能量供给；缩短禁食时间，及早口服，以维持消化道屏障功能。

（二）重要器官支持性治疗

1. 呼吸支持　机械通气，并正压给氧改善呼吸功能。

2. 循环支持　调整出入量，维持水电酸碱平衡，必要时使用正性心力药物以改善心脏功能。

3. 保护肾功能　及时进行血液透析以防止并发症的出现，促进肾功能恢复。

三、发病学治疗

（一）阻断炎症介质的有害作用

一旦发生 SIRS，需抗炎治疗。各种细胞因子的拮抗剂（如 IL－1ra）、细胞因子的单克隆抗体（如 TNF－α 的单抗）及黏附受体的单克隆抗体（如选择素的单抗、CD_{18} 的单抗）及肾上腺皮质激素等，通过阻断炎性介质的作用，可用于治疗 SIRS 和脓毒性休克。理论上有重要意义，动物实验结果也令人鼓舞，但 Ⅲ 期临床试验结果并不理想。一个重要的原因是，由于这些拮抗剂和单抗只抗某一种促炎因子，而体内调节炎症反应的是多种促炎/抗炎因子的网络平衡。

（二）防治休克及缺血－再灌注损伤

有效快速复苏，及时补充血容量，使用抗氧化剂、细胞保护剂和血管活性药物，早期调节凝血机制和纤溶过程，补充抗凝物质。

（三）基因治疗

应用基因修饰或插入目的基因等基因技术通过干预炎性刺激信号转导及基因表达来改变全身炎症反应和 MODS 的病程进展，调节 SIRS 的免疫失衡以减轻过度炎症反应所造成的损害。如利用基因转移技术促进抗炎基因的表达，利用反义或 RNA 干扰技术阻断促炎因子基因的转录或翻译，抑制基因的表达，从而影响炎症发展方向。基因治疗有着巨大的潜力，但实际应用的效果尚有待进一步研究证实。

四、中医药防治 MODS

MODS 属中医"脱证"的范畴。MODS 患者常见的证型为实热证、血瘀证、腑气不通证、脱证等，基本体现了 MODS 从气血逆乱到脏腑损伤的虚实夹杂的病理过程。血瘀证和凝血系统功能的异常（包括血液流变学、微循环、血流动力学、凝血和纤溶等）是一致的；实热证和 SIRS 的概念有很大程度上的相似；腑气不通证主要表现为胃肠道功能受损；脱证是循环障碍的主要表现等。针对 MODS 的病证特点，治法主要有清热解毒，通腑泄下，活血化瘀和扶正固本。目前，治疗 MODS 的中医药包括复方和单味药的研究。常用的传统复方包括大承气汤、凉膈散和生脉饮等。单味药大黄通过抑制肠道内细菌毒素的移位，改善胃肠黏膜屏障，保护胃肠道、肝脏和肺功能，对 SIRS、脓毒症及并发的胃肠功能障碍和 ARDS 都有较好的防治作用。

中医药防治 MODS 具有特色和优势。就中药治疗 MODS 的机制而言，虽然目前尚不能被现代医学合理解释，但它具有整体观的特点，表明其疗效不只是简单的拮抗某些炎症介质，很可能是较全面的调控，即真正发挥免疫调理的作用。而近年来的研究认为，免疫功能状态在 MODS 的发生、发展中发生了深刻的变化，因此建立监测 SIRS 或 CARS 阶段的指标，对 MODS 免疫功能状态进行有针对性的免疫调节治疗或选择对促炎和抗炎具有双向调节作用的药物，将成为 MODS 的研究方向。

附 录

病理生理学名词中英文对照表

A

acid – base balance	酸碱平衡
acid – base disturbance	酸碱平衡紊乱
actin	肌动蛋白
actual bicarbonate，AB	实际碳酸氢盐
acute intrarenal insufficiency	肾性急性肾功能不全
acute lung injury，ALI	急性肺损伤
acute phase protein，AP	急性反应期蛋白
acute phase response，APR	急性期反应
acute postrenal insufficiency	肾后性急性肾功能不全
acute prerenal insufficiency	肾前性急性肾功能不全
acute psychogenic reaction	急性心因性反应
acute renal insufficiency，ARI	急性肾功能不全
acute respiratory distress syndrome，ARDS	急性呼吸窘迫综合征
acute tubular necrosis，ATN	急性肾小管坏死
adhesion molecule	黏附分子
alarm stage	警觉期
alveolar edema	肺泡水肿
γ – aminobutyric acid ，GABA	γ – 氨基丁酸
anaphylactic shock	过敏性休克
anatomic shunt	解剖分流
anemic hypoxia	贫血性缺氧
angiotenin II，Ang II	血管紧张素 II
animal experiment	动物实验
anion gap，AG	阴离子间隙
annexin	膜联蛋白
anoxic hypoxia	乏氧性缺氧
antidiuretic hormone，ADH	抗利尿激素
apoptosis	凋亡
apoptosis – inducing factor，AIF	凋亡诱导因子

CO_2 combining power，CO_2CP	二氧化碳结合力
compensatory anti - inflammatory response syndrome，CARS	代偿性抗炎反应综合征
complete compensation	完全代偿
concentric hypertrophy	向心性肥大
condition	条件
congestive heart failure diastolic heart failure	充血性心力衰竭收缩功能障碍型心力衰竭
C - reactive protein，CRP	C - 反应蛋白
cyanosis	发绀
cytotoxic brain edema	细胞毒性脑水肿

D

D - dimer，DD	D - 二聚体
dead space like ventilation	死腔样通气
death	死亡
decompensation	代偿失调
dehydration	脱水
delayed psychogenic reaction	延迟性心因性反应
delayed two - phase	迟发双相型
diffusion impairment	弥散障碍
disease	疾病
disseminated activation of inflammatory cell	播散性炎症细胞活化
disseminated intravascular coagulation，DIC	弥散性血管内凝血
distress	劣性应激
dual modulation	双向调节
dyspnea	呼吸困难
dyspnea on exertion	劳力性呼吸困难

E

eccentric hypertrophy	离心性肥大
edema	水肿
ejection fraction，EF	射血分数
endogenous opioid peptides，EOP	内源性阿片肽
endogenous pyrogen，EP	内生致热原
endothelial leukocyte adhesion molecule，ELAM	内皮细胞 - 白细胞黏附分子
endothelin，ET	内皮素
endotoxic shock	内毒素性休克

endotoxin translocation	内毒素移位
endotoxin, ET	内毒素
etiocholanolone	本胆烷醇酮
etiology	病因学
eustress	良性应激
excitation contraction coupling	兴奋 – 收缩偶联
exhaustion stage	衰竭期
expiratory dyspnea	呼气性呼吸困难

F

false neurotransmitter	假性神经递质
febrile ceiling	热限
febrile convulsion	高热惊厥
fever	发热
fibrin, Fb	纤维蛋白
filtration fraction, FF	肾小球滤过分数
fixed acid	固定酸
free radical	自由基
functional renal failure	功能性肾功能衰竭
functional shunt	功能性分流

G

general adaptation syndrome, GAS	全身适应综合征
glutathione S – transferase, GST	谷胱甘肽 S – 转移酶
granzyme	粒酶

H

health	健康
heart failure	心力衰竭
heat shock protein, HSP	热休克蛋白
heat shock transcription factor, HSF	热休克转录因子
heme oxygenase	血红素氧化酶
hemic hypoxia	血液性缺氧
hemorheology	血液流变学
hemorrhagic shock	失血性休克
hepatic edema	肝性水肿
hepatic encephalopathy	肝性脑病
hepatic failure	肝功能衰竭

hepatic insufficiency	肝功能不全
hepatorenal syndrome	肝肾综合征
histamine	组胺
histogenous hypoxia	组织性缺氧
human liver specific transporter / organic anion transporting polypeptide 2，HLST/OATP2	人肝特异载体/有机阴离子运载多肽2
hyaline membrane disease of newborn	新生儿肺透明膜病
hydrops	积水
5 – hydroxytryptamine，5 – HT	5 – 羟色胺
hyperbilirubinemia	高胆红素血症
hypercapnic respiratory failure	高碳酸血症型呼吸衰竭
hyperkalemia	高钾血症
hypermagnesemia	高镁血症
hyperpolarizedb – locking	超极化阻滞
hyperthermia	过热
hypertonic dehydration	高渗性脱水
hypervolemic hyponatremia	高容量性低钠血症
hypokalemia	低钾血症
hypokinetic hypoxia	低动力性缺氧
hypomagnesemia	低镁血症
hyposthenuria	低渗尿
hypothalamic pituitary adrenal axis，HPA	下丘脑 – 垂体 – 肾上腺皮质轴
hypotonic dehydration	低渗性脱水
hypotonic hypoxia	低张性缺氧
hypovolemic hypernatremia	低容量性高钠血症
hypovolemic hyponatremia	低容量性低钠血症
hypovolemic shock	低血容量性休克
hypoxemic respiratory failure	低氧血症型呼吸衰竭
hypoxia	缺氧

I

incomplete compensation	不完全代偿
inflammatory cascade	炎症瀑布
inhibitory kappaB，IκB	抑制性 κB
intercellular adhesion molecule – 1，ICAM – 1	细胞间黏附分子 – 1
interferon，IFN	干扰素
interleukin – 1，IL – 1	白介素 – 1

interstitial brain edema	间质性脑水肿
intrahepatic cholestasis	肝内胆汁淤滞
ischemia – reperfusion injury	缺血 – 再灌注损伤
ischemic postconditioning, IPO	缺血后处理
ischemic preconditioning, IPC	缺血预处理
isosthenuria	等渗尿
isotonic dehydration	等渗性脱水
isotonic hypoxia	等张性缺氧

J

jaundice or icterus	黄疸

K

kernicterus	核黄疸

L

leukocyte adhesion molecule	白细胞黏附因子
leukotriene, LT	白三烯
lipoxin	脂氧素
locus ceruleus – norepinephrine/sympathetic – adrenal medulla axis, LC/NE	蓝斑 – 交感 – 肾上腺髓质系统

M

macrophage inflammatory protein – 1, MIP – 1	巨噬细胞炎症蛋白 – 1
malabsorption	镁吸收不良
α – melanocyte stimulating hormone, α – MSH	α – 黑素细胞刺激素
metabolic acidosis	代谢性酸中毒
metabolic alkalosis	代谢性碱中毒
microangiopathic hemolytic anemia, MHA	微血管病性溶血性贫血
mitogen activated protein kinase, MAPK	丝裂原激活的蛋白激酶
mixed acid – base disturbance	混合性酸碱平衡紊乱
mixed antagonist response syndrome, MARS	混合性拮抗反应综合征
molecular chaperone	分子伴娘
mononuclear phagocytic system, MPS	单核 – 巨噬细胞系统
multidrug resistance – associated protein 2, MRP2	多耐药性相关蛋白2
multiple organ dysfunction syndrome, MODS	多器官功能障碍综合征
multiple organ failure, MOF	多器官功能衰竭
multiple system organ failure, MSOF	多系统器官功能衰竭
myocardial contractility	心肌的收缩性

myocardial depressant factor，MDF	心肌抑制因子
myocardial hypertrophy	心肌肥大
myocardial remodeling	心肌改建
myocardial stunning	心肌顿抑
myosin	肌球蛋白

N

necrosis	坏死
neonatal respiratory distress syndrome，NRDS	新生儿呼吸窘迫综合征
neurogenic shock	神经源性休克
New York Heart Association，NYHA	纽约心脏学会
nitric oxide，NO	一氧化氮
nocturia	夜尿
no – reflow phenomenon	无复流现象

O

obstructive hypoventilation	阻塞性通气不足
octopamine	羟苯乙醇胺
organum vasculosum laminae terminalis，OVLT	终板血管器
orthopnea	端坐呼吸
oxygen binding capacity，CO_2max	氧容量
oxygen content，CO_2	氧含量
oxygen dissociation curve，ODS	氧解离曲线
oxygen free radical，OFR	氧自由基
oxygen saturation，SO_2	氧饱和度

P

paroxysmal nocturnal dyspnea	夜间阵发性呼吸困难
partial pressure of oxygen，PO_2	氧分压
pathological process	病理过程
pathophysiology	病理生理学
phenylethanolamine	苯乙醇胺
physical stress	躯体应激
plasma protamin paracoagulation test	鱼精蛋白副凝试验，3P 试验
platelet – activating factor，PAF	血小板活化因子
polyuria	多尿
post – traumatic stress disorder，PTSD	创伤后应激障碍
precipitating factors	诱因

sphingomyelin, SM	神经鞘磷脂
sphingosine – 1 – phosphate, SPP	1 – 磷酸鞘氨醇
stagnantanoxia phase	淤血性缺氧期
standard bicarbonate, SB	标准碳酸氢盐
stress	应激
stress disease	应激性疾病
stress protein, SP	应激蛋白
stress response	应激反应
stress ulcer	应激性溃疡
stressor	应激原
syndrome of inappropriate ADH secretion, SIADH	分泌异常综合征
systemic inflammatory response syndrome, SIRS	全身炎症反应综合征
systolic heart failure	收缩功能障碍型心力衰竭

T

thromboxane A_2, TXA_2	血栓素 A_2
tissue factor, TF	组织因子
traumatic shock	创伤性休克
tropomyosin	向肌球蛋白
troponin	肌钙蛋白
tumor necrosis factor α, TNF – α	肿瘤坏死因子 – α

U

unvolatile acid	非挥发酸
uremia	尿毒症

V

vasoactive intestinal peptide, VIP	血管活性肠肽
vasogenic brain edema	血管性脑水肿
vasogenic shock	血管源性休克
venous admixture	静脉血掺杂
ventilation – perfusion imbalance	肺泡通气和血流比例失调
ventricular compliance	心室顺应性
ventricular remodeling	心室重构或重塑
vicious circle	恶性循环
volatile acid	挥发酸
voltage – dependent anion channel, VDAC	电压依赖性阴离子通道

W

water intoxication	水中毒

X

xanthine dehydrogenase，XD	黄嘌呤脱氢酶
xanthine oxidase，XO	黄嘌呤氧化酶

主 要 参 考 书 目

1. 陈主初主编. 病理生理学. 第 1 版. 北京：人民卫生出版社，2005.

2. 杨惠玲，潘景轩，吴伟康主编. 病理生理学. 第 1 版. 北京：科学出版社，2006.

3. 肖献忠主编. 病理生理学. 第 1 版. 北京：高等教育出版社，2004

4. 吴伟康，徐志伟主编. 中西医结合病理生理学. 第 1 版. 北京：科学出版社，2003.

5. 黄启福主编. 病理学. 第 1 版. 北京：科学出版社，2007.

6. 金惠铭，王建枝主编. 病理生理学. 第 6 版. 北京：人民卫生出版社，2004.

7. 广州中医药大学《中医基础理论体系现代研究》编委会. 中医基础理论体系现代研究 - 基础与临床. 第 1 版. 广州：广东科技出版社，2002 年.

8. 殷莲华，李永渝，周平主编. 疾病探究. 第 1 版. 上海：复旦大学出版社，2007.

9. Feldman，M. Sleisenger & Fordtran's Gastrointestinal and Liver Desease. 第 6 版：英文影印版. 北京：科学出版社，2001.

10. Kaufman CE and Mckee PA，ed. Essentials of Pathophysiology（英文影印版）. 北京：中国协和医科大学出版社 & Philadephia：Lippincott Williams &Wilkins，2001.

教材与教学配套用书

新世纪全国高等中医药院校规划教材

注：凡标○号者为"普通高等教育'十五'国家级规划教材"；凡标★号者为"普通高等教育'十一五'国家级规划教材"

（一）中医学类专业

1　中国医学史（常存库主编）○★
2　医古文（段逸山主编）○★
3　中医各家学说（严世芸主编）○★
4　中医基础理论（孙广仁主编）○★
5　中医诊断学（朱文锋主编）○★
6　内经选读（王庆其主编）○★
7　伤寒学（熊曼琪主编）○★
8　金匮要略（范永升主编）★
9　温病学（林培政主编）○★
10　中药学（高学敏主编）○★
11　方剂学（邓中甲主编）○★
12　中医内科学（周仲瑛主编）○★
13　中医外科学（李曰庆主编）★
14　中医妇科学（张玉珍主编）○★
15　中医儿科学（汪受传主编）○★
16　中医骨伤科学（王和鸣主编）○★
17　中医耳鼻咽喉科学（王士贞主编）○★
18　中医眼科学（曾庆华主编）○★
19　中医急诊学（姜良铎主编）○★
20　针灸学（石学敏主编）○★
21　推拿学（严隽陶主编）○★
22　正常人体解剖学（严振国　杨茂有主编）★
23　组织学与胚胎学（蔡玉文主编）○★
24　生理学（施雪筠主编）○★
　　生理学实验指导（施雪筠主编）
25　病理学（黄玉芳主编）○★
　　病理学实验指导（黄玉芳主编）
26　药理学（吕圭源主编）
27　生物化学（王继峰主编）○★
28　免疫学基础与病原生物学（杨黎青主编）○★
　　免疫学基础与病原生物学实验指导（杨黎青主编）
29　诊断学基础（戴万亨主编）★
　　诊断学基础实习指导（戴万亨主编）
30　西医外科学（李乃卿主编）★
31　内科学（徐蓉娟主编）○

（二）针灸推拿学专业（与中医学专业相同的课程未列）

1　经络腧穴学（沈雪勇主编）○★
2　刺法灸法学（陆寿康主编）★
3　针灸治疗学（王启才主编）
4　实验针灸学（李忠仁主编）○★
5　推拿手法学（王国才主编）○★
6　针灸医籍选读（吴富东主编）★
7　推拿治疗学（王国才）

（三）中药学类专业

1　药用植物学（姚振生主编）○★
　　药用植物学实验指导（姚振生主编）
2　中医学基础（张登本主编）
3　中药药理学（侯家玉　方泰惠主编）○★
4　中药化学（匡海学主编）○★
5　中药炮制学（龚千锋主编）○★
　　中药炮制学实验（龚千锋主编）
6　中药鉴定学（康廷国主编）★
　　中药鉴定学实验指导（吴德康主编）
7　中药药剂学（张兆旺主编）○★
　　中药药剂学实验
8　中药制剂分析（梁生旺主编）○
9　中药制药工程原理与设备（刘落宪主编）★
10　高等数学（周　喆主编）
11　中医药统计学（周仁郁主编）
12　物理学（余国建主编）
13　无机化学（铁步荣　贾桂芝主编）★
　　无机化学实验（铁步荣　贾桂芝主编）
14　有机化学（洪筱坤主编）★
　　有机化学实验（彭松　林辉主编）
15　物理化学（刘幸平主编）
16　分析化学（黄世德　梁生旺主编）
　　分析化学实验（黄世德　梁生旺主编）
17　医用物理学（余国建主编）

（四）中西医结合专业

1	中外医学史（张大庆　和中浚主编）	18	组织学与胚胎学（刘黎青主编）
2	中西医结合医学导论（陈士奎主编）★	19	生理学（张志雄主编）
3	中西医结合内科学（蔡光先　赵玉庸主编）★	20	生物化学（温进坤主编）
4	中西医结合外科学（李乃卿主编）★	21	免疫学与病原生物学（刘燕明主编）
5	中西医结合儿科学（王雪峰主编）★	22	病理学（唐建武主编）
6	中西医结合耳鼻咽喉科学（田道法主编）★	23	病理生理学（张立克主编）
7	中西医结合口腔科学（李元聪主编）	24	医学生物学（王望九主编）
8	中西医结合眼科学（段俊国主编）★	25	药理学（苏云明主编）
9	中西医结合传染病学（刘金星主编）	26	诊断学（戴万亨主编）
10	中西医结合肿瘤病学（刘亚娴主编）	27	局部解剖学（聂绪发主编）
11	中西医结合皮肤性病学（陈德宇主编）	28	中医基础理论（王键主编）
12	中西医结合精神病学（张宏耕主编）★	29	中医诊断学（陈家旭主编）
13	中西医结合妇科学（尤昭玲主编）★	30	中药学（陈蔚文主编）
14	中西医结合骨伤科学（石印玉主编）★	31	方剂学（谢鸣主编）
15	中西医结合危重病学（熊旭东主编）★	32	针灸推拿学（梁繁荣主编）
16	中西医结合肛肠病学（陆金根主编）★	33	中医经典选读（周安方主编）
17	系统解剖学（杨茂有主编）		

（五）护理专业

1	护理学导论（韩丽沙　吴瑛主编）★	12	外科护理学（张燕生　路潜主编）
2	护理学基础（吕淑琴　尚少梅主编）	13	妇产科护理学（郑修霞　李京枝主编）
3	中医护理学基础（刘虹主编）★	14	儿科护理学（汪受传　洪黛玲主编）★
4	健康评估（吕探云　王琦主编）	15	骨伤科护理学（陆静波主编）
5	护理科研（肖顺贞　申杰主编）	16	五官科护理学（丁淑华　席淑新主编）
6	护理心理学（胡永年　刘晓虹主编）	17	急救护理学（牛德群主编）
7	护理管理学（关永杰　宫玉花主编）	18	养生康复学（马烈光　李英华主编）★
8	护理教育（孙宏玉　简福爱主编）	19	社区护理学（冯正仪　王珏主编）
9	护理美学（林俊华　刘宇主编）★	20	营养与食疗学（吴翠珍主编）★
10	内科护理学（徐桂华主编）上册★	21	护理专业英语（黄嘉陵主编）
11	内科护理学（姚景鹏主编）下册★	22	护理伦理学（马家忠　张晨主编）★

（六）七年制

1	中医儿科学（汪受传主编）★	10	中医养生康复学（王旭东主编）
2	临床中药学（张廷模主编）○★	11	中医哲学基础（张其成主编）★
3	中医诊断学（王忆勤主编）○★	12	中医古汉语基础（邵冠勇主编）★
4	内经学（王洪图主编）○★	13	针灸学（梁繁荣主编）○★
5	中医妇科学（马宝璋主编）○★	14	中医骨伤科学（施杞主编）○★
6	温病学（杨进主编）★	15	中医医家学说及学术思想史（严世芸主编）○★
7	金匮要略（张家礼主编）○★	16	中医外科学（陈红风主编）
8	中医基础理论（曹洪欣主编）○★	17	中医内科学（田德禄主编）○★
9	伤寒论（姜建国主编）★	18	方剂学（李冀主编）○★

（七）计算机教材

1	SAS 统计软件（周仁郁主编）	5	计算机技术在医疗仪器中的应用（潘礼庆主编）
2	SPSS 统计软件（刘仁权主编）	6	计算机网络基础与应用（鲍剑洋主编）
3	多媒体技术与应用（蔡逸仪主编）	7	计算机医学信息检索（李永强主编）
4	计算机基础教程（陈素主编）	8	计算机应用教程（李玲娟主编）

9 网页制作（李书珍主编） 11 医学图形图像处理（章新友主编）
10 医学数据仓库与数据挖掘（张承江主编） 12 医院信息系统教程（施诚主编）

新世纪全国高等中医药院校创新教材（含五、七年制）

1 中医文献学（严季澜主编）★
2 中医临床基础学（熊曼琪主编）
3 中医内科急症学（周仲瑛 金妙文主编）★
4 中医临床护理学（杨少雄主编）★
5 中医临床概论（金国梁主编）
6 中医食疗学（倪世美主编）
7 中医药膳学（谭兴贵主编）
8 中医统计诊断（张启明主编）★
9 中医医院管理学（赵丽娟主编）
10 针刀医学（朱汉章主编）
11 杵针学（钟枢才主编）
12 解剖生理学（严振国 施雪筠主编）★
13 神经解剖学（白丽敏主编）
14 医学免疫学与微生物学（顾立刚主编）
15 人体形态学（李伊为主编）★
　 人体形态学实验指导（李伊为主编）
16 细胞生物学（赵宗江主编）★
17 神经系统疾病定位诊断学（高玲主编）
18 西医诊断学基础（凌锡森主编）
19 医学分子生物学（唐炳华 王继峰主编）★
20 中西医结合康复医学（高根德主编）
21 人体机能学（张克纯主编）
　 人体机能学实验指导（李斌主编）
22 病原生物学（伍参荣主编）
　 病原生物学实验指导（伍参荣主编）
23 生命科学基础（王曼莹主编）
　 生命科学基础实验指导（洪振丰主编）
24 应用药理学（田育望主编）
25 药事管理学（江海燕主编）
26 卫生管理学（景琳主编）
27 卫生法学概论（郭进玉主编）
28 中药成分分析（郭玫主编）
29 中药材鉴定学（李成义主编）
30 中药材加工学（龙全江主编）★
31 中药调剂与养护学（杨梓懿主编）

32 中药药效质量学（张秋菊主编）
33 中药拉丁语（刘春生主编）
34 针灸处方学（李志道主编）
35 中医气功学（刘天君主编）
36 微生物学（袁嘉丽 罗晶主编）★
37 络病学（吴以岭主编）
38 中医美容学（王海棠主编）
39 线性代数（周仁郁主编）
40 伤寒论思维与辨析（张国骏主编）
41 药用植物生态学（王德群主编）
42 方剂学（顿宝生 周永学主编）
43 中医药统计学与软件应用（刘明芝 周仁郁主编）
44 局部解剖学（严振国主编）
45 中医药数学模型（周仁郁主编）
46 药用植物栽培学（徐良主编）★
47 中西医学比较概论（张明雪主编）★
48 中药资源学（王文全主编）★
49 中医学概论（樊巧玲主编）★
50 中药化学成分波谱学（张宏桂主编）★
51 中药炮制学（蔡宝昌主编）★
52 人体解剖学（严振国主编）（英文教材）
53 中医内科学（高天舒主编）（英文教材）
54 方剂学（都广礼主编）（英文教材）
55 中医基础理论（张庆荣主编）（英文教材）
56 中医诊断学（张庆宏主编）（英文教材）
57 中药学（赵爱秋主编）（英文教材）
58 组织细胞分子学实验原理与方法
　 （赵宗江主编）★
59 药理学实验教程（洪缨主编）
60 医学美学教程（李红阳主编）
61 中医美容学（刘宁主编）
62 中药化妆品学（刘华钢主编）
63 中药养护学（张西玲主编）
64 医学遗传学（王望九主编）

新世纪全国高等中医药院校规划教材配套教学用书

（一）习题集

1 医古文习题集（许敬生主编）
2 中医基础理论习题集（孙广仁主编）
3 中医诊断学习题集（朱文锋主编）
4 中药学习题集（高学敏主编）

（二）易学助考口袋丛书

中医执业医师资格考试用书